普通高等教育"十一五"国家级规划教材

 "十四五"普通高等教育本科规划教材

供本科护理学类专业用

护 理 心 理 学

第 3 版

主 编　周 英　罗艳艳　厉 萍

副主编　金鸿雁　刘佳佳　李晓敏

　　　　李淑杏　付艳芬

编 委（按姓名汉语拼音排序）

曹建琴（哈尔滨医科大学护理学院）　　　罗艳艳（新乡医学院护理学院）

曹卫洁（海南医学院国际护理学院）　　　马丽莉（首都医科大学护理学院）

杜夏华（内蒙古医科大学人文教育学院）　倪圆圆（长治医学院护理学系）

付艳芬（大理大学护理学院）　　　　　　任雅欣（广州医科大学第三临床学院）

高 云（广州医科大学护理学院）　　　　吴洪梅（哈尔滨医科大学护理学院）

关持徇（大连大学护理学院）　　　　　　许 燕（首都医科大学燕京医学院）

金鸿雁（延边大学护理学院）　　　　　　杨志杰（承德医学院心理学系）

李淑杏（华北理工大学护理与康复学院）　张淑萍（北京中医药大学护理学院）

李晓敏（承德医学院心理学系）　　　　　张 瑜（滨州医学院护理学院）

厉 萍（山东大学护理与康复学院）　　　周 英（广州医科大学护理学院）

刘佳佳（北京大学护理学院）

北京大学医学出版社

HULI XINLIXUE

图书在版编目（CIP）数据

护理心理学 / 周英，罗艳艳，厉萍主编 . —3 版 . —北京：
北京大学医学出版社，2024.1
ISBN 978-7-5659-2885-7

Ⅰ.①护… Ⅱ.①周… ②罗… ③厉… Ⅲ.①护理学 – 医学
心理学 – 高等学校 – 教材 Ⅳ.①R471

中国国家版本馆 CIP 数据核字（2023）第 059530 号

护理心理学（第 3 版）

主　　编：周　英　罗艳艳　厉　萍
出版发行：北京大学医学出版社
地　　址：(100191) 北京市海淀区学院路 38 号　北京大学医学部院内
电　　话：发行部 010-82802230；图书邮购 010-82802495
网　　址：http://www.pumpress.com.cn
E - m a i l：booksale@bjmu.edu.cn
印　　刷：北京瑞达方舟印务有限公司
经　　销：新华书店
责任编辑：杨　杰　　责任校对：靳新强　　责任印制：李　啸
开　　本：850 mm × 1168 mm　1/16　印张：15.75　字数：447 千字
版　　次：2006 年 8 月第 1 版　2024 年 1 月第 3 版　2024 年 1 月第 1 次印刷
书　　号：ISBN 978-7-5659-2885-7
定　　价：45.00 元

第3轮修订说明

国务院办公厅印发的《关于加快医学教育创新发展的指导意见》提出以新理念谋划医学发展、以新定位推进医学教育发展、以新内涵强化医学生培养、以新医科统领医学教育创新；要求全力提升院校医学人才培养质量，培养仁心仁术的医学人才，加强护理专业人才培养，构建理论、实践教学与临床护理实际有效衔接的课程体系，提升学生的评判性思维和临床实践能力。《教育部关于深化本科教育教学改革全面提高人才培养质量的意见》要求严格教学管理，把思想政治教育贯穿人才培养全过程，全面提高课程建设质量，推动高水平教材编写使用。新时代本科护理学类人才培养及教材建设面临更高的要求和更大的挑战。

为更好地支持服务高等医学教育改革发展、本科护理学类人才培养，北京大学医学出版社有代表性地组织、邀请全国高等医学院校启动了本科护理学类专业规划教材第3轮建设。在各方面专家的指导下，结合各院校教学教材调研反馈，经过论证决定启动27种教材建设。其中修订20种教材，新增《基础护理学》《传染病护理学》《老年护理学》《助产学》《情景模拟护理综合实训》《护理临床思维能力》《护理信息学》7种教材。

修订和编写特色如下：

1．调整参编院校

教材建设的院校队伍结合了研究型与教学型院校，并注重不同地区的院校代表性；由知名专家担纲主编，由教学经验丰富的学院教师及临床护理教师参编，为教材的实用性、权威性、院校普适性奠定了基础。

2．更新知识体系

对照教育部本科《护理学类专业教学质量国家标准》及相关考试大纲，结合各地院校教学实际修订教材知识体系，更新已有定论的理论及临床护理实践知识，力求使教材既符合多数院校教学现状，又适度引领教学改革。

3．创新编写特色

本着"以人为中心"的整体护理观，以深化岗位胜任力培养为导向，设置"导学目标"，使学生对学习的基本目标、发展目标、思政目标有清晰了解；设置"案例""思考题"，使教材贴近情境式学习、基于案例的学习、问题导向学习，促进学生的临床护理评判性思维能力培养；设置"整合小提示"，探索知识整合，体现学科交叉；设置"科研小提示"，启发创新思维，促进"新医科"人才培养。

4．融入课程思政

将思政潜移默化地融入教材中，体现人文关怀，提高职业认同度，着力培养学生"敬佑生命、救死扶伤、甘于奉献、大爱无疆"的医者精神，引导学生始终把人民群众生命安全和身体健康放在首位。

5．优化数字内容

在第 2 轮教材与二维码技术初步结合实现融媒体教材建设的基础上，第 3 轮教材改进二维码技术，简化激活方式、优化使用形式。按章（或节）设置一个数字资源二维码，融拓展知识、微课、视频等于一体。设置"随堂测"二维码，实现即时形成性评测及反馈，促进"以学生为中心"的自主学习。

为便于教师、学生下载使用，PPT 课件统一做成压缩包，用微信"扫一扫"扫描封底激活码，即可激活教材正文二维码、导出 PPT 课件。

第 2 轮教材的部分教材主编因年事已高等原因，不再继续担任主编。她们在这套教材的建设历程中辛勤耕耘、贡献突出，为第 3 轮教材建设日臻完善、与时俱进奠定了坚实基础。各方面专家为教材的顶层设计、编写创新建言献策、集思广益，在此一并致以衷心感谢！

本套教材供本科护理学类专业用，也可供临床护理教师和护理工作者使用及参考。希望广大师生多提宝贵意见，反馈使用信息，以逐步完善教材内容，提高教材质量。

前　言

　　自古以来，无论是东方还是西方，都十分重视患者的心理护理。西方医学之父希波克拉底早在公元前 430 年就提出，医疗活动中要以患者为中心。他认为，"护理重于医疗，其重要性在于帮助患者抚平心灵，其最高理想是给患者以爱和信心"。医圣华佗曾指出，"善医者，必先医其心，而后医其身"。南丁格尔曾指出，"护士必须区分护理患者与护理疾病之间的差别，应着眼于整体的人"。整体护理目标是根据护理对象的心理、社会、文化、精神等多方面的需求，提供最佳的护理。心理护理已成为整体护理过程中重要的、有机的组成部分。护士必须掌握心理护理的理论知识和技能，才能更好地满足患者身心康复的需求。

　　本书编者坚持以学生为中心，以立德树人为根本任务，紧扣培养本科护理学专业"应用型、创新型人才"的目标，突出"教材思政"和"高阶性、创新性、挑战性"的整体编写思路。内容编排强调以应用为目的，各章节均编撰了典型案例，以帮助学生理解及应用知识，同时还注重对护理心理学知识与交叉学科知识的整合及前沿新进展的拓展。

　　全书共九章，内容涵盖绪论、心理学基础知识、心理应激与心身疾病、心理评估、心理干预、患者心理及心理护理、临床各类常见患者的心理护理、临床各类特殊患者的心理护理，以及护士的心理健康与维护。本书既可供医学院校护理学类专业本科学生使用，也可作为在职护士学习护理心理学知识的重要参考书。

　　本书在编写过程中得到了编写团队和北京大学医学出版社的大力支持，在此致以衷心的感谢。本书参编人员均具有丰富的教学经验和严谨的治学态度，但由于时间仓促、学识水平和能力所限，难免存在疏漏及不足之处，恳请读者和同行不吝赐教，以便今后进一步完善。

主　编

目 录

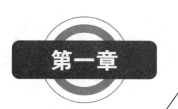

第一章　绪　论

导学目标

通过本章内容的学习，学生应能够：

◆ **基本目标**

1. 解释护理心理学的概念及学科属性。
2. 说明护理心理学的研究任务、研究原则及常用研究方法。
3. 描述护理心理学的发展简史、现状及展望。
4. 理解与护理心理学相关的主要心理学理论。

◆ **发展目标**

1. 树立生物 - 心理 - 社会医学模式观，建立整体护理思维。
2. 建立以患者为中心的理念，善于关怀，富有同理心和爱心，做德才兼备的医者。

　　随着生物 - 心理 - 社会医学模式的确立，人被视为身心统一的整体。人在患病后，对疾病产生许多心理和行为反应，这些不良心理和行为反应会影响甚至阻碍患者的康复。关注患者的心理社会问题，提供有针对性的心理护理，可促进患者生理、心理、社会层面的康复。此外，护士自身的心理状态也会影响其工作效能。维护护士的身心健康，不断优化其职业心理素质，有助于提高护士的工作满意度及临床护理质量。护理心理学已成为护理学专业的必修课程，护理学专业学生须认真学习和掌握护理心理学相关的理论知识及实践技能，为成为仁心仁术的卓越护理人才奠定坚实的基础。

第一节　概　述

　　护理人员在临床护理实践中会遇到许多复杂的心理学问题，如患者对疾病治疗及护理产生的心理及行为反应等。为应对这些问题，护士在临床护理工作中不仅要关注患者疾病带来的身体变化，而且要了解其心理行为特点，应用心理学的知识和技术进行干预，促进其身心康复。将心理学的知识和技术运用于护理过程中，研究和解决护理实践中的心理行为问题，包括患者的心理行为特点及其变化规律、心理干预的方法和技术，由此催生了一门应用型学科——护理心理学。

邱女士，57 岁，中学教师，她的丈夫也是一名在岗中学教师。他们有一个儿子正在国外留学。半年前，邱女士因脑卒中而出现右侧肢体偏瘫。原本健康的她，如今生活不能自理，不能自行上下床，穿、脱衣裤，以及洗澡等，日常生活需要丈夫及护理员的照料。另外，邱女士也不可能再当老师，这导致收入减少。邱女士由于认为自己是家庭的累赘而自责，看不到希望。原本开朗的她，变得沉默寡言，情绪低沉，有时暗自落泪，经常睡眠不好，有时早醒；有时会向护理员及其丈夫发火。患病以来，她食欲不佳，体重减轻了 5 kg。在与儿子视频通话时，邱女士说道："妈妈这样活着真没意思，不如死了算了。"她的丈夫听到后，内心十分难受，不知如何帮助妻子面对疾病与痛苦。

请回答：

（1）邱女士存在哪些心理问题？

（2）护士该如何评估邱女士的情绪？

（3）应该如何实施心理护理？

一、心理学及护理心理学的概念和特点

（一）心理学的概念

心理学（psychology）是研究心理现象的发生、发展和活动规律的一门学科。心理学的研究领域包括可以被直接观察到的行为（如对话、微笑、哭泣等）以及只能被间接观察到的内部心理过程（如思维、情感和意志等）。心理学的理论研究目的是探索人的心理现象和人格心理特征，描述、解释、预测和控制行为；心理学的应用研究目的是将心理学的原理和规律应用于不同的领域和情景，从而解决各种实际问题，提高人们的生活质量。心理学是起源于哲学的一门学科，最早可以追溯到 19 世纪后期威廉·冯特（Wilhelm Wundt，1832—1920 年）建立第一个心理学实验室时。随着社会经济和生命科学的发展，心理学与临床医学、护理学等学科逐渐融合，形成了医学心理学、护理心理学等诸多交叉学科。

科研小提示

从某种角度而言，每个人都是心理学家。人们都会为了理解他人的所思所想而研究和分析他人的行为，试图对他人下一步的行动做出预测。

（二）护理心理学的概念

护理心理学（nursing psychology）是心理学和护理学相结合的学科，是将心理学的理论与技术应用于护理领域，研究患者及护理人员的心理现象及其心理活动的规律和特点，解决护理实践中的心理学问题，从而实施最佳护理的一门交叉学科及应用学科。

护理心理学既研究患者心理活动的规律以及有针对性的心理护理方法，又研究护理从业人员心理活动的规律及特点。通过了解患者的心理反应及心理需要，实施最佳的心理护理，从而增强患者战胜疾病的勇气和信心，减轻或消除其消极情绪，促进其身心康复。通过关注及维护护士的身心健康，优化其职业心理素质，使其以饱满的热情投入工作，进而提高心理护理和整体护理的质量。

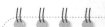

（三）护理心理学的特点

1. 重视护理情景　这是指心理护理活动必须在护理情景这个特定的社会生活条件下进行。因此，下述因素是进行心理护理必须予以考虑的。

（1）应用的心理学方法必须是护理人员可以操作的：心理学的知识犹如浩瀚的海洋，在护理心理学的研究中，所选取的知识应与护理情景紧密联系。例如，在心理护理过程中，很少应用心理治疗的知识，这与护理人员的工作范畴有关。而心理咨询中的访谈技术在心理护理中被广泛使用。

（2）进行心理护理活动的是为临床、社区等服务对象进行护理与健康促进工作的护理人员：心理护理是护理人员在护理工作的全过程中，应用各种方法和手段帮助患者进行影响其心身状态的活动。因此，进行此项工作的必须是护理人员，而非心理医生或心理咨询师。

2. 强调个体心理因素　人的心理过程是千差万别的，即使是在相同的护理情景之下，不同的患者，其心理反应也是不相同的。因此，在心理护理的过程中，一定要考虑患者个性的差异，根据患者的个体心理特征，为其实施切实有效的心理护理。

3. 强调护理心理学的学科性质是交叉、应用学科

（1）护理心理学是一门交叉学科：护理心理学是介于心理学和护理学之间的一门交叉学科，这是由其研究对象的特点所决定的。护理心理学除了应用心理学的理论及观点，阐明护理过程中护士与患者个体间的相互作用，揭示其心理学的规律外，还需广泛吸收临床医学、护理学等学科的研究成果。

（2）护理心理学是一门应用学科：近年来，应用心理学的发展十分迅速，心理学也逐渐向社会各个专业扩展延伸。护理心理学是生物 - 心理 - 社会医学模式转变过程中学科发展与交叉的产物。临床护理实践中的诸多问题，仅仅依靠医学、护理学领域的知识已无法得以完全解决，必须联合应用心理学等学科知识另辟蹊径，开拓新思路，构建新体系。护理心理学在解决该领域各种现实问题的过程中，显示出了巨大的潜力。

二、护理心理学的研究对象和任务

（一）护理心理学的研究对象

护理心理学的研究对象是人，包括患者和护士。

1. 对于患者　护理心理学主要研究其心理特征、心理问题产生的原因和心理护理方法。例如：疾病对患者心理活动的消极影响；社会经济状况对患者心理活动的影响；各种侵入性治疗手段对患者心理活动的影响；患者的心理社会状况对病程、疗效、预后及康复的影响；危机心理干预研究；医护人员的言行对患者心理活动的影响；不同疾病、不同病程、不同年龄患者的心理特点及心理护理方法等。

2. 对于护士　主要研究其心理素质以及优化的方法，从而维护和促进护士的身心健康。

（二）护理心理学的研究任务

护理心理学的任务是将心理学的理论与技术应用于临床护理，指导护士依据患者的社会心理状态以及存在的心理问题，实施有针对性的心理护理。近年来，护理心理学的研究热点包括抑郁、焦虑、治疗依从性、病耻感、心理弹性、应对方式、社会支持、希望、坚强、乐观、自我效能、主观幸福感、心理资本、控制感、自尊、赋能、创伤后应激障碍、心理一致感等，另外还关注护士的个体及群体心理状态，开展心理素质优化的相关研究。具体而言，护理心理学的研究任务涵盖以下几方面内容。

1. 研究心身交互作用对健康的影响　研究心理社会因素对患者生理活动的影响，探索心理社会因素在疾病的发生、发展以及转归过程中的作用规律，研究心理社会因素（如应激事件、社会经济状况、社会支持水平，以及患者的情绪、人格、生活方式和应对方式等）在疾病

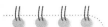

发生与康复过程中的作用和意义，及其对患者的遵医行为、治疗效果、生活质量的影响，为采取有针对性的心理护理措施提供科学依据。

2. 研究患者的心理活动规律及特点　研究患者的一般心理活动规律和特殊心理表现，并依据其特点，采取恰当的措施，实施最佳的心理护理。例如，研究不同年龄、不同疾病、不同病程以及特殊诊疗手段下患者的心理特点，存在的主要心理问题及其影响因素。多数罹患晚期癌症、尿毒症等预后不良的疾病患者，因脑卒中或外伤而失能，均可产生抑郁、焦虑、悲伤、无助或者愤怒等负性情绪；老年慢性疾病患者大多会产生孤独、失望甚至绝望等负性情绪；大手术前，患者大多会出现术前焦虑等心理问题。护士需要掌握患者的共性心理特点及特殊心理特点，以便采取有针对性的心理干预措施。

3. 研究心理护理的理论、技术和方法　针对患者的心理特点及现存的和潜在的心理问题，研究实用的心理护理技术及方法，制订心理护理方案，促进患者身心健康。例如，研究积极心理学理论与干预技术在慢性疾病患者心理护理过程中的应用，正念干预在肿瘤、抑郁及焦虑患者中的应用，叙事疗法在心理护理中的应用等。此外，还探讨对患者及健康人群心理健康教育的方式、方法，为提高民众的健康素养做出贡献。

4. 研究护士的职业心理素质及其优化途径和方法　例如，研究护士应具备的职业心理素质，以及优化其心理素质的方法；研究影响护士心理健康的因素；探讨护士工作的压力源以及应对办法。培养护士积极的心理品质，构建护士的爱、信心、希望、尊重、友善、宽容以及喜悦等正性情感，提高其对挫折、冲突与孤独的容忍度与耐受力，强化其适度的情感表达力，从而促进护理人员情绪、情感的成熟与情商的提升，促进护士个人与社会生活的和谐、幸福，降低情绪低落、工作倦怠等不良心理状态的发生率，降低护士离职率，进而提升护理工作质量。近年来，对于护理学专业学生的心理健康维护、职业心理素质培养的研究逐渐增多。

科研小提示

护理心理学的研究与实践范围不断拓展，如积极心理学和正念干预技术在护理人员减压和心身疾病患者心理护理中的应用，已引起广泛关注。

三、护理心理学的学科性质

护理心理学既是一门交叉、基础及应用学科，又是护理学科中的一门新兴学科。

（一）交叉学科

护理心理学与护理学、基础医学、临床医学、预防医学、生物学、人类学、社会学、普通心理学、行为医学、实验心理学及医学心理学等许多学科均有密切的联系和交叉。例如，护理心理学的基本概念大多来自普通心理学；不同疾病、不同年龄阶段患者的心理护理均涉及临床各专科的疾病及其护理知识；护理心理学的基础内容、应激的生理反应机制等涉及生理学、神经科学和生物学等学科知识；语言、人际沟通、习俗、婚姻、家庭、社区、居住、工业化等有关的心理行为问题与人类学、社会学、生态学等知识密切相关；护理心理学与预防医学、康复医学有联系，护士对患者的心理健康教育需运用预防医学及康复医学等学科的理论知识；心理护理干预方法大多来自医学心理学。综上所述，学习护理心理学应加强对基础医学、护理学、临床医学、预防医学、普通心理学、医学心理学等学科知识的学习，并融会贯通，吸取各相关学科的发展成就，开展多学科协同研究，从而推进护理心理学的快速发展。

（二）基础学科

护理心理学是护理学科中一门重要的基础课程。护理心理学坚持心身统一的观点，从心理学、社会学的不同视角探究健康与疾病的发生、发展、转归及预后，深化了人们对健康、疾病、治疗及康复规律的认识，为开展责任制整体护理、循证护理以及促进患者生理、心理和社会层面的康复奠定了基础。

（三）应用学科

护理心理学也是一门临床应用型学科。护理心理学的理论知识、技术已广泛应用于护理学的各个领域，包括临床各专科护理、社区护理中心、疗养院、康复中心、社会福利院和戒毒中心等。护理心理学的发展促进了护理学科的快速发展，并进一步提升了护理专业的核心价值——关怀与人性化照顾。

（四）新兴学科

护理心理学是一门新兴学科。形成护理心理学的外在动因是：自 20 世纪 70 年代以来，随着医学模式的转变以及护理体制的变革，临床护理实践中的诸多问题仅凭医学、护理学知识难以得到圆满的解决，需要借助心理学及相关学科的理论知识加以解释。催生护理心理学形成的内在动因是：护理人员将心理学理论和技术应用于护理实践，逐渐形成了系统化的专门知识和技术，使护理心理学的应用研究日益深入；加之护理心理学是护理学科的一个重要研究方向，大批护理学者积极参与护理心理学领域的应用研究，使护理心理学逐渐发展成为一门独立的应用学科。

四、护理心理学的相关学科

护理心理学与普通心理学、医学心理学、社会心理学、发展心理学、管理心理学和行为医学等学科密切相关。

（一）普通心理学

普通心理学（general psychology）是研究心理现象发生、发展的一般规律，如感知、记忆、思维等的一般规律，以及人的需要、动机和各种心理特性的一般规律等。另外，普通心理学还研究心理与客观现实的关系，心理与脑的关系，各种心理现象间的相互联系及其在人的整体心理结构中的地位与作用，同时研究心理现象的一般规律等。普通心理学是心理学的基础学科，其内容涵盖心理学各分支学科的研究成果，同时又为各分支学科奠定理论基础。因此，普通心理学是学习护理心理学的入门学科。

（二）医学心理学

医学心理学（medical psychology）是医学与心理学相结合的交叉学科，是研究心理因素与健康和疾病的相互关系，并探讨心理因素在疾病的预防、发生、发展、诊断和治疗中的作用的科学，属于应用心理学的范畴。医学心理学的主要研究领域涵盖临床心理学、变态心理学、神经心理学、健康心理学、缺陷心理学、咨询心理学、药物心理学及社区心理学。心理评估与心理治疗是医学心理学研究及临床干预的重要手段。心身医学和行为医学则是医学心理学的主要相关学科。

医学心理学与护理心理学具有十分密切的关系。医学心理学的发展对护理心理学部分理论体系的构建具有重要的引导和支撑作用。例如，医学心理学中的应激理论是心理与健康和疾病关系的核心理论，也是护理心理学的基础理论。医学心理学中心理评估与心理治疗的理论与技术也广泛应用于心理护理中。临床心理护理过程中普遍采用的"倾听、解释、鼓励、安慰、保证、暗示"等方法，是支持性心理治疗的技术。因此，两者不能完全割裂开。

（三）社会心理学

社会心理学（social psychology）是研究个体和群体的社会心理和社会行为的产生、发展与变化规律的科学。社会心理学主要研究社会中的心理现象，如社会情绪、阶级和种族心理、宗教心理、社会交往与人际关系等；也研究组织中的社会心理现象，如组织内的人际关系、心理相容性、团体氛围、领导与被领导、团体的团结与价值定向等。社会心理学的核心理论（如人际关系理论，沟通技能等）对护理心理学具有极大的影响，如社会因素对患者心理的影响、护患关系的调适等问题，都需要应用社会心理学理论加以解决。

（四）管理心理学

管理心理学（management psychology）是配合科学管理活动研究人的行为心理活动规律的科学。它是以人的心理行为、人际关系和人的积极性为研究对象的一门综合性边缘学科。其主要内容包括：研究人的行为激励问题，激励行为的途径与技巧；研究领导者与下属的心理素质以及两者之间关系的协调问题；探讨组织结构、组织环境和氛围对人的心理及行为的影响。临床护理中常应用管理心理学的知识激励患者个体或群体建立健康行为，以及改变危害健康的行为，如改变 A 型行为模式及 C 型行为模式等。

（五）健康心理学

健康心理学（health psychology）是心理学与预防医学相结合的应用学科。健康心理学涉及良好心理状态的保持和心理疾病的预防等问题，主张采用心理学的方法和手段，改变或矫正有碍人们身心健康的行为方式和生活习惯。健康心理学是在行为医学的基础上发展起来的，其主要任务是使心理学在行为医学和预防医学中发挥作用。健康心理学在理论研究和实际应用的过程中，综合运用了行为理论、程序性学习、健康行为和条件反射的原理。

（六）康复心理学

康复心理学（rehabilitation psychology）是康复医学的重要组成部分。它主要研究和解决伤残、慢性疾病患者和老年患者的心理行为问题，促进其适应社会、适应生活、适应工作，最大限度地降低伤残程度。与之有密切联系的缺陷心理学（defect psychology）则是研究残疾人的心理问题，通过心理指导和训练，使残疾人在心理和生理功能方面得以部分补偿，解决其社会、生活和工作适应等问题。

（七）行为医学

行为医学（behavioral medicine）形成于 20 世纪 70 年代，是将行为科学的成果与医学知识和技术进行整合并应用于医学领域的学科。该学科主要应用行为主义心理学的学习理论、技术和方法来矫正有害健康的行为，如吸烟、酗酒、吸毒、不良饮食行为、过度的应激行为等，同时研究影响健康的各种行为危险因素，提出预防疾病的行为措施。行为医学是一门新兴学科，其发展迅速，影响广泛，与医学心理学发生、发展的历史背景以及研究任务都很接近。

（周　英）

随堂测 1-1

第二节　护理心理学的研究方法

护理心理学是一门新兴学科，研究方法对促进学科发展十分重要，其理由是：首先，护理心理学研究中采用的测评方法，尤其是对于认知、情感和思维活动的测评方法，不可能像生理和理化检测方法一样准确，常带有主观成分，因此在研究过程中需要特别注意测评的方法学问题。其次，护理心理学研究大多涉及多种变量和多种因素，为了保证研究结果的科学性，需要同时掌握相关学科的多种研究方法。护理心理学的研究目的是探索患者和护理人员的心理行为与特定环境刺激的关系，并阐明关系的性质。护理心理学的研究程序为：①提出研究问题；②探究与问题相关的理论及模式；③建立研究假设；④选择适用的研究方法；⑤通过观察、测试及实验进行论证；⑥验证假设并得出结论；⑦总结与反馈。

一、护理心理学研究的基本原则

护理心理学的研究过程应严格遵循科学研究的基本原则，采取科学的方法和态度，保证研究的正确性，揭示心理护理过程中的本质和规律。护理心理学的研究原则可归纳为以下几点。

（一）客观性原则

客观性原则是指对客观事物采取实事求是的态度，既不能歪曲事实，也不能主观臆断。在护理心理学的研究过程中，研究者通常带着一定的假设对事实进行分析和验证，因而研究往往容易受研究者自身主观因素的影响，这种现象在研究中应尽量避免。研究者要坚持客观化标准，密切联系理论与实际，秉持实事求是的科学态度，深入护理实践，获取研究素材，在实践中对研究要素进行观察、思考和总结，从而解决临床心理护理问题。

（二）系统性原则

任何研究的基本假设之一都是"事物之间是互相联系的，任何事物都不是孤立的，而是处在一个有组织的系统之中"。心理现象和护理同样处于一个有机的系统之中，其产生和变化都有一定的原因。进行护理心理学研究，如果孤立地考虑研究对象，就无法揭示其中的本质和发展规律。

（三）伦理学原则

在护理心理学研究中，经常要采用一些控制情景或受试者的研究手段与方法，这就需要特别注意，在创设情景时切忌违背伦理原则。第一，遵循知情同意原则，尊重被研究者的意愿。被研究者在知情同意和自愿的情况下参与研究，如果中途提出退出该项研究，则须尊重其选择。在实施研究前，需经研究者所在单位伦理委员会批准，被研究者签署书面知情同意书，方能进行研究。第二，不损害被研究者的身心健康。在研究过程中，不能人为地对被研究者施以导致恐惧、忧伤等不良情绪的刺激。第三，保护被研究者的隐私。对研究者的个人资料，如姓名、职业、病情及治疗过程等资料应严格保密，未经被研究者允许，不得泄露。

二、护理心理学的主要研究方法

护理心理学是一门快速发展的交叉学科，其研究方法通常涉及心理学、社会学、生物学、医学等多学科的研究方法和手段。护理心理学常用的研究方法包括观察法、实验法、调查法、测验法和个案法等。在具体的研究中，要针对研究对象、时间、场所等因素，往往综合使用几种方法。

（一）观察法

案例 1-2

儿童心理学创始人、德国生理学家和实验心理学家普莱尔（W.T.Preyer）系统地观察并记录了自己的孩子从出生到3岁每天的生长发育情况。以下是他观察自己孩子（从出生第一天起）抓握动作发展的记录："第1~3天，主要是手碰到脸的动作；第5天，他的手指把我的一只手握得很紧，他的足趾却不能；第9天，小孩睡觉时并不握着他人放在他手中的手指……第17周（第117天），我第一次看到我的小孩认真地用手抓住物品。"最终，他把这些观察记录整理成了一部著作《儿童心理》，并于1882年出版。这本书是公认的第一部科学、系统的儿童心理学著作。

请回答：
举例说明，根据观察场所的不同，观察法可以分为哪几类？

观察法（observational method）是在自然条件下或预先设计的情境中，通过对研究对象的行为进行有目的、有计划的观察、记录和分析，研究个体或群体的行为活动，从而探讨其心理行为变化规律的一种方法。观察法根据观察场所的不同，可以分为自然观察法和控制观察法。

1. 自然观察法　是指在自然情境中对个体行为进行直接或间接的观察记录和分析，从而解释某种行为变化的规律。如观察儿科住院患者在病室中的表现，可以帮助了解患儿的情绪状态和某些人格特征。简·古道尔（Jane Goodall）对于黑猩猩文化的经典研究使用的就是自然观察法。由于自然观察法是在自然条件下进行的，不为被观察者所知，所以观察到的内容比较真实。在汶川大地震后，研究人员深入灾区，认真观察和记录灾民的生活、工作及学习情况，分析心理社会因素对灾民健康的影响，撰写的高质量研究报告，为灾后重建工作提供了科学依据。

2. 控制观察法　又称实验观察法，是在预先设置的观察情境和条件下对个体行为进行观察的方法。例如，将被观察者带到事先设定好的情绪氛围中，观察并记录他们的行为活动特点，分析其心理、行为或生理反应。儿童发育评估中心对儿童情绪障碍进行测评时，通常是将一个孩子和其父母安排在一个房间里，然后给他们一些事先准备好的刺激物，然后研究人员通过单向玻璃窗或隐藏的摄像机观察他们的交流和互动情况。

观察法的优点是用途广泛，使用方便。其不足之处是不适用于评定患者内隐的认知、态度、思维和情感活动等。但是，对某些行为的观察是不可能或不道德的，如对性行为的观察等。另外，观察法一般也难以准确地确定变量间的函数关系，尤其是难以考察变量间因果关系的假设。

（二）实验法

案例 1-3

美国心理学家罗·斯腾伯格（Saul Sternberg）对研究短时记忆信息提取过程进行了相关探索。他先给受试者看1~6个数字（识记项目），然后再给其看1个数字（测试项目），并同时开始计时，要求受试者回答该测试数字是否是刚才识记过的，并按键做出是或否的反应，计时也随即停止。这样就可以确定受试者能否正确提取信息以及所需要的时间，即反应时。

通过一系列的实验，Saul Sternberg 通过反应时的变化确定了4个对提取过程有独立作用的因素，即测试项目的质量（优质或低劣）、识记项目的数量、反应类型（肯定的或否定的）和每个反应类型的相对频率。因此，他认为短时记忆信息提取过程包含相应的4个独立的加工阶段，即刺激编码阶段、顺序比较阶段、二择一的决策阶段和反应组织阶段。

请回答：

该研究是采用什么方法设计的？

实验法（experimental method）是一种经过精心设计，并在严格控制的条件下，通过调控某些因素来研究变量之间相关或因果关系的方法。通过实验，被检验的假设要么被证实，即正确；要么被证伪，即错误。实验法是定量研究的一种特定类型，须满足以下基本条件：①应建立变量之间的相关或因果关系的假设；②自变量必须能够很好地被"孤立"；③自变量必须是可以改变的、容易调控的；④实验程序和操作应能够重复进行；⑤必须具有高度的控制条件和能力；⑥实验组和对照组必须很好地匹配。

在实验过程中，研究者可以积极干预受试者的活动，创造某种条件，使用某种心理和控制方法，实施实验，对结果进行整理与统计分析，以及提出推论等。实验中包含一系列变化的因素，称为变量。其中，由实验者调控或控制的实验条件称为自变量（independent variable）；被假定会受到自变量影响的因素称为因变量（dependent variable），它们通常是研究者所要测定的行为和心理活动。实验研究的质量很大程度上取决于实验设计，巧妙地设计可以获得理想的结果。护理心理学实验设计已逐渐由以往单一的实验组和控制组对比的思路向更复杂、更有解释力的实验设计发展，如多因素实验设计、多基线设计和多变量设计等。

在一项测试新药疗效的实验中，两组志愿者分别接受两种不同的处置过程。一组服用疗效有待研究的新药，另一组则服用安慰剂（placebo）。服用新药的受试者被置于实验条件下，称为实验组（experimental group），另一组仅服用安慰剂，而没有接受处置，称为控制组（control group），又称对照组。

实验法可分为实验室实验法和自然实验法。

实验室实验法（laboratory experimental method）是在特定的实验室里，借助专门的仪器设备，严格控制实验条件的情况下进行的，其目的是研究心理行为的规律。实验室实验法不仅便于观察某一操作变量引发的行为反应，而且可通过仪器精确记录所发生的生理变化。实验室可以设置程序自动化控制的各种模拟环境，借此研究特殊环境中心理活动的变化及相应的生理变化规律。

自然实验法（natural experimental method），又称现场实验法（field experimental method），是在人们实际的学习和工作情景中进行的，对某些实验条件加以适当的控制或改变，以研究心理行为规律的方法。现场实地研究可以避免由于过度地改变平时的环境条件对受试者造成的心理活动误差，但很难像实验室实验那样严格控制无关变量的影响，因为变量的结果往往是由多因素引发的。

（三）调查法

调查法（survey method）是通过会谈、访问、座谈或问卷等方式了解被研究者的心理（如态度、感受、行为方式及人格倾向等）的一种方法。它是以研究对象的内省或自我报告为依据的间接搜集资料的方法。需要注意的是，调查研究不能用来检验变量间关系的性质。调查法包括以下几种：

1. 问卷调查法（questionnaire method） 又称询问法，是研究者使用严格设计的问卷搜集资料的调查方法。问卷是涉及某个主题的一系列书面问题，由题目、前言、指导语、人口学数据、问题及备选答案和结束语构成。问卷调查的质量，即研究的信度和效度，取决于问卷编制的科学性、调查人员的客观性和被调查者回答问题的真实性。问卷调查法在护理心理学研究中被广泛使用，例如，了解被调查者的态度、偏好或其他特征，了解某特殊人群（老年人、学生）的身心健康水平，调查住院患者的需要等，均可采用此方法。

2. 访谈法（interview method） 通过与被研究者面对面的谈话，了解其心理活动，同时观察其在晤谈时的行为反应，以补充和验证所获得的资料，进行分析研究的方法。访谈法主要用于研究临床患者，也可以用于健康人群的研究。例如，为了解手术患者术前的心理反应，可以在术前与其交谈，了解患者的焦虑水平、应对方式和对手术的期待。

访谈按照组织方式可分为结构式访谈和非结构式访谈。结构式访谈（structured interview）是用同样的措辞和同样的顺序向每个被调查者询问同样的问题，调查者用统一的方法处理被调查者的回答；另外，访谈过程还往往辅以标准化的刺激情景，由调查者观察被调查者的反应，按事先制定的标准分别给这些反应打分；访谈所得的资料便于统计分析，便于交流和比较，并且受调查者的主观影响较小，因此资料较为客观。非结构式访谈（unstructured interview）是指双方以自然的方式进行交谈，没有固定的问题和程序，调查者可以依据调查目的和被调查者的回答情况灵活地提问；由于调查者不受拘束，不存在戒心，因此可以获得较为真实的资料。其局限性是有时不易把握重点和方向，花费时间多，且容易受调查者主观因素（如兴趣、态度、偏见等）的影响，所获得的资料不便于进行量化的分析和比较。

3. 电话与信函调查　该方法由于不受地理位置和距离的限制，所以可用于进行大规模的调查研究。电话询问过程中，可通过被调查者的声调、语气等方面的表现，获得一些额外的信息。通过邮寄问卷进行调查是一种经济的调查方式，但回收率较低，会降低调查结果的代表性。

调查法的优点是使用方便，基本不受时间和空间限制，可在短期内获得大量资料，适用范围广泛。其不足之处是调查所得到的自我报告资料只代表被调查者愿意公开的部分。研究者虽然可以采取某些措施检验被调查者回答问题的诚实度，如分别用两种方式询问同一个问题，但仍不能保证其能真实地回答问题，所以可能会影响研究结果的真实性。因此，必须以科学的态度分析、报告调查法所获得的研究结果，从而较好地体现调查法对其他研究方法的辅助作用及参考价值。

（四）测验法

测验法（test method）又称心理测验法（psychological test method），是指以心理测验作为个体心理反应、行为特征等变量的定量评估手段，根据其测验结果来揭示研究对象的心理活动规律。此方法需采用标准化、有良好信度和效度的通用量表，如人格量表、智力量表、症状量表和行为量表等。心理测验的量表种类繁多，必须严格按照心理测量规范实施，才能得到正确、可靠的结论。心理测量法作为一种有效的定量手段，在护理心理学工作中使用较为广泛。

（五）个案研究

个案研究（case study）是对特定案例进行广泛、深入的研究，可采用观察、访谈、测验及实验等多种方法进行研究。例如，对心脏移植进行患者心理护理的个案研究。个案研究的对象可以是一个个体，也可以是一个家庭、班组、学校和社区，甚至是一个事件或情景。个案研究对于某些特殊案例进行的深入、全面的研究，对揭示某些具有实质意义的心理发展和行为改变问题有十分重要的意义。例如，对狼孩、猪孩、无痛感儿童的个案研究等。个案研究着重对研究对象本身进行分析及归纳。研究者切忌仅凭个案研究不适当地推断因果关系或提出概括性的推论。

（周　英）

第三节　护理心理学的发展简史、现状与展望

一、护理心理学的发展简史

虽然真正科学意义上的护理学和心理学仅有百余年的发展历史，护理心理学的发展历史则更为短暂，但心理护理的思想观念却已有数千年的历史。

（一）护理心理学的萌芽

人类在与疾病作斗争的漫长过程中，形成和发展了护理心理学思想及观念。3000 多年前，古印度的《吠陀经》中就有关于身心辩证关系的描述；2000 多年前，《阇罗迦本集》则提出了"医者须心灵手巧，有纯洁的身心""医者应注意患者的需要，给患者以关心"的观点，这些观点体现了古代学者对患者心理状态的关注。"医学之父"希波克拉底提出的体液学说，将人的

气质划分为不同的类型，指出医治疾病时应考虑患者的个体特征等因素，这对护理工作产生了积极的影响。

祖国医学强调心身统一，人与环境的统一。例如，中医典籍《黄帝内经》中提出"天人相应""形神合一"的观点，以及"内伤七情""外感六淫"的理论等。中医十分注重情绪对健康的影响，提出"内伤七情"可致病。七情是指喜、怒、忧、思、悲、恐、惊。七情在一般情况下属于正常的生理现象，但若波动过于激烈或时间过长，就会导致机体出现多种功能紊乱而患病。例如，"喜怒不节则伤肝，肝伤则病起"；"怒则气上，喜则气缓，悲则气消，恐则气下，惊则气乱，思则气结"等。在《灵枢·师传》中有记载："入国问俗，入家问讳，上堂问礼，临病人问所便"，指出应通过问其人、其事来了解其心理变化。古代护理心理学实践尚处于自发、朦胧、粗浅的原始阶段。

（二）护理心理学的近代发展史

护理心理学的近代发展史，始于 19 世纪中叶至 20 世纪中叶的 100 多年间，即从南丁格尔创立第一所新型护士学校到建立并推行责任制护理之前的这段时期。南丁格尔以她对护理工作的独到见解，创建了全新的护理概念，她指出，"护理工作的对象，不是冰冷冷的石块、木片和纸张，而是具有热血和生命的人类"。她认为，"各种各样的人，由于职业、地位、阶层、信仰、生活习惯及文化程度等不同，所患疾病与病情各异，要使千差万别的人达到治疗或康复所需要的最佳身心状态，是一项最精细的艺术"。另外，她还指出，护士必须"区分护理患者与护理疾病之间的差别，应着眼于整体的人"。

此后，随着人类对健康与疾病认识的不断深入，护理学及应用心理学不断发展，进而促进了护理心理学的发展。诸多学者指出，在护理工作中应加强对患者的健康教育，以促进及保持其生理和心理状态的平衡。他们提出"护理是给有需要的人们提供减轻或消除压力的技术，使其恢复原有的自我平衡状态""护理是对患者加以保护、教导""护理就是帮助"等新的理念，使护理实践在注重技术操作的同时，也开始注重实施帮助患者提高生理、心理素质的健康教育。至此，护理心理学的理论与实践得以丰富与拓展，近代护理心理学也步入了相对清晰、精细的科学发展阶段。

二、护理心理学的发展现状及展望

自 20 世纪 50—60 年代以来，护理心理学步入快速发展时期。

（一）国外护理心理学的发展现状及展望

1. 心理学融入护理实践，强调心身统一 随着人类疾病谱构成的变化，健康观和疾病观也相应地发生了改变。1977 年，恩格尔（G.L.Engel）提出生物 - 心理 - 社会医学模式。新的医学模式提出要关注包括生物、心理、社会和环境在内的所有健康相关因素。与此同时，新的医学模式也使护理实践模式发生了深刻的变革，带动了护理心理学的发展。1955 年，美国护理学者莉迪亚·霍尔（Lydia Hall）提出了护理程序的概念，并将其应用于临床实践中。护理理论家玛莎·罗杰斯（Matha Rogers）提出"人是一个整体"的观点。新医学模式的产生，使人作为一个生物、心理和社会的有机整体的观点进一步强化，使护理实践的指导思想从"以疾病为中心"转向"以患者为中心"，倡导实施身心一体的整体护理。1997 年，世界卫生组织提出了"2000 年人人享有卫生保健服务"的口号，使得"以人的健康为中心"的理念成为护理工作的指导思想。1980 年，美国护理学会将护理定义为"护理是诊断和处理人类对现存和潜在的健康问题的反应"。这里提到的健康问题包括心理、生理和社会适应能力三个方面。由此可见，护理理论与实践都拓展到了人的心理、行为、环境、经济、文化、伦理和法律等方面，使护理工作的内容由单纯的疾病护理转变为以患者为中心或以健康为中心的整体护理。临床心理护理通过良好的护患关系及交流沟通，使个性化护理、跨文化护理得以实现。护士的角色也相应地发生了改变。护士不仅是患者的照顾者，还是患者的教育者、咨询者和健康管理者。总之，国外护理心理学学者主张把疾病与患者视为一个整体，把"生物学的患者"与"社会心理学的患者"视为一个整体，把"患者与社会及其生存的整个外环境视为一个整体"，把"患者从入院到出院视为一个连续的整体"。因此，当今的护理实践迫切需要心理学理论和技术的指导，也使护理心理学迎来了快速发展的宝贵历史机遇。

2. 心理学及护理心理学成为护理学专业的核心课程　为了适应以人的健康为中心的护理教育新模式，多数国家和地区的高等护理院校在课程设置中增加了心理学课程的比例，开设了普通心理学、发展心理学、变态心理学、社会心理学、临床心理治疗学，以及教育心理学等课程，以实现培养能够满足人类健康需求的护理专业人才的目标。

3. 应用心理治疗方法及心理评估技术开展临床心理护理　就是将心理治疗方法应用于临床心理护理实践中，如将认知行为疗法、森田疗法、音乐疗法、放松训练等应用于临床护理过程中。此外，还将心理评估技术用于对患者进行心理问题及心理干预疗效的评估，提高了临床护理的效果，提升了患者的满意度。

4. 广泛开展护理心理学领域的科学研究　护理人员运用定量和定性研究方法，广泛开展了患者心理问题及其影响因素、心理护理方法、心理评估方法、生活质量等方面的研究，取得了可喜的成绩，丰富和拓展了护理心理学的学科知识体系，促进了学科的发展。

（二）我国护理心理学的发展现状及展望

自1981年刘素珍在《医学与哲学》杂志中提出"应当建立和研究护理心理学"以来，护理心理学在我国得以深入研究与应用，并取得了令人瞩目的成就。护理心理学成为护理专业课程的必修课，众多护理心理学教材及专著也相继问世。1995年11月，中国心理卫生协会护理心理学专业委员会在北京成立，这标志着护理心理学有了自己的最高学术领导机构；2015年1月，中国心理学会护理心理学专业委员会成立。自此，护理心理学作为一门应用心理学，得到了学术界的认可。1996年，《护理心理学》教材被列为"九五"国家重点教材。综上所述，护理心理学在我国已成为一门独立的学科，学科建设步入了快速发展时期。

1. 学科建设水平日益提高　护理心理学作为一门新兴的交叉学科，随着生物 - 心理 - 社会医学模式的发展，其学科性质和学科发展目标得以确定，学科理论体系及实践模式不断发展及完善。随着护理心理学知识的普及和临床心理护理实践的广泛开展，造就了一批既掌握护理学专业知识，又有较高护理心理学造诣的护理专家，培养了一批护理心理学学科带头人。同时，护理人员自我心理保健意识不断加强，其职业心理素质得以优化。护理心理学教材建设也取得了好成绩，相继出版了逾百种教材及专著，教学方法日益改进，PBL教学法、案例教学法等应用广泛。许多学校在护理学专业研究生招生目录中设立了护理心理学方向，招收并培养了一批专业硕士及博士，为推进护理心理学学科建设奠定了良好的基础。

2. 心理护理领域的科学研究逐渐深入　护理学者以临床和社区患者、护理人员、患者家属为研究对象，开展了大量护理心理学领域的相关研究，探讨患者的心理活动规律及其影响因素、心理护理评估及干预方法、护理人员职业心理压力及其心理素质优化途径，以及慢性病患者生活质量等研究。研究方法多种多样，既有定量研究，也有定性研究；既有描述性研究，又有病例对照研究。大量研究论文在国内外期刊上发表，极大地丰富了学科知识体系，促进了学科的发展。

3. 临床心理护理实践日趋完善　在整体护理实践和优质护理实践中，护理人员应用心理护理学理论及方法的意识不断增强，开展心理护理的热情不断提高，并自觉将心理护理融入整体护理之中。护理人员注重根据患者的人格心理特征及社会背景，参照不同疾病阶段的心理特点，实施有针对性的心理护理，使护理成效及患者的满意度提高。当前，心理护理已渗透到患

者入院、住院、出院指导过程的连续性护理之中，并应用于对患者家属的健康指导。总之，护理心理学知识的日渐普及使得护理人员以患者为中心，以健康为中心的意识增强，并使其在工作中自觉践行新医学模式，推进了整体护理工作的不断开展。

（周　英）

第四节　护理心理学相关的主要心理学理论

案例 1-4

金女士，28岁，外科护士，自述工作中人际关系紧张，经常与患者和家属发生争吵，曾经多次被扣除奖金，于是对领导也不满意，因夜间入睡困难或早醒，多梦，情绪低落、抑郁而就诊。她向治疗师描述了自己所做的梦："一个分管后勤的院长查房。当时，病房所有的医生和护士都在，病房主任正在汇报患者的诊断和治疗情况。我感到非常奇怪，分管后勤的院长主要负责医院餐饮、病房的清洁卫生之类的工作，怎么主持医疗查房了？领导们今天都出问题了……后来，我发现病房的窗台上停着一群鸟，我打了一枪，鸟就飞了起来，其中一只飞到一位女医生的头发上并停留在那，非常好看。女医生笑着对我说，'你给我拍几张照'……那位女医生平时是很会讲话的，而且很精明，一边上班，一边读书。我很欣赏她这种开朗、善于表达和自我表现的性格……"治疗师对金女士做的梦进行分析后告诉她，这个梦并不是一般的梦境。查房过程中的矛盾情节象征着她对领导的不满通过潜意识表达了出来。而"鸟飞到头发上"象征着表现欲，就如同远古时期的人，常常用鸟的羽毛来装饰自己。这提示潜意识的向往是一种自我表现的状态。

请回答：

治疗师对于金女士的心理问题是基于哪种心理学理论进行分析的？该理论有哪些观点？

现代心理学的各个流派对健康和疾病均有其独特的论述，尤其对心理健康和心理障碍问题均有各自的解释，并且已成为护理心理学的重要理论。本节主要介绍以下几种心理学理论。

一、精神分析理论

精神分析（psychoanalysis）理论又称心理动力理论。精神分析理论认为，行为是由强大的内部力量驱动或激发的，试图解决个人需要和社会要求之间的冲突。当个人的需要得到满足而内驱力降低时，机体就停止反应。行为的主要目的是降低机体紧张度。

精神分析理论由奥地利精神科医生西格蒙德·弗洛伊德（Sigmund Freud，1856—1939年）于19世纪末20世纪初创立，其主要内容包括潜意识理论、人格结构理论、性本能和性心理发展理论、释梦学说和自我防御机制等。

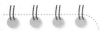

> **知识链接** ▶

弗洛伊德与精神分析理论

弗洛伊德是奥地利精神科医生，心理学家与精神分析学派的创始人。1856 年 5 月 6 日，弗洛伊德出生于奥地利摩拉维亚一个犹太商人家庭，是家中八个子女中的长子。他 4 岁时随家人迁居维也纳，17 岁时考入维也纳大学医学院，取得医学博士学位后便担任临床神经专科医生，并终生从事精神病的临床治疗工作。在探寻精神病的病因方面，弗洛伊德抛弃了当时占主流的生理病因学说，逐步走向了心理病因学说，并创立了精神分析学说，认为精神病起源于心理内部动机的冲突。他思维敏锐、分析细致、推断循回递进、构思步步深入，在探讨问题的过程中往往引述文学、医学、哲学、宗教等资料，揭示出人们心灵的底层思想。他的主要著作有《梦的解析》（1900 年）、《性学三论》（1905 年）、《精神分析引论》（1910 年）、《文明与缺憾》（1930 年）。他的女儿安娜·弗洛伊德（Anna Freud，1895—1982 年）后来也成为了著名的心理学家。

（一）潜意识理论

潜意识理论是精神分析理论的基石。在潜意识理论中，弗洛伊德将人的心理活动划分为三个层次，即意识、前意识和潜意识。他还将人的心理活动比作漂浮在大海上的一座冰山，海平面以上的部分为意识，海平面以下的部分为潜意识，海平面附近时隐时现的部分为前意识。

1. 意识（consciousness） 是个体当前注意到的心理活动，如感觉、知觉、思维、意志和情绪、情感等。意识活动遵循"现实原则"（reality principle），即只有合乎社会规范和道德标准的各种观念才能进入到意识中。意识保持个体对自我状态和周围环境的感知，在个体适应环境的过程中发挥着重要作用。

2. 前意识（preconsciousness） 是个体当前未曾注意到，但一经他人提醒或自己集中注意、努力回忆即可进入到意识中的心理活动。前意识介于意识和潜意识之间，潜意识的观念首先要突破前意识，才能到达意识层面。前意识的作用是保持个体对欲望的需求和控制，使其尽可能按照外界现实要求和个人道德来调节。

3. 潜意识（unconsciousness） 又称无意识，是个体无法直接感知到的心理活动，主要包括不被外部现实、道德理智所接受的各种本能冲动、欲望和需求，或明显导致精神痛苦的过往事件。潜意识虽然无法被直接感知，但它是整个心理活动中最具有动力性的部分，是人类心理活动的原动力。

弗洛伊德认为，被压抑到潜意识中的各种欲望或观念，如果不能被允许进入到意识中，就会以变相的方式呈现，表现为各种躯体、心理或行为病态。

（二）人格结构理论

弗洛伊德认为，人格结构包括本我、自我和超我三个部分。

1. 本我（id） 本我即本能的我，它是一切心理能量之源，包含生存所需的基本欲望、冲动和生命力。本我是人格结构中最原始的部分，它完全处于潜意识之中，不能被个体所觉察。本我遵循"快乐原则"（pleasure principle）行事，它不顾及社会道德和外在行为规范，唯一的要求就是获得快乐，避免痛苦，其目标是求得个体的生存、繁殖和舒适。

2. 自我（ego） 自我是现实化的我，它是个体出生后在现实环境中由本我分化和发展而形成的，代表着理性和审慎。自我是人格结构中最为核心的部分，大部分存在于意识中，小部分是无意识的。自我遵循"现实原则"行事，它既要满足本我的需要，又要防止出现违反社会规范、道德准则和法律法规的行为。

3. 超我（superego） 超我是道德化的我，它是在长期的社会生活过程中，由社会规范、道德观念等内化而形成的，是人格结构中最具有理性的部分，大部分属于意识层面。超我遵循"至善原则"（principle of ideal）行事，它能按照社会法律、规范、伦理和习俗来辨明是非，分清善恶，因而能对个人的动机行为进行监督和管控，使人格达到社会要求的完善程度。

弗洛伊德认为，人格是在企图满足无意识的本能欲望（本我）和努力争取符合社会道德标准（超我）之间长期冲突的相互作用中形成的，即"自我"在"本我"和"超我"之间起协调作用，使两者保持平衡。当"自我"无法调节两者之间的冲突和矛盾时，就会产生各种精神障碍和病态行为。

（三）性本能和性心理发展理论

弗洛伊德认为，人的精神活动的能量来源于本能，本能是推动个体行为的内在动力。在各种本能中，性本能是一切心理活动的内在动力，弗洛伊德将这种动力称为力比多（libido）。当力比多积聚到一定程度时，就会造成机体紧张，机体就要寻求途径释放能量。根据力比多的释放途径不同，弗洛伊德将人的性心理发展划分为以下五个阶段。

1. 口唇期（0~1岁） 婴儿通过口腔的咀嚼、吸吮及吞咽等活动来满足原始欲望，其快乐也多来自口腔活动。如果此期口腔活动受限，则会对将来的生活造成不良影响。成年人中的"口腔性格"，在行为上主要表现为贪吃、酗酒、吸烟、咬指甲等，在性格上主要表现为悲观、依赖等，可能就是由于口唇期发展不顺利所致。

2. 肛门期（1~3岁） 幼儿主要通过排泄和控制排便时所产生的刺激快感来满足原始欲望。此期是成年人对幼儿进行大小便训练的时期，要求幼儿在找到适当的场所前必须忍住排泄的欲望，这就与幼儿的本能产生冲突。弗洛伊德认为，训练幼儿大小便时的情绪气氛对其将来的人格影响重大。训练时过于严格可能会使其形成顽固、冷酷、吝啬的"肛门性格"，而训练时过于宽松又可能使其形成浪费的习性。

3. 生殖器期（3~6岁） 儿童通过触摸自己的性器官来满足原始欲望，但他们并没有成年人的性意识，也没有成年人的性生理反应。此期儿童已经能辨认男女性别，并以父母中的异性作为自己的"性爱"对象。于是，男孩把父亲看成竞争对手而恋爱母亲，这种现象称为恋母情结（Oedipus complex）；女孩把母亲看成竞争对手而恋爱父亲，称为恋父情结（Electra complex）。在正常情况下，恋母情结或恋父情结能通过儿童对同性父母的认同，吸取和学习他们的态度、行为和特质并发展出相应的性别角色而得以解决。

4. 潜伏期（7岁~青春期） 儿童不再通过躯体的某一部位获得快感，其兴趣逐渐转向外部环境，渴求掌握适应环境所需的技能。此期儿童的注意力主要集中在对同伴、朋友和外界事物的认识上，自由地将能量消耗在为社会所接受的具体活动中，如运动、游戏和智力活动等。

5. 生殖期（青春期） 通常，女孩从11岁开始，男孩从13岁开始。青春期男女的生殖系统逐渐发育成熟，在生理与心理上所显示的特征使两性差异变得显著，对性的需求转向年龄相仿的异性，并且产生了两性生活的愿望和婚姻家庭的意识。此期的心理能量主要投注在建立友谊、生涯准备、示爱及结婚等活动中，以完成生儿育女的终极目标，使成熟的性本能得到满足。

（四）释梦学说

弗洛伊德认为，梦是"通向潜意识的捷径"。他的经典著作《梦的解析》为精神分析学派对梦的分析奠定了坚实的基础。弗洛伊德提出，所有的梦都是对愿望的满足。人们的梦允许他们表达强烈的无意识愿望，这些愿望包含诸如对异性父母的性欲望这样的禁忌等，所以它们以伪装的形式出现。在梦里，有两股动力，即愿望和抵抗愿望的审查。审查将梦的隐藏内容，即潜性梦境转化为显性梦境。显性梦境是可以接受的版本，潜性梦境是真实而"未剪辑"的、不

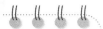

能被社会和个人所接受的版本。梦的解析需要从显性梦境回溯到潜性梦境。对于应用梦的分析来治疗患者问题的精神分析师而言，梦揭示了患者的无意识愿望、附加在那些愿望上的恐惧，以及患者用来处理愿望和恐惧之间精神冲突的特征性防御。

（五）自我防御机制

自我防御机制（ego defense mechanism）是自我在寻求表现的本我冲动与否定它们的超我要求之间的日常冲突中用来保护自身免受冲突、焦虑等的心理策略。主要的自我防御机制类型见表 1-1。

表 1-1　主要的自我防御机制类型

类型	表现和举例
压抑（repression）	将痛苦或危险的想法排除在意识之外，使之不被觉知，是最基本的防御机制； 例如，个体在遭遇某些重大创伤性事件后，可能会发生的心因性记忆缺失
否认（denial）	为保护自我，个体拒绝承认自己不想接受的想法、行为或现实； 例如，当个体得知某一噩耗时，会经历一段时间的"否认期"
转移（displacement）	从最初唤起情绪的目标转移到较少引发危险的另一个目标； 例如，"替罪羊"效应
幻想（fantasy）	用想象的方式满足受挫的欲望； 例如，"白日梦"
认同（identification）	尝试将某一对象潜意识地视为等同，通过认同他人以增加自我价值感，减轻焦虑； 例如，个体对偶像服饰、发型、动作等的模仿，以此来抵消对他们的崇拜和羡慕
隔离（isolation）	将想法与伤害性的环境或情感内容分隔开； 例如，某些灾害幸存者可能会异常平静地诉说其遭遇，不伴随任何情感反应，仿佛在诉说他人的故事
投射（projection）	把对困难的抱怨归于他人，或把自己不被允许的欲望归于他人； 例如，"以小人之心度君子之腹"
合理化（rationalization）	试图证明自己的行为是合理和公正的，以证明自我和他人的价值感； 例如，"良药苦口利于病"
反向形成（reaction formation）	通过认同相反的态度和行为，把它们作为防御屏障，以防止危险欲望的表达； 例如，某些因事故而造成伤残的患者会表现得格外乐观或好强
退行（regression）	心理功能退回到早期的发展水平，包括更幼稚的反应以及较低水平的愿望； 例如，某些成年患者在住院后表现出自我中心、过度依赖家人、不配合治疗等行为
升华（sublimation）	将本能欲望导向比较崇高的、为社会所认可的方向 例如，"无肢勇士"尼克·胡哲在接受了自己没有四肢的事实后，不仅通过努力训练掌握了多种技能，还成为了演讲家

在精神分析理论中，这些防御机制对个体应对重大内部冲突是极为重要的。通过运用自我防御机制，个体可以保持满意的自我意象和受欢迎的社会形象。例如，某个儿童憎恨他的父亲，如果付诸行动就可能会发生危险，而压抑则会相安无事。因此，这种敌意冲动在意识范围内不再急于要求得到满足，甚至它的存在也不会被注意到，但它并没有消失。这种情感始终在人格功能中产生影响，如对父亲建立强烈的认同，增加其自我价值感，并减少因敌意冲动被发现而产生的无意识恐惧。

需要指出的是，个体在正常和病态情况下都会运用自我防御机制，但它如同一把"双刃剑"，如果运用得当，则可以帮助个体减轻痛苦，渡过心理难关；如果过度滥用，则可能会使个体产生病态心理。

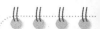

（六）精神分析理论对护理工作的意义

精神分析理论是最早系统地解释人类心理和行为的心理学理论，对理解个体的心理现象及其规律具有重要的贡献。学习精神分析理论，有助于在临床护理工作中深入认识患者心理问题的产生原因以及采用适当的方式帮助患者缓解痛苦。例如，分析患者心理痛苦的潜在原因，包括其成长过程中的影响因素、潜意识层面的矛盾与冲突等；认识患者的非理性行为问题是否属于心理防御机制；依据精神分析理论对于早期发展与人格形成关系的理论认识，帮助儿童患者的家长纠正不恰当的养育方式。

二、行为主义理论

行为主义理论（behaviorism theory）主要探究特定的环境刺激如何控制特定类型的行为，故又称为"刺激 - 反应理论"。行为主义者主要分析先前的环境条件（即那些先于行为存在并作为机体产生或抵制反应设定活动场所的条件），把行为反应视为想要理解、预测和控制的行动，并查看反应之后出现的可观察到的结果。尽管行为主义者开展的许多基础实验都是在动物身上进行的，但行为主义理论已经被广泛应用于研究人类问题。

行为主义理论是由美国心理学家约翰·华生（John B.Watson）在生理学家巴甫洛夫（I. P. Pavlov）提出的经典条件反射理论的基础上创立的。美国心理学家斯金纳（B. F. Skinner）、班杜拉（A. Bandura）等对该理论进行了进一步的完善和发展。与护理心理学相关的行为主义理论主要包括经典条件反射理论、操作性条件反射理论、社会观察学习理论和内脏操作性条件反射等。

知识链接

约翰·华生与行为主义理论

美国心理学家约翰·华生是行为主义的创始人。1878 年 1 月 9 日，华生出生于美国卡罗来纳州格林维尔城外的一个农庄。他 16 岁进入格林维尔的福尔曼大学学习哲学，21 岁获得哲学硕士学位。1900 年，他进入芝加哥大学，开始研究哲学与心理学，师从教育哲学家约翰·杜威、心理学家詹姆斯·安吉尔和神经生理学家亨利·唐纳森。1903 年，华生获得芝加哥大学心理学博士学位，并先后担任芝加哥大学讲师和心理实验室主任。1908 年，他受聘到约翰·霍普金斯大学任教。1913 年，他发表的论文《行为主义者所认为的心理学》标志着行为主义的诞生。1914 年，他所著的《行为——比较心理学导论》出版。1915 年，华生当选为美国心理学会主席。1920 年，他辞职并离开学术界，改行从商。但是由于他的工作对心理学所产生的影响，1957 年美国心理学会仍然对他授予了嘉奖，称他的工作是"现代心理学的形式与内容极其重要的决定因素之一，是持久不变的、富有成果的研究路线的出发点。"

（一）经典条件反射理论

经典条件反射理论于 20 世纪初由生理学家巴甫洛夫最早提出。

1. 经典条件反射实验　把食物呈现给犬，并测定其唾液分泌情况。食物作为非条件刺激（unconditioned stimulus，UCS），引起唾液分泌的反射过程称为非条件反射（unconditioned reflex，UR）。将非条件刺激与一个并不自动引起唾液分泌的中性刺激（如铃声）反复多次同时呈现，一段时间后，犬逐渐学会了在只有铃声但没有食物的情况下也能分泌唾液。此时，铃声即转化为条件刺激（conditioned stimulus，CS），引起唾液分泌的反射过程称为

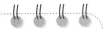

条件反射（conditioned reflex，CR）。

由此可知，经典条件反射是指某一中性环境刺激（如铃声、气味等）通过反复与非条件刺激相结合的强化过程，最终形成条件反射，引起原本只有非条件刺激才能引起的行为反应。

2. 经典条件反射的主要观点

（1）习得与消退：习得（acquisition）是指条件反射首次被诱发出来，并随着反应过程的重复而不断强化的过程。例如，儿童患病后需进行多次肌内注射治疗，注射器作为条件刺激诱发了儿童的恐惧（条件反射）。消退（extinction）即非条件刺激长期不与条件刺激结合，使得已建立的条件反射消失的现象。例如，儿童如果很长时间没有进行肌内注射，对注射器的恐惧可能会逐渐消失。

（2）刺激泛化（stimulus generalization）：是指一旦条件刺激与条件反射之间建立了联结，即使是与条件刺激类似的其他刺激也能诱发同样的条件反射反应的现象。例如，曾被一只大犬咬过的儿童，很可能对一只小宠物犬也感到恐惧。

（3）刺激辨别（stimulus discrimination）：是指个体学会在某些维度（如颜色或音高）上对与条件刺激不同的刺激做出不同反应的过程，即习得觉察不同刺激的能力。例如，动物学会红灯（而非绿灯）亮时按压杠杆获取食物。

知识链接

经典条件反射与癌症化疗患者的体验

癌症患者在化疗时经常感到疲劳。为了解释疲劳感的来源，研究者对82例在同一门诊接受化疗的女性患者进行了疲劳感测试，包括每次化疗前的感受（注入前预期疲劳水平）和每次化疗后的感受（注入后疲劳水平）。数据结果显示，在门诊治疗期间，患者感受到的疲劳水平越来越高。但是，结果并没有报道注入后疲劳水平更高。

研究者认为，该研究验证了一个经典条件反射模型：即化疗药物作为非条件刺激（UCS），引起了治疗后的疲劳（非条件反射）。临床环境可作为一种条件刺激（CS），在门诊接受化疗的过程中，条件刺激与非条件刺激反复联系。因此，当患者进入该门诊时，预期疲劳就会作为一种条件反射（CR）而出现。

（二）操作性条件反射理论

20世纪30年代，美国行为主义心理学家斯金纳在经典条件反射理论的基础上提出了操作性条件反射理论。

1. 操作性条件反射实验　斯金纳用自制的斯金纳箱解释了操作性条件反射的建立过程。他在实验箱内安装了杠杆，按压杠杆可以获得食物。在实验中，处于饥饿状态的小鼠会产生一系列行为反应（如乱窜、乱咬），但只有一种行为反应，即按压杠杆才能立即获得食物。这种食物刺激（强化物）对小鼠按压杠杆的行为起到了强化作用。经过多次强化以后，小鼠按压杠杆的次数逐渐增多，并学会了主动按压杠杆获取食物，即建立了操作性条件反射。

2. 操作性条件反射的主要观点　根据操作性条件反射中个体做出行为之后的刺激（强化物）性质不同，将操作性条件反射分为以下几种情况：

（1）正强化（positive reinforcement）：是指当某一行为之后伴随喜爱的刺激呈现（如得到奖励），从而使该行为增强。例如，食物奖赏使小鼠按压杠杆的行为增加；如果人们讲笑话会带来愉快的笑声，那么人们以后还会讲笑话。

（2）负强化（negative reinforcement）：是指当某一行为之后伴随令人讨厌的刺激解除，从而使该行为增强。例如，动物习得某种反应后，可以使它们免受令人讨厌的刺激；人们在乘车未系安全带时，安全带蜂鸣器就会响个不停，于是人们会系上安全带，以免再听到令人烦躁的声音。

（3）正惩罚（positive punishment）：当某一行为之后伴随令人厌恶的刺激呈现，从而使该行为消除。例如，酗酒患者出现醉酒行为时，立即给予电击之类的痛苦刺激，可使酗酒行为逐渐减少。

（4）负惩罚（negative punishment）：当某一行为之后伴随令人喜爱的刺激解除，从而使该行为消除。例如，当一个小女孩打了自己的弟弟后，父母取消了她的零花钱，这个女孩便知道以后不该再打弟弟。

（三）社会观察学习理论

20世纪60年代，美国行为主义心理学家班杜拉创立了社会观察学习理论。其实验基础是：在看过一个成人示范者对一个大型塑料玩偶进行拳打脚踢后，与未目睹过攻击示范行为的控制组儿童相比，实验组儿童表现出了更高频率的攻击性行为。

班杜拉认为，行为习得有两种不同的过程：一种是通过直接经验获得行为反应的过程，即直接经验的学习（传统的学习理论）；另一种是通过观察示范者的行为而习得行为的过程，即间接经验的学习（观察学习）。观察学习是社会学习的一种最主要形式，人类的大量行为，如亲（帮助）社会行为和反（危害）社会行为，都是通过观察他人的所作所为之后进行模仿习得的。通过对示范者（榜样）行为活动的观察和模仿，可以使人学会一种新的行为。例如，一名实习护士正在观察带教老师对患者进行插胃管护理操作。

在观察学习过程中，强化起到了非常重要的作用。除了直接强化外，班杜拉还提出了替代性强化和自我强化。

1. 替代性强化（vicarious reinforcement）　是指观察者因看到示范者的行为受到强化而得到间接的强化并做出类似行为。例如，看到某护士努力学习，顺利通过了护理在职研究生考试，科里其他护士也都积极投身其中。

2. 自我强化（self-reinforcement）　依赖于社会向个体传递某一行为标准，当个体的行为表现符合甚至超过这一标准时，就会对自己的行为进行自我激励，并且更趋向于完成该类行为。

（四）内脏操作性条件反射

1967年，美国行为主义心理学家尼尔·米勒（Neal E. Miller）通过内脏学习实验，证实了内脏反应也可以通过操作性学习加以改变。该实验也称为内脏操作性条件反射。

在内脏学习实验中，米勒对动物的某一内脏反应行为（如心率减慢）以食物强化的方式进行奖励。经过一段时间的定向训练后，动物逐渐学会了"操作"这种内脏反应行为，使心率减慢。采用同样的方式，米勒还使动物学会了在一定范围内"操作"心率加快、血压升高或下降、肠蠕动增强或减弱等行为。

该理论提示，人类的各种内脏活动似乎都可以通过内脏学习过程受到意识的控制。某些心身疾病症状的产生，如心率加快、肠蠕动增加、哮喘发作等，可能与个体的意识性条件操作有关。另外，生物反馈疗法的治疗原理也可能与内脏学习有关。

（五）行为主义理论对护理工作的意义

行为主义理论对护理领域的影响非常广泛，涉及塑造和矫正患者行为的各个方面，包括健康相关行为和生活方式的形成，以及疾病相关行为的改变。

1. 为心理护理提供行为干预理论基础和管理方法　行为主义理论关注患者当前的心理问题，重视其外显行为和症状，而非像精神分析理论一样去追溯患者既往的经历。该理论强调从学习的角度考察患者的生活环境，并找到行为矫正方法，加强对治疗效果的科学评定与研究。同时，强化理论也是重要的激励理论，是行之有效的管理基础理论之一。

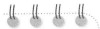

2. 构成促进患者行为转变的重要理论基础 强化理论、社会观察学习理论是引导患者求医行为、遵医行为以及完成角色行为转换的重要理论基础，有助于个体健康相关行为的形成和疾病相关行为的改变。

三、人本主义理论

人本主义理论（humanistic theory）作为与心理动力学和行为主义理论并驾齐驱的一种理论，于 20 世纪 50 年代出现。人本主义理论认为，人们既不是如弗洛伊德假设的由强大的本能力量所驱使，也不是如行为主义者提出的由环境刺激因素所操纵。相反，人类是具有能动性的生物，本性善良且具有选择能力。人类的主要任务是使自身的潜能得到不断发展。

人本主义理论的代表人物是美国心理学家亚伯拉罕·马斯洛（Abraham H. Maslow）和卡尔·罗杰斯（Carl R. Rogers）。其中，马斯洛提出了自我实现（self-actualization）这个术语，以指代每个个体追求最充分地发挥自身潜能的能力。罗杰斯则强调，个体具有对心理成长和健康的自然倾向，并且周围其他人的积极关注会对这个过程产生促进作用。

（一）马斯洛的自我实现理论

马斯洛认为，人类行为的心理驱动力不是性本能，而是人的需要。他将需要分为五个层次，从低到高依次是生理的需要、安全的需要、爱与归属的需要、尊重的需要和自我实现的需要。个体的低级需要得到满足后，才会出现高级需要。其中，前四类属于缺失性需要，可产生匮乏性动机，一旦得到满足，个体的紧张感消除、兴奋性降低，便会失去动机。自我实现的需要属于生长性需要，可产生成长性动机，是发自内心的渴求发展和实现自身潜能的需要。只有满足了自我实现需要的个体才能进入心理的自由发展状态，体现人的本质和价值，产生深刻的幸福感，即所谓的顶峰体验。

他还认为，人类都具有真、善、美、正义、欢乐等内在本性，具有共同的价值观和道德标准，达到人的自我实现的关键在于改善人的自知或自我意识，使人认识到自我的内在潜能或价值。人本主义心理学的目标就是促进人的自我实现。

（二）罗杰斯的自我概念理论

自我概念是指自我知觉的组织系统和看待自身的方式，是人格形成、发展和改变的基础。罗杰斯认为，刚出生的婴儿没有自我概念。自我概念是在个体与环境相互作用的过程中形成的。他用无条件积极关注（unconditional positive regard）解释其发展机制，即一种没有价值条件的积极关注体验，对个体做的所有事情都给予积极关注，即使客观上消极的行为也要接受的态度。即使个体的行为不够理想，也会觉得自己仍受到父母或他人真正的尊重、理解和关怀。获得无条件积极关注的儿童会认为，尽管他们可能有错误和过失，但总是被爱和被认可的，不必努力去争取父母的爱。罗杰斯建议，当儿童行为不当时，父母应该强调他们不被认可的行为，而非否定孩子本身。

无条件积极关注对成人的行为发展也十分重要，因为成人也经常会为获得认可与自我实现之间的冲突而焦虑。对于那些与自己亲近的人，成人应该同时给予和获得无条件积极关注。更重要的是，成人需要无条件的、积极的自我关注，也就是悦纳自我，而不是关注那些自己试图改变的缺点。

罗杰斯将这一原理应用于心理治疗，提出了"当事人中心疗法"（person-centered psychotherapy），又称以人为中心疗法或来访者中心疗法，即如果给来访者提供一种最佳的心理环境或心理氛围，无条件地积极关注他们，他们就会倾其所能，最大限度地去进行自我理解，改变对自我和他人的看法，产生自我指导行为，并最终达到心理健康的水平。

（三）人本主义理论对护理工作的意义

1. 人本主义人性观对护理模式的影响 人本主义人性观对护理模式的转化具有深远的影

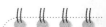

响。整体护理要求对患者实施心理关怀和照护，要求护理人员具有性善观。而人本主义反对本能决定论和环境决定论，认为人的本性是善的，本质是向上的，这符合整体护理模式的需要。

2. 人本主义模式下的护患关系　人本主义模式下的护士和患者是合作者的关系。患者作为参与者，与护理人员共同决策，积极、主动地参与到自己的护理活动中去。这样的护患关系有利于调动患者的积极性，挖掘患者自身的潜能，使护患双方从护理活动中获得更高的满意度。

四、认知理论

认知理论（cognitive theory）的起源可以追溯到 20 世纪中叶，它是作为对行为主义局限性的另一个挑战而出现的。认知理论的核心是人的思维以及所有的认识过程，如注意、思考、记忆和理解等。认知心理学家将思维同时视为外在行为的原因和结果。例如，在伤害他人后感到抱歉（将思维视为"行为的结果"）和在感到抱歉之后的道歉行为（将思维视为"行为的原因"）。在认知观点下，个体不是对物质的客观世界做出反应，而是对个体思维和想象的内在世界的主观现实做出反应。

认知理论是由众多心理学家共同发展起来的理论。在心理治疗领域，最具代表性的理论是美国临床心理学家阿尔伯特·埃利斯（Albert Ellis）的情绪 ABC 理论和美国精神病学家亚伦·贝克（Aaron T. Beck）的情绪障碍认知模型。

（一）埃利斯的情绪 ABC 理论

埃利斯认为，个体生来就有理性和非理性两种特质。当个体按照理性去思考、活动时，是快乐的、富有成就的，反之则是烦恼的、自我挫伤的。任何人都不可避免地具有或多或少的不合理思维与信念，而思维与信念是借助语言进行表达的。如果不断地用内化语言重复某种不合理的信念，则将会导致情绪困扰无法排解。

在此基础上，埃利斯提出了情绪 ABC 理论，即情绪不是由某一诱发事件本身所引起，而是由经历了这一事件的个体对该事件的解释和评价所引起的。在情绪 ABC 理论模式中，A（activating event）是指诱发性事件，B（belief）是指个体对这一事件的看法、解释和评价而产生的信念，C（consequence）是指特定情景下个体的情绪及行为结果。

埃利斯之后对情绪 ABC 理论进行了补充，增加了 D 和 E 两个部分，创立了合理情绪疗法。其中，D（disputing）是与不合理的信念进行辩论，E（effect）是通过疏导而产生的积极情绪和行为。该疗法的目的是促使患者认识自己不合理的信念及其所带来的不良情绪后果，通过对不合理信念进行修正，最终减轻负性情绪和改变不良行为。

（二）贝克的情绪障碍认知模型

贝克提出的情绪障碍认知模型包含两个层次，即深层的功能失调性假设和浅层的负性自动想法。功能失调性假设是个体从童年时期通过生活经验建立起来的认知结构或模式，这决定了个体对事件的看法和评价，并且会在不知不觉中影响着个体的行为。由于功能失调性假设是在童年时代形成的，很少受到质疑和检验，因此一直到成年仍然保持着它的绝对性。这些潜在的功能失调性假设可在日后被某种生活事件所启动，由此便会产生大量的负性自动想法，其内容可以是对当前经验的消极解释，或是对过去事件的消极解释，也可以是对未来的消极预期。正是这些负性自动想法导致了情绪障碍症状。

贝克认为，功能失调性假设和负性自动想法都源于六种错误的逻辑思维，即极端思维、随意推论、选择性概括、夸大和缩小、过度引申和个性化。贝克在该理论模型的基础上，进一步发展了一套认知治疗技术，旨在改变情绪障碍患者的认知，并取得了成功。

（三）认知理论对护理工作的意义

认知理论重视心理内部过程的研究，以改变个体的适应不良性认知为根本目标，认为认知

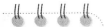

歪曲是引起情绪不良和非适应行为的根本原因。一旦认知歪曲得到改变或矫正，情绪和行为障碍就会相应地减轻或消除。在临床护理工作中，护士应帮助患者理解不良情绪和行为与认知之间的关系，查找并纠正患者的不合理信念、歪曲或错误的逻辑思维方式；同时，应重视疾病相关知识的健康宣传教育，指导患者理性看待疾病。

五、积极心理学理论

积极心理学（positive psychology）是于 20 世纪末在西方国家心理学界兴起的一股新的研究思潮。其产生的社会背景包括当今世界不断恶化的种族和宗教冲突，人们对当代科技和社会经济发展的困惑以及对自身生活质量要求的不断提升。解决这些问题的出路在于挖掘和发展人性的共同部分，即人性积极的一面。美国心理学家马丁·塞利格曼（Martin E. P. Seligman）在《构建人类优势：心理学遗忘的使命》（*Building human strength: Psychology's forgotten mission*）一文中明确提出了积极心理学的定义是揭示人类优势和促进其积极品质的应用科学。与传统心理学主要关注消极和病态心理不同，积极心理学是对过去人类弱点取向的平衡，指出在探索人类弱点的同时，还必须探索人类的优势。

就目前积极心理学的研究来看，其研究内容主要集中在以下三个方面：主观水平上的积极体验研究、个体水平上的积极人格特质研究和群体水平上的积极社会环境研究。

（一）积极主观体验研究

积极情绪是积极心理学研究的一个主要方面，它主张研究个体对待过去、现在和将来的积极体验。对待过去，主要研究满足、满意等积极体验；对待现在，主要研究幸福、快乐等积极体验；对待将来，主要研究乐观和希望等积极体验。

1. 回顾过去，幸福而满足　积极心理学对幸福的研究主要以主观幸福感作为指标。心理学家埃德·迪纳（Ed Diener）把主观幸福感定义为积极情感（没有消极情感）和总体生活满意度（是对生活报偿的主观评价）的结合。另外，他还对与主观幸福感有关的气质和人格以及主观幸福感强烈的群体的个人背景进行了回顾性研究和跨文化研究。他认为，并不是发生的事情，而是人们如何看待所发生的事情决定了人们的主观幸福感。另外，经济水平、各种社会关系（如婚姻关系、家庭成员关系、朋友关系、邻里关系等）和人格特质也是影响主观幸福感的重要因素。

2. 面对今天，快乐而充盈　在每个年龄段，虽然都有不快乐的人，但同时也有着许多快乐的人。研究发现，快乐与不快乐的个体，在认知、动机和策略上有所差异。积极情绪研究者芭芭拉·弗雷德里克森（Barbara L. Fredrickson）通过其建立的积极情绪模型提出了瞬间思维-行动指令库（momentary thought-action repertories）这一概念，即"可供选择的行为是多种多样的，能够看到更多的机会"，并且证明了快乐的体验能够拓宽个体当下想要做的事情的范围，即对瞬间思维-行动指令库进行了拓展。简言之，快乐可以使个体产生许多新的思想和行动，而消极情绪则会抑制个体的思想和行动。此外，快乐也能够增加个体对他人做出积极行为的可能性，以及与他人发展更积极关系的可能性。

3. 憧憬未来，现实而乐观　积极心理学关于乐观的理论主要有两种：一种是由塞利格曼及其同事提出的习得性乐观（learned optimism）理论。该理论认为，乐观者使用适应性的因果规律来解释消极经历或事件。在回答"为什么那件事发生在我身上"时，乐观者倾向于做出外部的、可变的和局部的归因，而悲观者则倾向于做出内部的、稳定的和全局的归因。研究发现，习得性乐观与更好的学业成绩、更有效率的工作记录、更高的人际关系满意度、更有效地应对生活应激以及身体健康等结果相关。另一种是由迈克尔·希尔（Michael Scheier）和查尔斯·卡弗（Charles S. Carver）提出的乐观的定义，即相信好事而不是坏事将会发生的稳定倾向。研究发现，通过对乐观的测量能更好地预测与良好应对有关的多种指标，如乐观的个体能更好地从冠状动脉搭桥手术中恢复、能更积极地应对艾滋病、能更顽强地忍受肿瘤活组织检

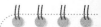

查、能更好地适应怀孕状态等。

（二）积极人格特质研究

积极人格特质的存在是积极心理学得以建立的基础。对积极人格特质研究的共同点是将人类看成是自我管理、自我导向并具有适应性的整体。其具体研究内容包括爱的能力、工作能力、智慧、勇气、宽容、毅力、人际交往技巧、创造性、灵性以及对美的感受力等。目前，对积极人格特质的研究集中于这些积极品质的根源和效果方面。积极心理学家认为，培养这些特质的最佳方法之一就是增强个体的积极情绪体验。随着积极心理学的发展，人格特质的研究范围也会越来越广。

（三）积极社会环境研究

积极心理学非常重视社会背景下的个体及其体验的再认识，意识到积极团体和社会机构对于个体健康成长具有重要意义。积极社会环境主要关注公民美德和使个体成为具有责任感、利他主义以及有职业道德的公民的社会组织，包括健康的家庭、关系良好的社区、有效能的学校、有社会责任感的媒体等，研究如何建立这样的积极系统，从而使个体的潜力得到充分发挥的同时，也能使其感受到最充分的幸福。

值得注意的是，不同文化背景下的个体对幸福、快乐等概念的理解是不同的。例如，在以个人主义文化为主的国家，个体判断自己是否快乐，会参照自己的情感，认为感受到快乐是生活满意度的一个预测因子；而在集体主义文化的背景下，人们则倾向于参照一定的标准来判断是否快乐，并且在评估生活满意度时，会考虑到家庭和朋友的社会取向。我国的积极心理学研究具有特殊性，须与中国传统文化相结合。

科研小提示

感恩是个体对他人的帮助表示感激。研究发现，懂得感恩的人更健康、更幸福、更乐观，并且朋友更多；懂得感恩的人不容易抑郁、嫉妒、贪婪。

（四）积极心理学对护理工作的意义

近年来，积极心理学在护理领域的应用不断拓展，涉及护理临床实践、护理管理和护理教育等多个方面。在护理临床实践方面，积极心理学干预（如正念疗法、表达积极情绪、希望干预等）有助于培养患者的积极心理品质，提升其对治疗行为的依从性，使其关注自身成长，减轻照顾者负担，提升生活质量；在护理管理方面，护理管理者以积极心理学的观点协调人际关系，有助于提升护士的主观幸福感和工作满意度，而后者有助于工作绩效的提升。在护理教育方面，以积极心理学理念建构护理教育教学模式，将护理学专业学生的积极情感体验作为重要教学目标之一，有助于激发学生内在的积极和优秀品质，促进其健康发展，提升心理健康水平。

随堂测 1-4

（张　瑜）

小　结

护理心理学是研究患者及护理人员的心理现象及其心理活动规律与特点，解决护理实践中的心理学问题，实施最佳护理的一门交叉学科及应用学科，其理论体系和技术体系日趋完善。

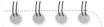

护理心理学常用的研究方法包括观察法、实验法、调查法、心理测验和个案法等。护理心理学的发展日益受到关注。与护理心理学相关的主要心理学理论包括精神分析理论、行为主义理论、人本主义理论、认知理论和积极心理学理论等。

 思考题

一、单项选择题

1. 护理心理学的研究内容**不包括**
    A. 心身交互作用对健康的影响
    B. 患者的心理活动规律及特点
    C. 各种疾病的临床表现
    D. 护士的职业心理素质及其优化途径与方法
    E. 心理护理的理论、技术和方法

2. 护士通过生活护理、治疗护理、巡视病房等对患者的心理活动和行为方式进行观察的行为方法是
    A. 自然观察法   B. 控制观察法   C. 调查法
    D. 控制实验观察法   E. 自然实验观察法

3. 能完整体现陈述、解释、预测、控制4个层次科学研究目的的方法是
    A. 自然观察法   B. 控制观察法   C. 实验法
    D. 调查法   E. 测验法

4. 某研究者想要知道如何激发少儿的创造力。她将某个年级的班级随机分为2组，给一组学生朗读故事，然后让另一组学生轮流编写故事。这两组学生的故事题目相同。2周后，与那些只听故事的学生相比，能够自己编写故事的学生在阅读、写作和艺术课上创作的作品数量更多。下列关于这一研究的陈述**不正确**的是
    A. 实验组是自己编写故事的那一组
    B. 因变量是两组学生创作的作品数量
    C. 自变量是两种不同的情况
    D. 这是案例研究的一个范例
    E. 对照组是听故事的那一组

5. 以下类型的研究中能探明因果关系的是
    A. 案例法   B. 访谈法   C. 自然观察法
    D. 实验法   E. 问卷调查

二、简答题

1. 简述护理心理学的概念、研究对象及任务。
2. 简述常用的护理心理学研究方法。
3. 与护理心理学相关的主要心理学理论有哪些？

三、案例分析题

小雯，19岁，出生在偏远山村，家境贫困，自幼性格内向。她拼尽全力迎战高考，被一所普通高校的冷门专业录取。入学后，由于自卑，加之对前途感到迷茫，她变得更加内向，不

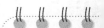

愿与同学们交流。长期下来，她发现自己被孤立了，上课时同学们都不愿意和她坐在一起，业余时间她也都是一个人度过。为此，她感到非常苦恼，而且变得更加自卑，觉得同班同学都看不起自己，于是开始对周围环境产生不满。她不想再这样陷入恶性循环中，于是寻求心理咨询师的帮助。

最初，咨询师与她交谈时，她不愿意坦诚告知自己处于困境的原因。但是，咨询师非常尊重她，对她的每一句话都很感兴趣。这让小雯很感激，她觉得咨询师这么关注和看重自己。这使她的自信心开始提升，逐渐打消了顾虑，于是她敞开了心扉，大胆说出了自己的真实情况。因为家里经济窘迫，自己成绩也不好，怕同学看不起，所以她就不敢和同学们沟通、交流。咨询师表示非常理解，也相信她一定能够突破自我，摆脱困境。随后，咨询师和小雯共同制订了心理干预的行动计划。

请回答：

1. 案例中的心理咨询技术是基于哪种心理学理论？
2. 咨询师是如何运用该心理咨询技术的？

第二章　心理学基础知识

导学目标

通过本章内容的学习，学生应能够：

◆ **基本目标**

1. 复述心理学、心理过程、认知过程、感觉、知觉、记忆、思维、注意、情绪与情感、意志、人格、动机、需要、能力、气质、性格和自我意识的概念。

2. 举例说明心理现象的实质，比较感觉与知觉、情绪与情感、气质与性格的区别与联系。

3. 说明知觉、记忆、情绪和情感的分类。

4. 根据人格形成的影响因素分析自己的人格特点并指导实践。

◆ **发展目标**

1. 运用心理现象的知识分析患者和护士的心理状态。

2. 运用意志品质的知识培养自身的积极品质。

3. 学习中华优秀传统文化，促进自身的人格发展。

人的心理是世界上最纷繁复杂的现象之一。从古至今，人类从未停止过对自身心理现象的探索。1879年，著名心理学家威廉·冯特（Wilhelm Wundt）在德国莱比锡大学建立了世界上第一个心理实验室，标志着心理学从哲学中脱离出来，成为一门独立的学科。正如德国著名心理学家赫尔曼·艾宾浩斯（Hermann Ebbinghaus）总结的那样："心理学有一个漫长的过去，却只有一个短暂的历史"。心理学从创立至今仅有100多年的历史，它是一门既古老而又年轻的学科。

第一节　概　述

案例 2-1

　　小李，21岁，是一名刚到医院实习的护理学专业学生，平时活力十足。某日，她听到18岁患者小易的母亲程阿姨说："原本小易懂事听话，但是自从患病（脑部恶性肿瘤）

以来，就像是变了一个人，不爱说话，总是很不耐烦，近来也总是不配合治疗……还和家人顶撞"。小李随即主动提出要帮助程阿姨开导小易。虽然动之以情，晓之以理，但小易的态度仍然很冷淡，并不理睬小李。小李见劝说无效，顿时火冒三丈，指责小易很不懂事，两人为此差点吵起来。为此，小李产生了强烈的挫败感。但当得知前些天和同学一起录制的健康宣传教育视频获得了患者及家属的认可，并得到实习医院的表彰时，小李非常开心，前几日的挫折和灰心也一扫而光。

请回答：

（1）请分析小李的主要气质类型。

（2）请根据小李的气质类型特点，给她一些建议。

心理学（psychology）是研究心理现象的发生、发展及其变化规律的一门学科。心理现象是心理活动的基本表现形式。不仅人类具有心理活动，动物也具有心理活动，但人的心理活动是最为丰富多彩、复杂多变的。随着研究方法的改进与发展，人们对心理现象及其规律的认识也日益深入、准确和全面。

一、心理现象

心理现象（mental phenomenon）是指人的心理活动及其表现形式，是人类社会生活中时刻都在发生的丰富且极其复杂的一种现象。人类对心理现象的理解逐步深入，才能正确把握心理的本质。通常从心理过程和人格两个方面研究心理现象（图 2-1）。

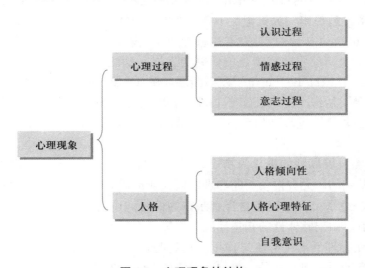

图 2-1　心理现象的结构

心理过程（mental process）是指心理活动发生和发展的过程，是人脑与客观事物相互作用的过程，反映的是人们心理现象的共同性和普遍性。心理过程主要包括认知过程（cognitive process）、情感过程（affective process）和意志过程（will process），分别简称为知、情、意三个过程。认知过程是指人脑对接受到的外界信息进行加工处理并转换为内在心理活动，进而支配行为的过程，即人脑对客观事物的现象和本质的反应过程。它主要包括感觉、知觉、记忆、思维、想象等心理过程。情感过程是指人在认知的基础上所产生的满意、不满意、喜爱、厌恶等主观体验的过程。意志过程是指人们自觉地确定目的，并根据目的去支配和调节自身的行为，克服困难，坚持实现预定目标的心理过程。上述三个心理过程之间不是彼此孤立的，而

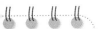

是相互联系、相互制约，构成一个统一的整体。认知过程是情感过程和意志过程产生和发展的基础；情感过程是认知过程和意志过程的动力；意志过程对认知过程和情感过程具有调控作用。

人格（personality）又称个性，是一个人独特的、具有一定倾向性的、比较稳定的心理特征的总和，可以决定一个人适应环境的思维方式和行为模式，也是个体区别于他人的特征之一。人格包括人格倾向性、人格心理特征和自我意识三个方面。人格倾向性是指人对客观世界的态度和行为的内部动力，包括需要、动机、理想和兴趣等。人格心理特征是指一个人稳定的、本质的内在特征，包括能力、气质和性格。自我意识是指一个人对自己的认识和评价，是衡量人格成熟水平的标志。初生的婴儿没有自我意识，自我意识的产生和发展过程是一个人逐步社会化的过程，也是个体人格形成的过程。

心理现象的两个方面相互制约、密不可分。一方面，一个人的人格是在心理过程的基础上形成和表现出来的；另一方面，人格也影响着一个人的心理过程。

二、心理的实质

辩证唯物主义对于心理现象及其实质最基本的观点是：心理是脑的功能，脑是产生心理活动的器官，心理是人脑对客观现实主观能动的反映。

（一）心理是脑的功能，脑是产生心理活动的器官

人们一直在探索心理是如何产生、发展和变化的。心理与身体之间的联系是什么？人们很早以前就承认了心理与身体之间存在着某种联系，而且认为心脏并不是人类产生心理活动的器官。如《素问·痿论篇》中提到："心主身之血脉"。《孟子·告子上》中也提到："心之官则思"。明代李时珍在《本草纲目》中指出"脑为元神之府"。19世纪初，清代医生王清任通过对百余具尸体进行解剖后提出"灵机记性不在心在脑"。1861年，法国神经病理学家皮埃尔·保尔·布罗卡（Pierre Paul Broca）对失语症患者的大脑进行解剖，发现了大脑运动中枢的布罗卡语言区，促进了大脑皮质功能定位的研究与发展。功能性磁共振成像（functional magnetic resonance imaging，fMRI）以及正电子发射断层成像（positron emission tomography，PET）等现代科学技术的突飞猛进，不仅证实了心理是脑的功能，还可以探知心理活动时大脑各功能区的活跃程度。随着科技进步和研究的深入，人类对大脑及其心理活动功能的认识将会更加深入。

1. 动物心理的发展以脑的进化为物质基础　从物种的发展史来看，动物心理的发展是以脑的进化为物质基础的。无脊椎动物的心理发展只能形成对刺激的个别属性的稳定反应。脊椎动物出现了管状神经系统，能够将复合刺激作为信号，也就是可以将刺激的各种属性综合起来，建立条件反射，做出整体性的知觉反应。高等脊椎动物的神经系统高度发展，到了类人猿阶段，大脑皮质在心理活动中起主导作用，动物心理发展到了最高水平。可见，心理现象是随着神经系统的产生而出现，又是随着神经系统的不断发展和完善，才逐渐由初级发展到高级的。因此，从心理的发生和发展过程来看，大脑是产生心理活动的器官，心理是神经系统，特别是大脑活动的结果。

2. 个体心理的发展以脑的发展为物质基础　从个体发育过程来看，个体心理的发展也是以脑的发展为物质基础的。人类心理的发生、发展是与脑的发育和完善紧密联系的。脑科学研究表明，随着个体脑重量的增加和脑皮质细胞功能的成熟，人的心理活动水平也从感知觉阶段发展到表象阶段，从形象阶段发展到抽象阶段。如婴幼儿的大脑虽然在形态、结构上与成人差不多，但由于重量轻、细胞分支少，其心理活动与成人相比要简单得多。也就是说，人类高度发展的心理活动是以高度发达的大脑为物质基础的。

3. "心理是脑的功能"的相关医学和生理学研究　从医学和生理学研究的成果来看，医学

和生理学研究的进步与发展为"心理是脑的功能"提供了大量科学依据。

（1）大脑的结构和功能：大脑结构和功能的完整性保证了心理活动的产生。从解剖结构来看，大脑由大脑皮质、丘脑、下丘脑、脑垂体、边缘系统、脑干和小脑等组成；从进化角度来看，人脑包括三个层次，即大脑皮质、边缘系统、脑干及与其相连接的结构。大脑皮质包括多个高度专门化的功能区。初级运动区和比较高级（如计划、思维、决策等）的心理功能区在额叶。初级躯体感觉中枢在顶叶；初级视觉中枢在枕叶；初级听觉中枢在颞叶。虽然大脑功能高度定位在特定的功能区中，但每个心理及行为过程都涉及许多大脑网络的协调与合作。占大脑皮质比重最大的联合皮质，负责整合和解读各种感觉信息，并制订相应的计划，进行决策并采取行动。边缘系统（包括海马体、杏仁核和下丘脑）在动机、情绪和记忆等方面发挥着重要作用。脑干及相关结构（包括延髓、网状结构、脑桥、丘脑和小脑）是相对较为原始的结构，控制着最基本的、不需要意识参与的生命活动及运动。

（2）心理与大脑之间的联系：生理学家通过研究发现，心理功能也像生理功能一样与脑的某一特定部位相关，如左脑主要负责语言功能，右脑主要负责解释口头语言的情感基础；医学家通过临床观察也发现，大脑左、右两半球的心理功能不同，任何脑部位的损伤在导致生理功能变化的同时，也会导致心理功能的变化。例如：左脑受损可导致右侧瘫痪、语言缺陷、动作缓慢、谨慎等；右脑受损可导致左侧瘫痪、空间感知缺陷、动作加快、冲动等。

整合小提示

心理是人脑的功能。探讨有关感觉、知觉、学习、记忆、言语、思维、动机、情绪、情感、人格及意志行为等心理活动的主要生理机制是生理心理学的主要研究内容。

（二）心理是人脑对客观现实主观能动的反映

1. 心理是客观现实的反映　心理活动是脑的功能，大脑不能凭空产生各种心理，只有外部事物刺激感觉通路传入到人脑后，才会产生心理现象。客观现实是心理活动的源泉。当前即时发生的和过往经历的事物都可以成为心理活动所反映的内容。即使是想象，也是对客观事实进行加工改造后的心理活动。没有客观现实，就不会有人类的心理活动。

2. 心理是对客观现实主观能动的反映　人脑对客观现实的反映并不是机械被动的，而是具有积极主动性和选择性的。面对同样的客观刺激，不同的个体所反映的现象并不相同，有时还会存在很大的差异。这种个体对客观现实反映的差异受到情境、需要、经验以及人格特征等多种因素的影响，带有浓厚的个人独特色彩。因此，心理活动带有明显的主观性。例如，在临床上，护士交代即将做手术的患者在术前一晚禁食、禁饮水，但是有的患者可能会饮牛奶。人们可以根据自己的需要和兴趣，有选择地进行反映。例如，同样面对易怒的患者，有的照顾者可能选择无视，有的可能会相互埋怨，有的则会感到很焦虑。

3. 人的心理受到社会实践活动的影响和制约　社会实践活动是人的心理的自然物质基础，但人的心理也受到社会实践的制约。对于人类而言，如果没有人类社会的生活实践，人的心理也就不会产生。社会实践活动是人的心理产生的重要基础，也是影响心理产生的决定因素。例如，"狼孩"或"兽孩"由于在心理发展的关键期缺乏社会化，长期脱离社会实践活动，所以其心理发展受到一定的限制，甚至是损害。另外，社会实践活动也制约着个体心理的发展。双生子研究发现，从事不同职业的双胞胎的性格和行为反应存在很大的差异。同样，护理职业也能影响个体的心理发展，如长期从事护理工作的人会更为严谨、细致、认真，操作技能和沟通能力等也会在实际的护理工作中得到锻炼和提升。

随堂测 2-1

知识链接

中国科学院利用脑网络组图谱探寻大脑的秘密

人类脑图谱是研究脑结构和功能的基石。2016 年，中国科学院成功绘制了全新的人类脑网络组图谱。该图谱包括 246 个精细脑区亚区，比根据细胞构筑绘制的脑图谱具有更精细的脑区划分，又有亚区解剖与功能连接模式。其重要意义是：①突破了传统解剖学构建脑图谱的方式，引入了利用脑连接信息建立脑图谱的新思想，成功绘制出全新的人类脑图谱：脑网络组图谱。②建立了基于解剖连接模式的脑区精细划分框架，提出了针对不同解剖学类型脑区的精细亚区划分方案，为全脑尺度脑网络组图谱的构建奠定了基础。③发展了脑网络组图谱适用性的验证方法体系，建立了从精细亚区及其连接水平上理解正常与异常状态下人脑结构和功能的应用示范。

（罗艳艳）

第二节　心理过程

心理过程是指人脑对客观现实的反映过程，是心理活动发生和发展的过程，包括认知过程、情感过程和意志过程。

案例 2-2

张某，男，13 岁，在读中学生。据其父母介绍，张某从小品学兼优，乐观自信。可进入初中后，张某的学习成绩一度下滑。尤其是升到初二以后，张某不仅学习成绩未见提高，而且开始厌学，表现为情绪低落，冷漠，意志行为减退。张某自诉："我不想和任何人交流，也不想和父母交流，没有人能理解我。我也不想学习，不想做任何事情。"据老师反映，他经常不按时完成作业，少语寡言，与同学关系不融洽。家长也很苦恼，不知该怎么办。

请回答：

（1）张某上初中后的厌学表现有哪些？

（2）他的心理出现了什么问题？

一、认知过程

认知过程（cognitive process）是人们认识客观事物的过程，即对信息进行加工处理的过程，由感觉、知觉、记忆、思维、注意和想象等认知要素构成。

（一）感觉

感觉（sensation）是个体心理活动的基础，是指人脑对当前直接作用于感觉器官的客观事物的个别属性的反映，也可以说是机体的感觉器官对环境刺激的反映。例如，物体的大小、形状、颜色、软硬、冷热和气味等个别属性，直接作用于人的眼、耳、鼻、舌、皮肤及

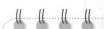

身体各部位相应的感觉器官，就会产生视觉、听觉、嗅觉、味觉、肤觉、运动觉和平衡觉等感觉。

1. 感觉的分类

（1）外部感觉：主要感受来自外部环境的刺激和作用，反映外部客观事物的个别属性，其感受器位于身体表面或接近于身体表面，如视觉、听觉、嗅觉、味觉和皮肤觉等。

（2）内部感觉：主要感受身体的位置和运动以及内脏的不同状态，反映机体运动和内脏器官状态的信息，其感受器位于身体的内部器官和组织内，如运动觉、平衡觉和内脏觉等。

2. 感受性和感觉阈　感受性是指感觉器官对刺激的敏感程度。感受性的高低可以用感觉阈的大小来衡量。感觉阈分为绝对感觉阈和差别感觉阈。绝对感觉阈是指刚刚能引起感觉的最小刺激量。另外，感受性的高低与感觉阈的大小成反比关系，阈限越小，感受性越高；反之，阈限越大，感受性越低。差别感觉阈是指刚刚能引起差别感觉的最小刺激量。

3. 感觉的特性

（1）感觉适应：是指感觉器官因持续接受刺激作用而使其感受性发生改变的现象。感觉器官对某种单一刺激的敏感程度是可以发生改变的。受到某种单一刺激持续作用时，感觉器官的敏感程度就会降低。此时，绝对感觉阈或差别感觉阈都将随之提高，这时必须提高刺激强度，才能使人产生感觉体验。例如，炎热的夏天，当人们从清凉的空调房来到室外的那一刻，就会感到特别热，但在外面多停留一会儿，就会感觉不那么热了。反之，如果长期缺乏某种刺激，感觉器官的敏感程度就会提高。此时，绝对感觉阈或差别感觉阈都将随之降低，仅需要很微弱的刺激，就可能使人产生感觉体验。例如，婴幼儿对辣味特别敏感，就是这个原因。在各种感觉中，嗅觉的适应性最强，所谓"入芝兰之室，久而不闻其香……入鲍鱼之肆，久而不闻其臭"，就是嗅觉适应的原因。

（2）感觉对比：同一感受器接受不同的刺激而使感受性发生变化的现象称为感觉对比。感觉对比包括两种类型：①同时对比，是指两个或多个刺激物同时作用于同一感受器时产生的感觉对比。例如，把同一个灰色小纸片放在黑色的背景上看起来会显得亮些，放在白色的背景上则显得暗些。②先后对比，是指两个或多个刺激物先后作用于同一感受器时产生的感觉对比。例如，吃水果时，先吃酸的水果，再吃甜的苹果，会觉得苹果更甜；服用苦药之后，饮水也觉得有甜味。

（3）感觉后像：当刺激停止作用以后，感觉并不立即消失，仍能保持极短的时间，这种暂时保留下来的感觉印象称为感觉后像。后像的发生，是由于神经兴奋所留下的痕迹作用，存在于各种感觉之中。其中，视觉后像表现得最为明显。看电影、电视都是依靠视觉后像的作用。而医院手术室里医护人员的工作服多采用浅绿色，也是利用视觉后像原理，以缓解手术中医护人员的视觉疲劳。

（4）联觉：一种感觉器官受到刺激的同时又产生另一种感觉的现象称为联觉。例如，红、橙、黄等类似阳光或者火焰的颜色，使人有温暖的感觉，称为暖色；而青、蓝、绿等与海水、蓝天、森林的颜色相似，使人有清凉的感觉，称为冷色。此外，不同的颜色还可以引起不同的心理效应。例如，蓝色使人镇静，常作为医院病房墙壁的颜色；黄色和橙色可以刺激食欲，能对厌食者起到增进食欲的作用；紫色可使孕妇镇静；赭石色有助于低血压患者血压升高。

（5）感觉补偿：是指某种感觉系统的功能丧失后由其他感觉系统的功能来弥补。例如，双目失明的人，听觉和触觉会变得非常灵敏等。

（二）知觉

　　知觉（perception）是指人脑对当前直接作用于感觉器官的客观事物的各种属性及其外部相互关系的综合反映，也可以说是感觉器官与人脑对外界刺激做出的解释、分析和整合。当人们读书、听音乐、接受按摩、闻花香或品尝美味佳肴时，其身心所"体验到"的内容远远多于这些对人体直接的感觉刺激。每一个感觉事件都经过人们在客观世界的知识背景下进行加工，而且人们过去的经验也赋予了感觉信息具体的意义。

　　1. 知觉的分类　根据知觉的对象和特点，可以将其分为以下3类。

　　（1）空间知觉：是指个体对物体空间特性的反映，包括距离、形状、大小、方位和深度等知觉。

　　（2）时间知觉：是指个体对客观事物的延续性和顺序性的反映，即对事物运动过程中的时间长短和先后次序的知觉。例如，人们可以通过昼夜交替、季节变换来估计时间，而久病卧床的患者往往会产生"度日如年"的感觉。

　　（3）运动知觉：是指个体对物体在空间位置移动的反映。参与协调运动知觉的有视觉、动觉和平衡觉等。

　　2. 知觉的基本特性

　　（1）知觉的选择性：在特定时间内，个体只能感受少量或少数几种刺激，而对其他事物的反映则很模糊。被选为知觉内容的事物称为对象，其他未被选为知觉内容的事物称为背景，这就是知觉的选择性。如果某事物被选为知觉对象，就会立即从背景中凸显出来，变得更鲜明、更清晰。通常情况下，被包围的比包围的、面积小的比面积大的、暖色的比冷色的、垂直或水平的比倾斜的、与周围明晰度差别大的事物更容易被选为知觉对象。知觉的对象和背景不是固定不变的，而是相对的，在一定条件下二者可以相互转换（图2-2）。

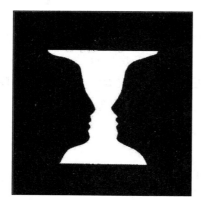 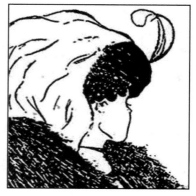

图2-2　知觉对象和背景的转化

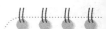

（2）知觉的整体性：是指人们依据以往的经验把零散的刺激知觉为一个整体的心理现象。有时，即使引起知觉的是零散的刺激，但所得的知觉经验也是整体的。例如，主观上，人们可以把没有边缘、没有轮廓的图形知觉为边缘清楚、轮廓明确的图形（图2-3）。

（3）知觉的理解性：是指人们知觉事物时，总是依据既往的经验对其进行解释、理解，并力图用词语对其进行标志或表示。知觉的理解性表明知觉是一个积极、主动的过程。个体的知识经验、期望和需要不同，对同一知觉对象的理解也会存在差异。例如，对同一个符号"13"，在不同的知识背景下，个体的理解会完全不同（图2-4）。

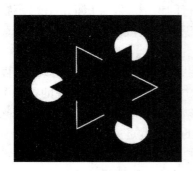

图 2-3　主观轮廓图　　　　　　　　　　　　　　图 2-4　知觉的理解性

（4）知觉的恒常性：是指当知觉的条件在一定范围内发生变化时，知觉映象仍然保持相对不变。它以人们的经验、知识、对比为基础。在各种知觉中，视知觉的恒常性最明显。例如，人们同时看到眼前一个3岁的小孩和100米开外一个健壮的青年时，虽然远处青年的身体在视网膜上的成像可能远比小孩身体的影像要小，但人们在知觉判断上仍然能肯定地判断出青年的身体比小孩大，这就是视知觉的大小恒常性。在视知觉中，亮度、形状、颜色等都具有恒常性。

3. 知觉障碍

（1）错觉（illusion）：是指在特定条件下对客观事物产生的歪曲的知觉，并带有固定的倾向。只要具备客观条件，就必然会产生错觉，并且即使通过主观的努力也是难以克服的。错觉用于军事方面时，可以通过伪装迷惑敌人、隐蔽自己。

（2）幻觉（hallucination）：是指没有外界刺激时出现的虚幻的知觉体验。与错觉不同，幻觉的产生并没有外界刺激作用于感觉器官，只是个体虚幻的知觉。暗示可引起幻觉，如某些参与宗教活动的人声称看见了菩萨或神，某些"气功"狂热追逐者也可在暗示下出现幻听、幻视。通常，幻觉大多数是病理性的。对精神病患者来说，幻觉是一种常见症状，是严重的知觉障碍。

科研小提示

　　幻觉是一种严重的知觉障碍，分为真性幻觉与假性幻觉两种。幻觉可以引起愤怒、忧伤、惊恐、逃避甚至攻击他人的行为。

（三）记忆

记忆（memory）是指人脑对过去经历的事物的反映，包括识记、保持、再认和回忆等过程。用信息处理加工理论来解释，记忆就是人脑对外界信息的编码、储存和提取的过程。

1. 记忆的过程

（1）识记（memorization）：是指个体获取经验、记住事物的过程，是为了在记忆中保存所获得的印象而进行的认知和理解过程，也就是人脑对外界信息进行输入和编码的过程，是信息保存的前提。

根据是否有明确的目的、是否需要经过意志努力，可以将识记分为无意识记和有意识记。无意识记是指没有预定目的，不需要意志努力的识记，即事前没有确定识记的内容，却在头脑中留下了印象。无意识记具有偶然性和片面性的特点，仅仅依靠它，并不能获取系统的知识。而有意识记是有明确目的，需要意志努力的识记过程。

根据识记对象的性质和对事物的理解程度，还可将有意识记分为机械识记和意义识记。机械识记是采用多次重复的方法、依靠事物的外部联系进行的识记；意义识记是在对事物理解的基础上，依据事物的内在联系进行的识记。通常，意义识记比机械识记更全面、迅速、精确和牢固。

（2）保持（retention）：是指对识记的事物进行加工、系统化、概括和掌握的过程，是对识记的进一步巩固，是将输入的信息牢固地储存在头脑中，是实现再认和重现的重要保证。保持是一个动态变化的过程，其数量随时间的推移而逐渐减少，其质量则同时受到个人兴趣、情绪和不同任务的影响而发生变化。记忆保持的内容最大的变化就是遗忘。

遗忘（forgetting）是指识记过的内容不能保持，或再认与回忆有困难。德国心理学家艾宾浩斯对遗忘的规律进行了首创性的系统研究，绘制了著名的艾宾浩斯遗忘曲线（图2-5），简称遗忘曲线。该曲线表明了遗忘发展进程的规律，即识记后最初一段时间遗忘较快，之后随着时间的推移和记忆材料的数量减少，遗忘便逐渐缓慢，最后稳定在一定的水平。

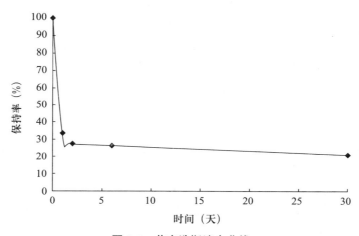

图 2-5 艾宾浩斯遗忘曲线

（3）再认（recognition）与回忆（recall）：是记忆的两种表现形式，都是以识记为前提，又是检验保持的指标。从信息处理加工理论看，两者都是提取信息的过程。再认是指以往识记过的事物或场景重新呈现时能够确定它们是以前感知过的；回忆是指过去识记过的事物或场景不在眼前时，大脑仍能将相应信息重新呈现出来。再认与回忆不能截然分开，能回忆的事物，一般都能再认；而能再认的事物，则不一定都能回忆。通常，再认比回忆要更容易。例如，考试时，做选择题相当于是对所学知识的再认，而做问答题则相当于是对所学知识的回忆。

2. 记忆的分类

（1）根据记忆的内容分类：

1）形象记忆：是指以事物的具体形象为主要内容的记忆。

2）抽象记忆：也称词语逻辑记忆，是指以文字、概念及逻辑关系为主要对象的抽象化的记忆，如"哲学""市场经济"等词语、理论性文章或公式等。

3）情绪记忆：是指以个体体验过的情绪或情感为内容的记忆。这种体验一般是自发的、深刻的、情不自禁的，因此记忆的内容一般会深刻地、牢固地保持在头脑中。

4）动作记忆：又称运动记忆，是指以过去的运动、动作、姿势、习惯和技能及相关信息为主要内容的记忆。它是培养各种技能的基础。

（2）根据记忆信息保持时间的长短分类：

1）感觉记忆：又称瞬时记忆或知觉前记忆，是指个体通过视、听、味、嗅、触等感觉器官感受到刺激时所引起的知觉前记忆，它是直接以信息材料所具有的物理特性编码，有鲜明的形象性，且信息存储的时间极短，为 0.25~2 s。感觉记忆只存在于感官层面，若不被注意，则转瞬即逝。

2）短时记忆：又称初级记忆，是指感觉记忆中经过注意后能保持 1 min 以内的记忆。这种记忆的信息容量有限，约为 7±2 个单位。它是信息处理加工的中间站，还需继续加工处理，否则就会消失。例如，人们查阅字典时找到要查找的字，等要写下该字的意思时，竟然已经忘记了字典上对该字的解释。

3）长时记忆：又称次级记忆，是指信息存储时间从 1 min 到多年，甚至保持终生的记忆。长时记忆一般来源于短时记忆的进一步加工和重复，即短时记忆的信息经过重复而进入次级记忆。这种记忆的容量非常大，是以意义为主或联想组合进行储存的，保持时间长，通常可保持数天、数月、数年，甚至终生难忘。

（四）思维

思维（thinking）是人脑将感觉和知觉获得的信息进行分析、综合、比较、抽象、概括以后，对客观事物所进行的概括和间接反映的过程。

1. 思维的主要特征

（1）思维的间接性：是指个体通过已有的经验或借助其他事物为媒介对客观事物进行间接的认识。例如，医师通过询问患者病史，对患者进行体格检查和实验室检查，就可间接地诊断出患者的疾病。

（2）思维的概括性：是指个体对客观事物的本质特征和内部联系的反映。思维的概括性主要表现在两个方面：①思维所反映的既不是事物的个别属性，也不是个别的事物，而是反映一类事物共同的本质特征，例如，苹果、梨、橙、桃等水果的外形、性状各异，但都有甜味、酸味且富含水分，甜、酸、多汁就是对多种水果共同本质特征的概括性认识。②思维是对事物之间内部联系的规律性认识，例如，精神分裂症患者一般都有幻觉和妄想，这是医生对精神分裂症与幻觉和妄想之间联系的规律性认识。

2. 思维的过程　思维包括分析、综合、比较、抽象、概括、判断和推理等基本过程。分析是将事物的组成部分和个别特征通过思考区分开来；而综合则是将事物的各个组成部分和个别特征联系起来，结合成为一个整体；比较是将几种有关事物加以对照，确定他们之间相同和不同之处。抽象是抽取出某些事物的一部分共同主要特征，摈弃该类事物的其他特征；概括是将事物的某类共同特征进行结合。对客观事物的观察，通过分析、综合、比较、抽象和概括，借助于词的作用进行描述，就可以形成概念。反映事物关系的、概念之间的联系，肯定或否定某种事物的存在，或说明事物是否具有某种属性的思维过程称为判断。将若干已知的判断联系起来，从而获得一个新判断的过程，称为推理。通过推理，获得事物的现象和本质、原因和结果之间内在联系的过程称为理解。

综上所述，思维是一个复杂的、高级的认识过程，反映了事物的相互联系及其发展变化规律，并且具有间接认识和概括的特性。

3. 思维的分类

（1）根据思维方式分类：①动作思维，是以实际动作来解决问题的思维，即边行动、边思考。思维以动作为支柱，依靠实际操作解决具体直观的问题。在个体心理发展过程中，动作思维是1~3岁幼儿的主要思维方式。②形象思维，是利用具体形象解决问题的思维，思维活动主要运用具体形象和已有的表象。在个体心理发展过程中，形象思维是3~6岁儿童的主要思维方式，也是许多艺术家、文学家及设计师较常运用的思维方式。③抽象思维，是以抽象的概念和理论知识，通过判断、推理等方式解决问题的思维，这是人类思维的核心形式。例如，中学生运用公式和定理解答数学、物理、化学等问题的思维方式，医生为患者诊断和治疗疾病的思维方式，护士将医学、心理学和护理学理论相结合并制订护理计划的思维方式等。

（2）根据思维的指向性分类：①聚合思维，又称聚敛性思维或求同思维，是一种有方向、有范围、有条理的收敛性思维方式，就是把解决问题所能提供的各种信息聚合起来，得出一个唯一正确的答案。例如，考试中的单项选择题，就是将数个答案所提供的信息集中起来，以找出唯一的正确答案。②发散思维，又称扩散性思维或求异思维，是根据已有信息，从不同角度、方向思考，多方寻求答案的一种展开性思维方式，就是在解决一个问题时，沿着各种不同的方向去进行积极的思考，找出符合条件的多种答案、解决方法或结论，而不囿于单一答案或钻牛角尖式的探求。例如，医学上对某病因不明的疾病提出的多种理论性假设；学生运用多种方法解答同一道数学题等。发散思维代表人类的创造性能力，具有流畅性、变通性、独创性和精密性的特征。

4. 问题解决　在人们的专业工作和日常生活中，甚至各种娱乐活动中，存在着大量解决问题的活动。思维活动主要起始于待解决的问题，思维过程则体现在解决问题的活动中。问题解决的心理过程有认识、情绪和意志活动的参与，其中，思维活动是关键。

（1）问题解决的四个阶段：

1）发现问题：只有发现了问题，才谈得上解决问题。能否发现问题取决于个人对事业的态度、认识、兴趣及其知识水平等。通常，责任感强、求知欲旺盛、知识渊博的人更勤于思考，更容易发现问题。

2）分析问题：即在发现问题以后，要寻找问题中的主要矛盾，分析问题的原因和性质。这个阶段是解决问题的关键，对问题分析得越透彻，越有利于问题的解决。

3）提出假设：即提出解决问题的方案、原则、途径和方法。这个阶段也是解决问题的关键，涉及具体措施，有利于工作有条不紊地开展。

4）检验假设：可以通过实践和智力活动两个方面对假设进行检验。如果经过检验，证实假设是正确的，问题便得到了解决；如果发现假设是错误的，那么就需要寻找新的解决方案，再重新提出假设。

（2）影响问题解决的心理因素：

1）心理定势（mental set）：是指人们心理活动的一种准备状态，这种心理准备状态使人们以特定的方式进行认识或产生行为，或在解决问题时具有一定的倾向性。通常，在相同或相似的情形下，心理定势有利于问题解决，但在变化的情况下，心理定势则可能起到相反的作用。例如，要求笔不离纸、不能倒退，连续画四条直线，把九个点全部连起来（图2-6）。

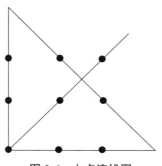

图2-6　九点连线图

2）动机（motivation）：是人们解决问题的内在动力。当个体遇到问题时，如果没有解决问题的动机，肯定不利于问题解决；若动机过强，则会使个体处于高度紧张、焦虑的状态，同样不利于问题解决。

3）迁移（transfer）：是指对某些问题的解决会影响对另一些问题的解决。迁移有正迁移和负迁移，正迁移具有积极的促进作用，负迁移则有消极作用。

4）功能固着（functional fixedness）：是指在问题解决过程中，因个体在知觉上受情境中条件（或因素）既有功能的影响，难以从其他角度去看待事物，致使问题不易解决的情况。也就是人们习惯把某种功能牢固地赋予某一客观事物或对象，不利于灵活、变通地解决问题。

5）个性：是指问题解决的效率常受个性的影响，个性中的智慧、自信心、灵活性、创造精神、毅力等多种因素都会影响问题解决。

（五）注意

注意（attention）是指心理活动对外界某种事物或自身的指向和集中。指向是指有选择地将心理活动针对某一事物；集中是指心理活动深入到所选择的事物中去。注意本身并不是一种独立的心理活动过程，而是伴随其他所有心理过程并在其中起指向作用的心理状态，它为各种心理过程的正常进行提供保障，使人能够更好地适应环境及改造世界。指向性和集中性是注意的两个特征。

1. 注意的分类

（1）无意注意：是指没有预定目的、不需要付出意志努力且不受自觉调节和支配的注意，即由外界事物所引起的不由自主的注意。例如，突然出现巨响、强光、奇特的服饰或听到异常的语音、语调时，人们的注意力均会不由自主地转向刺激物。从主观方面来说，个体的情绪、兴趣、需要等与无意注意密切相关；从客观方面来说，外界刺激的特征（如刺激的强度、新异性、活动性、对比差异性）及其变化等与无意注意有关。

（2）有意注意：是指有预定目的、需要意志努力保持且受个人自主调节和支配的注意。保持有意注意，需要加深对目的、任务的理解，或依靠间接兴趣的支持，并需要坚强的意志与干扰进行抗争。例如，教师为讲授课程而备课、学生为考试而复习就属于有意注意。有意注意是人类特有的心理活动现象，是伴随中枢神经系统进化，特别是大脑皮质进化所产生的。另外，人类的社会实践活动对有意注意也具有重要的影响。有意注意和无意注意可相互转换。有意注意可通过训练得到强化和发展。

（3）有意后注意：是指有预定目的，但不需要意志努力参与的注意。这是在有意注意的基础上出现的一种注意，它服从于一定的任务，开始时需要意志努力参与。例如，学习游泳，开始时特别要注意换气要领及肢体动作的配合，此时是有意注意。逐渐学会并熟练以后，不用意志努力特别去注意各种动作，也能轻快自如地在水中畅游。有意后注意对完成长期任务有积极的作用，而发展为有意后注意的关键是个体对活动本身产生直接兴趣。

2. 注意的基本品质

（1）注意广度：又称注意范围，是指单位时间内注意到事物的数量。在 0.1 s 内，正常成人能注意到 4~6 个毫无关联的对象。扩大注意广度，可以提高学习和工作效率。影响注意广度的因素有：①注意对象，越集中、有规律、能构成相互联系的对象，被注意的广度也就越大，如数字排列成行比排列分散时被注意的数量要多些。②注意主体，个体的活动任务和知识经验会影响注意广度，想要学习更多知识的学生在上课时的注意广度更大。

（2）注意稳定性：是指注意能较长时间地保持在感受某种事物或从事某项活动上的特性。保持的时间越长，表明注意稳定性越好。注意集中时间的长短与个体差异、兴趣和状态有关，同时与训练有关。一般人的注意集中时间为 10 min 左右，而经过严格训练的外科医生可以集中注意在手术部位达数小时之久。但是，注意稳定性并不是一成不变的，而是间歇性地增强和减弱的，这种现象称为注意的起伏，是注意的基本规律之一。影响注意稳定性的因素包括注意主体和注意对象两个方面，一方面，个体对所从事的活动的意义理解深刻，态度积极或对活动有浓厚的兴趣，注意稳定性就好；另一方面，内容丰富、活动的对象比内容单调、静止的对象更容易使个体保持较长时间的注意。

（3）注意分配：是指在同一时间内，将注意指向不同的对象或活动的现象。例如，在驾驶汽车的过程中，驾驶员一方面要注意道路、行人和其他车辆情况，另一方面又要注意操作离合器、油门、刹车及换挡等；上课时，学生一边听教师讲课，一边做笔记。注意分配得以实现的前提是只能存在一个注意的中心。驾驶汽车时，驾驶员对车辆的操作是熟悉的，因此，注意路况就是注意的中心；同样，学生对写字是很熟悉的，已达到"自动化"的程度，而对上课听讲的内容不熟悉，就需要将听课作为注意的中心。注意分配的能力可以通过训练得到提高，如通过长期的针对性训练，足球运动员在比赛中的注意分配可谓是"眼观六路、耳听八方"。

（4）注意转移：是指个体有目的地、主动地把注意从一个对象转移到另一个对象。注意转移的意义是使个体可以不断接受和掌握新的信息。注意转移的速度主要取决于注意的紧张性和引起注意转移的新的刺激信息的性质。当前注意的紧张性越高，新的刺激信息越不符合引起注意的条件，注意转移就越困难。

注意在不同个体的表现是不同的，个体的注意广度、注意稳定性、注意分配和注意转移都与其大脑皮质功能状态有关，可以通过实际生活中有意识的训练得到改善和提高。

随堂测 2-2

二、情感过程

情绪（emotion）与情感（affection）是人对客观事物是否符合自己的需要而产生的态度体验。正如我国东汉思想家王充所言，"凡人之有喜怒也，有求得与不得，得则喜，不得则怒"。人具有自己的主观世界。当外界事物作用于人时，人对待事物都会有一定的态度。根据是否符合主观需要，可能采取肯定的态度，也可能采取否定的态度。当采取肯定的态度时，就会产生满意、喜悦等积极的内心体验；当采取否定的态度时，就会产生悲哀、愤怒等消极的内心体验。无论对客观事物持何种态度，人们都能直接体验到，这种体验反映着客观事物与人的需要之间的关系。

（一）情绪和情感的分类

情绪和情感复杂多样，可以从不同角度、不同方面将情绪和情感进行分类。普遍认可的分类方法有以下几种。

1. 按情绪的性质分类

（1）基本情绪：根据与需要的关系，往往把情绪分为快乐、悲哀、愤怒、恐惧四种常见的基本形式。需要得到满足或期望的目的达到时，可产生快乐。失去所期盼、追求的事物和目的时，可产生悲哀。由于目的和愿望不能达到，并且一再地受到阻碍而造成紧张积累时，可产生愤怒。企图摆脱、逃避某种危险情境时所产生的情绪体验为恐惧。

（2）复合情绪：在基本情绪形式的基础上，可以派生出多种形式的复合情绪，并赋予其各种社会内容。例如，与感觉到疼痛有关的烦躁、急躁等情绪，与自我评价有关的羞耻、内疚、悔恨、自责和沮丧等情绪，与人际关系有关的依恋、同情、憎恨、嫌弃和慈爱等情绪，与艺术欣赏有关的惊奇、敬畏、幽默和滑稽等体验。

2. 按情绪发生的强度、速度、紧张度和持续性进行状态分类

（1）心境：是一种具有感染性的、微弱而持久的情绪状态，具有弥散性，不是关于某一事物的特定体验，通常将其称为心情。当人们处于某种心境时，往往会以特定的情绪看待周围事物，从而影响其行为表现。所谓"情哀则景哀、情乐则景乐"，指的就是心境。

（2）激情：是一种强烈的、爆发式的、短暂的情绪状态。通常是由对个体具有重要意义的

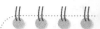

事件所引起的。激情具有积极和消极的两面性。积极的激情可促进个体工作的积极性。例如，天宫 1 号成功发射时，全国人民兴高采烈的爱国主义情感，是激励人们奋发进取的强大动力；消极的激情则可使人出现"意识狭窄"现象，即认识活动范围缩小，分析能力受到抑制，控制能力减弱，进而使行为失去控制，甚至做出鲁莽、冲动的行为或动作。

（3）应激：是由出乎意料的紧急情况所引起的一种非常强烈的情绪状态，伴有适应或不适应的反应状态。当人们遇到突然出现的事件或意外发生的危险时，为了应对这类瞬时变化的紧急情况，就必须果断地决定，迅速地做出反应，而应激正是在这种情境中产生的内心体验和反应。例如，司机在驾驶过程中出现危险情况时，人们遇到重大的自然灾害时，就需要根据知识经验和集中意志力，迅速地判明情况，果断地做出决定和反应。

3. 情感的分类　根据其性质和内容，可分为道德感、理智感和美感三类。

（1）道德感：是根据一定的道德标准评价自己或他人的行为、举止、思想、意图时所产生的情感体验。道德感直接体现了客观事物与主体的道德需要之间的关系，是在人们的社会实践中发生和发展的，并受到社会生活条件和阶级关系的制约。

（2）理智感：是人在智力活动过程中认识和追求真理的需要是否得到满足而产生的情感体验。理智感是在认识和评价过程中产生和发展的，同时又对人们的认识和实践起着重要的推动作用。

（3）美感：是根据一定的审美标准评价事物时所产生的情感体验。美感具有强烈的现实性和社会性，不仅物质形态美能使人有美感体验，行为美、语言美、心灵美也都能使人产生美的感受与体验。

（二）情绪的表达

1. 外部表现　情绪发生时人体各部分的动作变化称为表情。

（1）面部表情：面部是情绪的主要表达部位，特别是眼部和眉部表现得最为明显，如眉开眼笑、愁眉苦脸、怒目而视、目瞪口呆等。

（2）姿态表情：情绪发生时身体其他部分（四肢和躯干）呈现的姿态称为姿态表情或体态表情。如高兴时手舞足蹈，忧愁时垂头丧气，悔恨时捶胸顿足，骄傲时趾高气扬，紧张时坐立不安等。

（3）语调表情：即言语表情。言语是人类所特有的传递信息的手段，情绪在言语的语调、节奏和速度等方面的表现称为语调表情。如悲哀时语调低沉、语速缓慢，高兴时语调高昂、语速较快、节奏感强，愤怒时语调高尖。同一句话，由于语调的不同，可以表现出不同的情感。

2. 生理变化　情绪发生时，除了机体的外部表现以外，还会伴随一系列有关的内部生理变化，主要包括循环系统、呼吸系统、皮肤电、脑电波以及分泌功能等方面的变化。其中，调节人体内部器官和腺体活动的自主神经系统与情绪的关系十分密切，因此，对自主神经系统的监测也可以用于评估人们的情绪活动。现代神经生理学研究越来越重视中枢神经系统尤其是大脑皮质对情绪的调控作用。然而，情绪的生理机制是一个十分复杂的问题，目前比较一致的观点认为，情绪是大脑皮质和皮质下中枢协同活动的结果，其中，下丘脑、边缘系统和脑干网状结构与情绪的发生关系密切。

（三）情绪理论

1. 詹姆斯 - 兰格情绪理论（James-Lange theory of emotion）　19 世纪，美国心理学家威廉·詹姆斯（Willian James）和丹麦心理学家卡尔·兰格（Carl Lange）提出了相似的情绪理论。这种理论认为，刺激可引起生理反应，进而引起情绪体验。詹姆斯认为，情绪是对身体变化的知觉，先有机体变化，再有情绪。他说："人们因为哭泣，所以忧愁；因为打斗，所以生气；因为发抖，所以害怕；并不是人们发愁了才哭，生气了才打斗，害怕了才发抖"。根据他的观点，哭泣、打斗、发抖都是产生情绪的原因。兰格认为："凡是能够引起广泛的神经系统功能变化的，都是一种情绪的表现"。他把情绪看成是一种内脏反应。詹姆斯和兰格都把产生情绪的原因归为外周神经系统变化，所以这种理论通常也被称为"情绪的外周理论"。

2. 坎农 - 巴德情绪理论（Cannon-Bard theory of emotion） 美国生理学家沃尔特·坎农（Walter Cannon）和菲利普·巴德（Philip Bard）提出的情绪理论称为坎农 - 巴德情绪理论。坎农认为，情绪并不是外周神经系统变化的必然结果，情绪产生的机制不是在外周神经系统，而是在中枢神经系统的丘脑，故该理论曾被称为丘脑学说。按照该理论的观点，情绪过程是大脑皮质对丘脑的抑制作用解除后，丘脑功能亢进的结果。所有情绪过程都遵循同样的活动链条，即外界刺激引起感觉器官产生神经冲动，经过传入神经传到丘脑，再经丘脑同时向上、向下发出神经冲动，向上传到大脑皮质，产生情绪体验，向下传递则激活交感神经系统，引起一系列生理变化。人的情绪体验与生理反应是同时发生的。该理论也存在其局限性，它忽视了外周神经系统变化的意义以及大脑皮质对情绪产生的作用。

3. 情绪认知理论（cognitive theory of emotion） 现代心理学理论以信息处理加工的观点分析情绪，强调情绪的发生依赖于个体过去和现在的认知经验，以及对环境和事物的评估和愿望。美国心理学家斯坦利·沙赫特（Stanley Schachter）提出情绪三因素学说，把情绪的产生归于刺激因素（刺激情境）、生理因素（身心变化）和认知因素（包括对刺激情境的认知考量和对身心变化的认知解释）的整合作用。他认为，认知因素中对当前情境的评估和对过去经验的回忆，在情绪的产生过程中起着重要的作用。例如，某人在过去经验中遇到某种危险的情境，但能平安度过，当他再次经历这种险境时，回忆起过去的经验，便能泰然自若。

情绪认知理论是认知疗法和认知行为疗法的理论基础，在心理护理过程中，可以通过改变患者不合理的认知来干预其情绪。

4. 情绪相对历程理论（opponent-process theory of emotion） 情绪相对历程理论最初的目的是为了解释人类的动机，后来也被用于解释人类的情绪。情绪相对历程理论，简称相对历程论，其假设是基于情绪发生时，生理上会产生特殊变化，认为大脑中管理情绪的部位可能存在某种组织内，情绪发生时，机体会产生与此情绪状态相反的相对作用。该理论认为，当痛苦的情绪产生时，快乐的情绪也会随之产生，反之亦然。例如，该理论对成语"苦尽甘来"与"乐极生悲"的阐释是：从痛苦中衍生出快乐，是由负面情绪转向正面情绪的相对过程，这个过程对生活的影响是正面的、积极的；相反，从快乐中衍生出痛苦，是由正面情绪转向负面情绪的相对过程，这个过程对生活的影响是负面的、消极的。因此，人们很难仅仅通过某种活动的表象来判定它是苦是乐、是祸是福。

（四）情绪和情感的区别与联系

1. 情绪和情感的区别

（1）情绪：通常是伴随着个体的需要是否获得满足产生的，具有明显的情境性和短暂性，并伴有明显的机体外部表现。例如，由危险情景而引起的恐惧，狂喜时的手舞足蹈，愤怒时的咬牙切齿等。

（2）情感：是人类所特有的与社会需要相联系的体验，反映了人们的社会关系和社会生活状况，并对人的社会行为起着积极或消极的作用，是在人类社会的发展进程中产生的，与社会需要是否满足相联系。责任感、自豪感、耻辱感、美感、求知欲等都是情感，是人类所特有的。

（3）与情绪相比，情感具有较大的稳定性、深刻性和持久性。

2. 情绪和情感的联系 情绪是情感的外在表现形式，情感则是情绪的内容，情感的表达会伴随情绪反应。两者的区别是相对的，因为人类生活在复杂的社会环境中，而产生的复杂的、丰富的体验是难以用情绪或情感来界定的。西方心理学常把情绪和情感统称为感情。

三、意志过程

（一）意志的概述

1. 意志的概念　意志（will）是指人们自觉地确定目的，并根据目的去支配、调节行为、克服困难，从而实现预定目的的心理过程。人们在反映客观现实的过程中，不仅形成对客观现实的认识，并对它们产生情感体验，而且还有意识地对客观世界进行有目的的改造，这种最终表现为行为并积极要求改变现实的心理过程便是意志。意志集中体现了人的意识的能动性，意志行为是人所特有的。人的意志表现为使个体不仅能适应客观世界，而且能积极、主动地，有意识、有目的、有计划地影响和改造客观世界。

意志对行为的调节表现在两个方面：一方面是意志的发动行为，即推动个体为达到一定目的所必须做出的行动；另一方面是意志的抑制行为，即制止个体与预定目的相矛盾的愿望和行动。意志两个方面的调节作用在人们的实际生活中是统一的，并不是相互排斥的。例如，为了成就事业，人们可以抑制自己的惰性、控制自己享乐的欲望而不懈努力、发奋图强。意志通过发动和抑制两个方面的作用实现对个体活动的支配和调节，不仅调节个体的外部行为，还调节个体的认识活动和情绪状态。

2. 意志的特征

（1）意志有明确而自觉的预定目的：目的是意志行为的方向和结果，没有自觉的目的，就没有意志行为可言。个体的目的、任务越明确，越能意识到该目的的社会意义，意志就越坚定。可见，对目的的认识是意志行为的前提。意志行为的目的是在反映客观现实的过程中产生的，是根据对客观现实的认识确定的，始终受到客观因素的制约，所以意志行为依存于个体对自然和社会发展规律的认识，并非可以为所欲为。

（2）随意运动是意志行为的基础：随意运动是一种受主观意识调节的、具有一定目的和方向性的运动，是已经学会的、较为熟练的动作。如学生做操，画家持笔作画，战士射击，医生为患者进行体格检查等都属于随意运动，它们都是在生活和工作实践过程中逐渐通过学习获得的。随意运动是意志行为必要的组成成分，意志行为表现在随意运动中。人们根据目的去组织、协调和支配一系列的随意运动，组成复杂的意志行为，从而实现预定的目的。人们掌握随意运动的程度越高，意志行为就越容易实现。

（3）意志行为往往与克服困难相联系：简单的意志行为通常不需要克服困难，但复杂的意志行为往往与克服困难相联系。例如，在寒冷的冬天，早晨按时起床；在新冠疫情暴发流行时，医护人员坚持在一线抗击疫情等。意志水平的衡量标准是困难的性质和克服困难的难易程度。困难包括内部困难和外部困难，前者是指消极的情绪、懒惰的性格、犹豫不决的态度、缺乏知识经验、没有独立克服困难的习惯、能力有限或对决定产生怀疑等主观障碍；后者是指来自客观条件方面的阻碍，如政治、气候、工作和学习等方面的条件障碍或对某种活动要求太高，以及受到他人的打击、讽刺等。一般来说，外部困难必须通过内部困难起作用。

意志行为的这三个基本特征是相互关联的，明确而自觉的目的是前提，随意运动是基础，克服困难是核心。

3. 意志行为的心理过程　意志行为是复杂、自觉的行动。其心理过程包括五个环节：①动机斗争；②确定行动目的；③选择行为方式和方法；④做出实现意志行为的计划；⑤通过意志努力实现所做出的决定。前4个环节是意志行为的准备阶段，是人脑做出决定的阶段。在此阶段，需要预先决定意志行为的方向和结果，确定意志行为的轨道，故该阶段是完成意志行为的重要且不可缺少的开端。最后一个环节是意志行为的执行和完成阶段。在此阶段，意志由内部意识转化为外部行动，人的主观目的转化为客观结果，观念转化为行动。

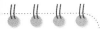

（二）意志的基本品质

意志品质是指个体在实践过程中所形成的比较明确的、稳定的意志特点。评价个体的意志品质，必须与意志行为的内容和意识倾向联系起来。坚强的意志品质只有通过具有社会价值的意志行为才能表现出来。

1. 自觉性 是指个体充分认识行动的社会意义，并在行动中具有明确的目的性，从而使自己的行动服从于社会、集体利益的品质。它反映个体的坚定立场和信仰，贯穿于意志行为的始终，是产生坚强意志的源泉。具有该品质的人，能够独立地、自觉地、主动地调节和控制自己的行动，在行动中不会轻易受到外界的影响，也不拒绝一切有益的意见，为实现预定的目的倾注所有的热情和力量，即使在遇到障碍和危险时，也能勇往直前。与自觉性相反的特征是受暗示性和独断性。受暗示性较强的人缺乏独立精神和创造精神，对自己的行动缺乏信心，容易轻信他人，容易屈从于环境；独断性较强的人往往固执己见，常常毫无理由地拒绝他人的批评和劝告。

2. 果断性 是指一种能够明辨是非，合理而迅速地采取行动，从而实现所做决定的品质。具有果断性的人能全面而深刻地思考行动的目的及其方法，明白所做决定的重要性，并能清醒地知道可能发生的结果。意志的果断性以正确的认识为前提，以深思熟虑和勇敢为条件，还与智慧的批判性、敏捷性有着密切的联系。高水平的果断性并非每个人所固有的。与果断性相反的品质是优柔寡断和草率决定。优柔寡断的人往往思想与情感分散，不能较好地解决思想与情感的矛盾，不能把思想与情感引向明确的轨道，在多种动机、目的、手段之间摇摆不定，患得患失。

3. 坚韧性 是指个体在执行决定时，以坚韧的毅力、顽强不屈的精神，克服重重困难，以实现预定目的的品质。坚韧性表现在两方面：一方面是个体善于抵抗不符合行动目的的主观和客观因素的干扰，另一方面是个体善于长久地维持业已开始的符合目的的行动。与之相反的品质是顽固执拗、见异思迁及虎头蛇尾。顽固执拗的人只认可自己的意见，尽管这些意见是错误的或不合理的，仍然一意孤行。见异思迁、虎头蛇尾的人不能长期控制自己的行动，只要遇到一点困难就会放弃或改变自己的决定。

4. 自制力 是指个体能够自觉、灵活地控制自己的情绪，约束自己的行为和言语的品质。自制力反映意志的抑制能力，既能促使个体战胜不利因素、执行已经采取的行动，又能帮助个体克服盲目冲动，以及克制自己的困惑或恐惧、厌倦和懒惰等消极情绪。与自制力相反的品质是任性和怯懦。前者不能约束自己的行为，我行我素，自我放纵，易冲动，意气用事，有任意而为的倾向；批评与自我批评是预防任性的有效方式。后者胆小怕事，遇到事情时惊慌失措，畏缩不前。

（三）意志品质的培养

坚强的意志不是与生俱来的，而是在后天的生活实践和教育的影响下逐渐培养形成的。坚强意志的动力来自于崇高而伟大的理想，对自己所从事的事业抱有的必胜信念以及高尚的道德情操。具有远大理想和高尚情操的人，必定是豪情满怀、奋发向上、不畏艰险、百折不挠、勇往直前的人。培养坚强的意志品质应从以下几个方面着手。

1. 在生活实践中脚踏实地锻炼自己的意志 即从点滴做起，日常工作、学习、劳动中点点滴滴的小事与惊天动地的大事业一样，都能锻炼人们的意志。如果一个人能始终如一、认真地做好生活中的小事，那么他的意志品质必然会得到很好的锻炼；相反，如果一个人总是在小事上得过且过、找借口原谅自己或"明日复明日"，那么他的意志必定会变得薄弱。

2. 在克服困难的过程中锻炼和培养坚强的意志 人们在实践活动中常常会碰到各种各样的困难或险境，都需要为达到一定的目的付出艰辛和努力，这正是培养良好的意志品质的最佳途径。困难的程度越高，往往就越需要人们付出意志的努力，也越能锻炼和培养顽强的意志力。

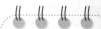

3. 通过加强自我锻炼培养意志 个体的意志品质是在一贯严格要求和监督下培养成的，也是个体在日常平凡的生活中不断严格要求自己、自我锻炼的结果。因此，养成自我检查、自我监督、自我批评和自我鼓励等习惯，加强自我锻炼，也是培养坚强意志品质的重要方面。

（杜夏华）

第三节 人 格

人格一词是来源于英文"personality"的意译，最初源于拉丁文"persona"，其本意是面具。面具一词表现了人格所包含的两层含义：一是指个人在生活舞台上表演出的各种行为，表现为其外在给他人印象的特点或公开的自我；二是指个人蕴藏于内，未表露在外的特点，即被遮盖起来的真实的自我。人格就是我国古代学者所说的"蕴蓄于中，形诸于外"。

一、概述

（一）人格的含义

人格的定义有许多种。《心理学大辞典》对人格的定义是，"人格（personality），又称个性，是指一个人的整个精神面貌，即具有一定倾向性的心理特征的总和"。

（二）人格的结构

从构成方式来看，人格由以下三个子系统组成。

1. 人格倾向性 是个体对客观环境的态度和行为积极性的特征，包括需要、动机、兴趣、信念和世界观等。人格倾向性是人格系统的动力结构，是人格结构中最活跃的因素，决定着个体对周围世界认识和态度的选择及趋向。人格倾向性中的各个成分相互联系、相互影响，并相互制约。需要是人格倾向性的源泉，动机、信念和兴趣是需要的表现形式，世界观处于最高指导地位，指引和制约着人的思想倾向和整个心理面貌。

2. 人格心理特征 是个体在其心理活动中经常地、稳定地表现出来的心理特征，主要是指人的能力、气质和性格。人格心理特征集中反映了个体心理面貌的独特性。人格心理特征在人格结构中并不是孤立存在的，它受到人格倾向性的制约，如能力和性格是在动机、理想等的推动作用下形成、保持稳定或者发展变化的，也需要依赖于动机和理想的动力机制才表现出来。

3. 自我意识 是个体对所有属于自己身心状况的意识，包括自我感知、自我认识、自我分析、自我评价、自我体验和自我调控等。自我意识是人格系统中的自动调节结构。如果自我意识失调，就会导致人格障碍。

（三）人格的特点

1. 倾向性 个体的人格在形成过程中，每时每刻都表现出对外界事物的特有动机、愿望、定势和亲和力，从而发展为各自的态度体系和内心环境，形成个体对事物、对自己的独特行为方式和人格倾向。人格倾向性实际上就是对事物的选择性反应，具有积极的导航作用。

2. 独特性与共同性 个体的人格是在遗传、成熟、环境和教育等先天和后天因素的交互作用下逐渐形成的。不同的遗传背景、生存及教育环境，使人们形成了各自独特的人格特点。现实生活中的每个人，都有其独特的人格特点，即使是同卵双生子，具有极为相似的生物遗传特征，也同样具有自己的独特性。但是在同一时代和文化背景下，人们也会具有一些相同或者类似的人格特点，这就是人格的共同性。通常，个性中包含着共性，共性又通过个性表现出来。

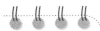

3. 稳定性与可塑性 人格是逐渐形成的，一旦形成，就具有相对稳定性，这是人格测评的理论基础。当然，人格的稳定性是相对的。一方面，个体在行为中偶然表现出来的心理倾向和心理特征，并不能反映其人格；另一方面，随着生理的成熟和环境的变化，人格也有可能发生变化，这就是人格的可塑性。但是，如果人格突然发生变化，则可能是心理障碍的一种表现。

4. 整体性 人格是由多种成分构成的有机整体。个体的人格倾向性、心理过程和人格心理特征经过自我意识的调控相互制约、协调一致，形成完整的统一体，从而认识客观现实。每个人都要维护自己人格的整体性，正确认识和评价自己，及时地调控自己的思想和行为，使认知、情绪和意志保持一致。如果个体不能自我调节人格的整体性，人格就会失常，就可能出现多重人格、双重人格等人格分裂的情况。

（四）人格的相关理论

目前普遍认可的人格理论包括人格特质理论、人格类型理论、精神分析理论及人本主义理论等。

1. 人格特质理论 美国心理学家高尔顿·奥尔波特（Gordon W. Allport）提出了特质理论。他认为，人格理论必须具有能代表生活综合的测量单元，这种单元就是特质。特质分为共同特质和个人特质。共同特质是指在某一文化背景下的人们所共有的特质；个人特质则是个体区别于他人的特质。奥尔波特更强调个人特质，强调人与人之间的人格差异。美国心理学家雷蒙德·卡特尔（Raymond B. Cattel）也认为人类存在着所有社会成员所共同具有的特质以及个人所独有的特质。此外，他还提出了表面特质和根源特质。表面特质是从外部行为能够观察到的特质，根源特质是相互联系而以相同的原因为基础的行为根源的特质。卡特尔及其同事经过数十年研究，提出了最基本的 16 种根源特质。

2. 人格类型理论 瑞士心理学家卡尔·荣格（Carl G. Jung）提出了人类人格特质的两种类型：内倾和外倾，之后又补充了中间型。英国心理学家汉斯·艾森克（Hans J. Eysenck）提出三个基本的人格维度，包括内向 - 外向、神经质 - 稳定性和精神质 - 超我三个维度。各种人格类型不是相互排斥、非此即彼的，而是个体在这三种维度上不同程度的表现。

3. 大五人格理论 塔佩斯（Tupes）和克罗斯特尔（Christal）运用词汇学的方法对卡特尔的人格特质变量进行再分析，发现了五个相对稳定的因素。后来，心理学家罗伯特·麦克雷（Robert R. McCrae）和保罗·科斯塔（Paul T. Costa）进一步验证了五种特质的模型，形成了著名的人格五因素模型（five-factor personality model，FFM），又称大五人格模型（Big Five personality model）。该模型将人格分为五种特质：①开放性（openness）：是指想象力丰富、情感丰富、比较有个性、爱好创造的特质；②公正性（conscientiousness）：是指做事公正尽职、条理清晰、比较能克制自己；③外向性（extraversion）：是指为人热情、社交能力强、比较乐观、有冒险精神；④宜人性（agreeableness）：是指具有直率、利他的性格，为人比较谦逊，容易移情；⑤神经质（neuroticism）：是指容易焦虑，容易压抑自己，好冲动，比较脆弱。大五人格可以通过五大人格量表修订版（Revised NEO Personality Inventory，NEO-PI-R）进行评定。

科研小提示

人格差异是导致个体采用不同情绪调节策略的重要原因，今后需要在情绪调节过程模型等理论指导下，深入探讨人格对情绪策略的调节作用。

（五）人格形成的影响因素

1. 生物、遗传因素 生物因素是人格形成和发展的自然基础，遗传因素起主要作用。研

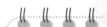

究表明，神经系统的某些遗传特性会影响人格的形成，加速或延缓某些行为方式的产生和发展。例如，父母均为精神分裂症患者，其子女发病率为68.1%；父母一方为患者，其子女发病率为16.4%，无家族疾病史者，其子女发病率仅为0.85%。遗传因素对人格各部分的作用不完全相同，如气质和智力受其影响较大，而价值观则受其影响较小。遗传因素对人格的影响在生命历程的早期比环境因素的影响更大。总之，生物因素只是为人格的形成和发展提供了一种可能性，但不能决定人格的发展。

2. 环境因素 人格形成和发展方向的决定因素是环境。个体成长过程中接触的环境顺序依次是家庭、学校和社会环境。其次，自然物理环境也会对人格的形成产生影响。

（1）家庭环境：家庭是个体最早接触的环境，包括家庭气氛、父母的教养态度与方式、言行榜样和家庭经济条件等因素。父母对子女的教养方式是最重要的家庭因素。父母是孩子最早接触的老师，父母的言行对儿童的性格形成有潜移默化的作用。父母对孩子持有民主、平等的态度，容易建立良好、融洽的亲子关系，有利于保持儿童稳定的情绪，使其形成自尊、自信、友善等人格特征。父母之间关系和睦，相互尊敬和理解，形成支持性的家庭气氛，也会对孩子的人格形成有积极的影响。另外，出生顺序也会影响兄弟姐妹在家庭中的地位和角色，对人格也有一定的影响。例如，长子容易具备较强的责任感，但是可能偏于保守；家中排行最小者往往能力发展快，但容易任性。

（2）学校教育因素：学校课堂教学的内容、班集体的气氛、师生之间的关系、同学之间的相处方式、教师的管理和教育方式，以及教师的作风、态度和思想品质等，对个体人格的形成和发展有着深刻的影响。其中，管理和教育方式的影响尤为深刻。例如，民主的管理和教育方式，容易使个体形成情绪稳定、积极、友好等人格特征。随着年龄增长，教师的影响力逐渐减弱，同辈的影响力逐渐上升。

（3）社会文化环境：人类都处于特定的社会文化环境中。文化对人格的影响，是经过有意识和无意识的熏陶实现的。社会文化塑造了社会成员的人格特征，使其人格结构朝着相似的方向发展，即不同文化的民族具有不同的民族性格。

（4）自然物理环境：一个人生长的环境、居住条件等自然物理因素，虽然不会决定其人格，但会对人格的形成产生影响。在高寒地区以游猎为生的人，需要坚定、独立、敢于冒险的人格。而以农田耕作为生的人则需要老实、服从、保守的人格。

3. 社会实践 个体从事的实践活动是制约人格形成和发展的要素之一。特定的实践活动要求人们反复地扮演与某种活动相适应的角色，久而久之，便形成和发展了这一活动所必需的人格特点。不同的实践活动要求不同的人格特征，同时又造就和发展了相应的人格特征。例如，如护士需要沉着冷静、严谨、心理素质过硬、细心、有亲和力。

4. 自我调控 人们在实践活动中，在受到环境影响的同时，个人的主观能动性也起着积极的作用。个体是一个自我调节的系统，环境因素及一切外来的影响都必须通过个体的自我调节才能起作用。一个人在人格形成的过程中，从环境接受什么、拒绝什么，或者希望成为什么样的人、不希望成为什么样的人，是有一定自主权的，这取决于每个人采取怎样的自我教育。环境只是人格形成的外因，内因则是人格的自我调控。自我调控具有创造的功能，它能改变自我、塑造自我，并不断完善自我。因此，从某种意义上说，人格也是自己塑造的。

二、人格倾向性

（一）需要

1. 需要的概念 需要是人对内、外环境或外部生活条件有某种需求的不平衡状态，是个体行为积极性的源泉。需要是个体为求得生存和发展而产生的。个体要生长、活动，就需要进食、饮水、呼吸新鲜空气，以补充有机体能量的消耗；种族要延续，就需要繁衍和养育后代；

人在社会中生活，就需要工作，需要有人际关系。需要有一定的对象，即需要都要有一定的条件才能得到满足。需要也总是发展的，一种需要得到满足后，又会产生新的需要，需要是没有止境的。人的需要又是受社会制约的，无论是需要的性质，还是满足需要的对象和方式，都与动物有本质的不同。对需要的认识便形成了个体行动的动机。当某种需要没有被满足时，动机会推动人们去追求需要的满足；需要越强烈、越迫切，由它引发的行为就越强有力。

2. 需要的分类

（1）按需要的起源分类：可以将需要分为生理需要和社会需要。

1）生理需要：是个体为维持其生命和延续后代而产生的必需的需要，是与生俱来的，体现了需要的自然属性。例如：个体对饮食、御寒、休息和异性的需要。如果满足了这种需要，就能保持机体内部的平衡状态；如果失去这种内部平衡，机体便会处于紧张状态，并产生恢复这种平衡的需求。生理需要是人和动物共有的，但人的生理性自然需要由于受到社会历史的制约，也与动物的生理需要有本质的区别。

2）社会需要：是人类在社会生活中形成的，是为了维护社会的存在和发展而产生的。对劳动、交往、友谊、成就、知识、道德等的需要就是社会需要。社会需要是人所特有的、高级的需要，体现了需要的社会属性。处在社会历史发展的不同阶段或是处在不同经济地位和社会制度下，人们的社会需要也是不同的。

（2）按需要所指向的对象分类：可以将需要分为物质需要和精神需要。物质需要是指个体对物质（如衣食住行和日常用品）的需求；精神需要是指对精神文化对象的需求，如对知识和创造的渴求，对美的享受和交往、友谊等的需求。

（3）马斯洛需要层次理论：美国心理学家马斯洛提出的需要层次理论（图2-7）认为，人有不同层次的需要，它们由低级到高级可分为5个层次，即生理需要、安全需要、归属与爱的需要、尊重与自我尊重的需要，以及自我实现的需要。

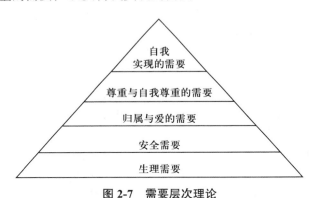

图2-7　需要层次理论

1）生理需要（physiological need）：是指维持个体生存和种族延续的需要。它是人类最原始、最强烈、最基本的需要，如对食物、水、空气、睡眠、性等的需要。生理需要在人类的一切需要中是最需要优先加以满足的。

2）安全需要（safety need）：是在满足生理需要的基础上出现的，人们对秩序、稳定、工作与生活保障的需要。人们希望有稳定的职业，有生活的保障，喜欢处在安全、有序、可以预测的环境中，并愿意选择熟悉和已知的工作。这种需要得到满足后，人就会有安全感；否则就会引起焦虑和恐惧感。马斯洛认为，安全需要与生理需要都属于低层次需要。

3）归属与爱的需要（belonging and love need）：个体希望归属于某一团体，成为其中的一员；希望有知心朋友，和同事保持友好的关系；要求与他人建立情感的联系，渴望得到爱，并把爱给予他人。社会交往的需要比生理需要和安全需要更细微、更难以捉摸。有时，个体对归属与爱的需要甚至会超过其他需要。

4）尊重与自我尊重的需要（esteem and self-esteem need）：是指人们希望得到一种稳固的高评价，包括自尊和受到他人的尊重。这种需要是与人们渴望富有实力、成就、名誉、声望，以及获得独立与自由相联系的。这种需要的满足，会使人产生信心，感到自己存在的价值，并对工作满怀热情，否则便会产生自卑感，使人丧失对自己的信心。

5）自我实现的需要（self-actualization need）：是个人实现自己的理想、抱负，追求充分发挥自己的潜能并达到完善化的高层次需要。对于大多数人而言，自我实现需要的满足，仅仅是达到个人的奋斗目标，只有少数人才能达到真正的自我实现境界，成为自我实现者。

（二）动机

1. 动机的概念　动机（motivation）是由于个人的某种需要所引起的有意识或无意识的行为唤起、指向和维持，是直接推动个体活动以达到一定目的的内部动力。动机是在需要的基础上产生的。无论是物质需要还是精神需要，只要以意向、兴趣、愿望或信念的形式指向一定的对象，并激发起个体的活动，就可以构成活动的动机。有时，未被个体明确意识到的潜在需要，仍可以作为其行动的动机而发生作用。动机具有活动性和选择性，前者表现为发动、加强、维持和中止行为，后者表现为指向某一目的而忽视其他方面。动机与行为之间的关系不是一一对应的。另外，真正的动机与表现出来的动机往往也是不一致的。

2. 动机的功能　动机具有引发、维持、推动某一活动，并引导这一活动向某一目标进行的功能。另外，动机还具有对行为进行评价的功能。在同一时间和空间内，通常会存在几种动机，但这些动机在强度上是各不相同的，决定人们的行为并实际发挥作用的动机只是其中的主导动机或称为优势动机。此外，根据耶基斯-多德森定律，动机水平与行为效率呈倒"U"形曲线关系，只有中等强度的动机才最有利于任务的完成。

3. 动机的产生原因　动机产生的原因包括以下两个方面：

（1）内在条件：需要是动机产生的内在条件和基础需要。内在条件是个体缺乏某种要素的状态。这种缺乏的要素，可能是个体内部维持生理功能的物质要素，如食物、水等；也可能是社会环境中的心理因素，如爱情、社会赞许等。在生理需要大致得到满足的情况下，心理需要对人的行为就具有较大的影响力。同样的需要在不同条件下会引起人们产生不同的活动。在需要转化为动机以前，人不可能有所活动；只有当需要转化为动机后，人才能开始活动；而当动机转化为目的后，人就能使自己的活动起到满足自己需要的作用。也就是说，在同样的需要下，可以有不同的动机；在同样的动机之下，可以有不同的目的。

（2）外在条件：动机产生的外在条件称为刺激。外在条件是指存在于个体之外的有形的或无形的刺激，包括物质的刺激和精神的刺激。情绪是一类特殊的外部动机，能提升个体的唤起程度，帮助个体注意重要的情境并对其做出反应。

4. 动机的分类

（1）根据动机的性质分类：可以分为生理性动机和社会性动机。生理性动机又称内驱力，是以有机体自身的生理需要为基础而推动人们行动的动机因素，如饥饿、渴、疼痛、性欲、睡眠等。社会性动机是以人的社会文化需要为基础而产生的动机。人有权利的需要、社会交往的需要、成就的需要、认识的需要等，因而产生了相应的权利动机、交往动机、成就动机和认识动机等。

（2）根据动机的来源分类：可以分为外在动机和内在动机。外在动机是指人在外界环境的要求与外力作用下所产生的行为动机。例如，儿童为得到护士的奖励（如小红花）而配合治疗。内在动机是指由个体的内在需要引起的动机。自我在动机中起着非常重要的能动作用，它组成人的内部动机。例如，护理专业学生因为对传统中医感兴趣而主动选修中医学相关课程。外在动机与内在动机的划分并不是绝对的，外在动机实质上仍然是一种内部动力。在儿童时

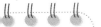

期，往往先有外部动机，之后才逐渐发展成内部动机。

5. 动机冲突　人们常常会面对各种复杂的选择情境，有时面对的几种事物都是自己向往的，有时又要面对自己厌恶的事物，由此便会产生各种动机冲突。动机冲突主要有以下三种：

（1）双趋冲突：是指两种动机都比较强烈，但实际上只能满足一种动机，而必须牺牲另一种动机。"鱼和熊掌不可兼得"描述的就是双趋冲突。

（2）双避冲突：是指两者都不想要，但不得不从中选择一种的情形。如肿瘤患者既不想接受手术，又不想接受放疗或化疗。个体对这种冲突的典型反应就是逃避，但是往往存在避不开的一些障碍。

（3）趋避冲突：是指某一对象对一个人既具有吸引力又具有排斥力的场合下，个体内心所产生的冲突。例如，患者为了治愈疾病，必须接受手术，但又害怕做手术等。这些动机冲突在现实生活中往往以复杂的形态表现出来。人们往往在趋向动机和回避动机之间徘徊、彷徨，从而处于一定的紧张状态。

（4）多种趋避冲突：是指当人们面对多个目标时，每个目标都分别具有吸引和排斥两方面的作用，人们无法简单地选择一个目标，而回避另一个，必须进行多重选择。例如，刚入职的新护士打算复习准备研究生入学考试，又害怕影响工作效率；想参加单位组织的护理技能大赛，又害怕自己会失败；想要加班全程照护所负责的患者，但又想下班后能多陪伴家人。

三、人格心理特征

（一）能力

1. 能力的概念　能力（ability）是直接影响活动效率并保证活动顺利完成所必备的心理特征。通常所说的能力包含个体现有的实际能力（成就）和潜在发展潜能。能力在活动中体现，并在活动中发展。能力的高低直接影响一个人掌握某种活动的快慢、难易和巩固程度，也影响着活动效率和水平。

2. 能力的分类　能力可以分为一般能力和特殊能力。

（1）一般能力：是指个体从事一切活动所共同需要的能力，即通常所说的智力，包括观察力、记忆力、注意力、思维力、想象力。一般能力具有普遍意义，学习、工作、发明创造等任何活动的顺利完成，都离不开一般能力。思维力是智力的核心和支柱，它代表了智力发展的水平。

能力差异按照不同的表现形式，可分为个体差异和群体差异。个体差异包括结构差异、发展水平差异和表现早晚的差异。在发展水平的差异中，根据韦氏智力测验结果，把智商在130以上的人归为超常，70以下（不含70）归为低常，普通人的智商平均在100左右，称为中常。群体差异可分为性别差异、民族差异和地区差异等。影响智力发展的因素主要有遗传因素、环境和教育、实践活动以及人的主观能动性。

（2）特殊能力：是指个体完成某项专门活动、从事特殊职业或专业所需要的能力，如色彩鉴别能力、音乐能力、运动能力、教学能力、护理患者的能力等。这些特殊能力对于完成相应的专业活动是必须具备的。

一般能力与特殊能力在活动中的关系是辩证统一的。一般能力的发展，为特殊能力的发展创造了有利的条件；在各种活动中发展特殊能力的同时，也会促进一般能力的发展。要顺利地完成复杂的活动，需要具备多种能力并将其相互结合。

科研小提示

研究发现，与其他年龄阶段相比，老年人具有较高的积极情绪体验，但其机制尚未阐明。关注老年人情绪调节策略的稳定性与可变性规律将有助于阐明其中的机制。

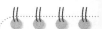

（二）气质

1. 气质的概念　气质（temperament）是情绪和行动表现在速度（如知觉速度）、强度（情绪的强弱）、持久性（注意集中时间的长短）、灵活性（思维转换的快慢）等方面的动力性的个性心理特征的总和，是一种与生俱来的稳定的心理特征。与日常生活中所说的"脾气"和"禀性"等含义相近。

气质是高级神经活动类型特征在后天行为活动中的表现，受生物规律制约比较明显。因此，每个人生来就具有一定的气质，使一个人的全部心理活动都具有独特的个人色彩，而且越在幼小时期，就越能表现出其类型特征。气质并无好坏之分，虽然它是先天的比较稳定的特质，但并不是不能改变的。环境和某些重大生活事件都会对气质造成影响，只是这种改变较为困难，通常改变的幅度也不会太大。

2. 气质类型　我国古代《黄帝内经》中的《灵枢·通天》中记述了气质理论。该理论根据人体阴阳之气的比例，将人分为太阴之人、少阴之人、太阳之人、少阳之人以及阴阳和平之人五种类型，认为"凡五人者，其态不同，其筋骨气血各不等"。气质的阴阳学说比克劳迪亚斯·盖伦（Claudius Galenus）提出的体液学说早 300 多年，比巴甫洛夫提出的高级神经活动类型学说早 2000 多年。另外，气质类型的相关学说还有体型说、内分泌说和气质血型说等。其中较为科学的是高级神经活动类型学说。

（1）气质的体液学说：气质最早由古希腊医生希波克拉底（Hippocrates）提出，后来由罗马医生盖伦进行了整理。他们认为，人有四种体液，即血液、黏液、黄胆汁和黑胆汁。这四种体液在不同个体内所占的比例不同，从而确定了胆汁质（黄胆汁占优势）、多血质（血液占优势）、黏液质（黏液占优势）和抑郁质（黑胆汁占优势）四种气质类型。其典型心理特征如下所述。

1）胆汁质（choleric temperament）：表现为行动与情感发生迅速、强烈，热情、直爽、精力旺盛、脾气急躁、敏感、易怒、易激动、思维灵活。通常，这类人遇事欠考虑，鲁莽冒失，非常容易感情用事，具有外倾性。倾向于具有胆汁质气质类型的护士就需要在医疗活动中学会缓和情绪，避免冲突，遇事三思而后行。

2）多血质（sanguine temperament）：表现为情感丰富、微弱、易变，动作敏捷，活泼好动，反应速度快，热情，好与人交往，适应性强。通常，这类人缺乏耐心和恒心，注意力易转移，志趣易变，具有外倾性。倾向于具有多血质气质类型的护士在面对问题复杂的患者时应学会保持耐心，减少退缩。

3）黏液质（lymphatic temperament）：表现为情感发生缓慢、平稳，动作迟缓、稳重，考虑问题细致、周到，自制力强，易于抑制，情感不易外露，沉默寡言，善于忍耐，注意力不易转移，与人交往适度但情感深厚。通常，这类人行为主动性较差，具有内倾性。倾向于具有黏液质气质类型的护士应学会多与患者积极沟通，避免因沟通不到位而引起的非必要误会。

4）抑郁质（melancholic temperament）：表现为情感体验深刻而持久，多愁善感，情绪抑郁，动作迟缓无力，大都反应迟缓，善于觉察他人不易觉察的细节，不善交际，踏实稳重，自制力强。通常，这类人比较优柔寡断，软弱胆小，具有内倾性。倾向于具有抑郁质气质类型的护士应学会调整自己的情绪，减少悲观情绪，积极地看待生活和工作中出现的问题。

（2）巴甫洛夫的高级神经活动类型学说：巴甫洛夫认为，动物和人的神经系统具有两大功能，一是兴奋，二是抑制。兴奋和抑制过程共同构成神经活动的基本过程。神经系统在兴奋和抑制过程中具有三种特性，即兴奋和抑制的强度、兴奋和抑制之间的均衡性以及兴奋和抑制之间相互转化的灵活性。巴甫洛夫依据这三种特性的不同结合，划分出高级神经活动的四种类型，即兴奋型、活泼型、安静型和抑制型，分别与四种气质类型相对应，见表 2-1。

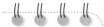

表 2-1　高级神经活动类型与气质类型的对应关系

神经活动类型（气质类型）	强度	均衡性	灵活性	行为特点
兴奋型（胆汁质）	强	不均衡	灵活	攻击性强，易兴奋，不易拘束，不可抑制
活泼型（多血质）	强	均衡	灵活	活泼好动，反应灵活，好交际
安静型（黏液质）	强	均衡	惰性	安静，坚定，迟缓，有节制，不好交际
抑制型（抑郁质）	弱	不均衡	惰性	软弱胆小，消极防御，反应强

3. 气质的发展和变化特点

（1）气质既有稳定性，又有可塑性：人的气质特征更多来自先天遗传，所以较其他个性心理特征更为稳定。但是，人的心理普遍受到遗传因素和环境因素交互作用的影响。个体所处的环境和教育所形成的行为活动方式可以掩盖其真实的气质类型特征。也正是由于这个原因，人们的气质类型特征由于后天的"磨炼"，很少单纯属于某一类型，而多是以某种气质特征为主，兼有其他类型气质的特点。除了少数人具有典型特征外，大多数人都属于中间型或混合型。

（2）气质本身并无好坏之分：每种气质类型都有可能形成积极的心理品质，也都有可能形成消极的心理品质。例如，胆汁质的人可以形成热情、开朗、刚强、动作迅速有力、生机勃勃、工作效率高等良好品质，但也容易形成暴躁、任性、蛮横、粗野等不良品质。多血质的人富有朝气、爱交际、思想灵活，但也容易志趣多变、轻浮、粗心大意、意志力薄弱等。黏液质的人容易养成自制、镇静、踏实等品质，但也容易形成冷漠、迟缓、固执、保守等缺点。抑郁质的人具有思维敏锐、想象力丰富、情感深刻等优良品质，但也容易形成多疑、孤僻、郁闷、怯懦等缺点。个体气质的发展方向受到家庭环境及文化的影响，尤其是教育。

4. 气质的临床意义

（1）气质是人格赖以形成的条件之一，体现了人格的生物学内涵。

（2）气质不能决定一个人活动的社会价值和成就高低，与个体的道德品质也无必然的联系。任何气质类型的个体都有可能成为高尚、有益于社会的人，也有可能成为品行恶劣的人。任何气质类型的个体都可以通过努力在社会各个领域中取得成就。

（3）气质不能决定一个人活动的性质，但能影响其活动的效率。例如：胆汁质的患者稍有疼痛症状，就会烦躁不安，急于求助；抑郁质的患者通常愁眉苦脸，痛苦不堪；黏液质的患者会保持安静，尽量忍耐；多血质的患者会迅速表达，寻求多方倾诉。对同样的疾病痛苦，胆汁质的人可能无所谓，多血质的人可能面部表情十分丰富，黏液质的人可能不声不响，而抑郁质的人则可能叫苦不迭、焦虑不安。医生和护士应予以区别对待。在临床上可以观察到，不同气质类型的人对待疾病、治疗和检查的态度是不一样的。

（4）气质类型可以作为从业选择的依据之一：例如，某些气质类型特征能为一个人从事某种职业提供有利条件。一般而言，需要迅速、灵活特质的工作对于胆汁质和多血质的人比较适合，而黏液质和抑郁质的人比较适合做持久、细致的工作。在组织协调工作时，要注意选择不同气质类型的人员相互配合和互补。

（5）识别气质类型有助于因材施教：了解一个人的气质类型，对教育儿童和少年形成优良品质具有重要意义。

（6）从心理卫生方面也应注意气质类型特征：属于兴奋型的人，如果受到超强的精神刺激，或是过度紧张与疲劳，则可以使其本来就相对较弱的抑制过程更加减弱，从而引起过度兴奋，导致神经衰弱、神经症或躁狂等精神病。对抑制型的人，巨大的挫折或个人的极大不幸，都会使其无法承受，进而可导致歇斯底里、神经症或其他心身疾病。

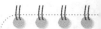

（三）性格

1. 性格的概念　性格（character）是指一个人在社会实践活动中所形成的对现实的稳定态度以及与之相适应的行为倾向性，主要表现为个人的品行道德和行事风格，受其价值观、人生观和世界观的影响。

2. 性格的特征

（1）性格的理智特征：是指人们在感知、记忆、想象和思维等认知过程中所表现出来的性格特征。例如，在思维活动中是富有想象，还是比较求实；是善于综合，还是乐于分析；是深思熟虑，还是缺乏主见。

（2）性格的情绪特征：是指人们在情绪活动时在强度、稳定性、持续性以及主导心境等方面表现出来的特征。具体表现为一个人对自己情绪的控制能力和情绪的稳定性，以及能否经常保持乐观的状态。有的人情绪强烈，言行容易受情绪支配；有的人则情绪微弱，活动很少受情绪影响；有的人情绪稳定，有的人则情绪容易波动；有的人情绪持久，有的人则情绪易变。

（3）性格的意志特征：当人们为了达到既定的目的，自觉地调节自己的行动，千方百计克服前进道路上的困难时，就表现出性格的意志特征，如目的性或冲动性，主动性与自制力，果断性与坚韧性等。

（4）性格的态度特征：是指人们在处理各种社会关系时所表现出来的性格特征，包括对待社会、集体、学习、工作和劳动的态度，对待他人和对待自己的态度等，如诚实、正直、富有同情心、热情、喜欢交际、工作认真、勤劳、勤俭等都是对人、对事所表现出来的性格特征。

3. 性格和气质的区别与联系

（1）气质与性格的区别：①人的气质类型是先天就有的，受高级神经活动类型的制约，而人的性格是在后天形成的，受社会环境因素的制约；气质更多地体现了人格的生物属性，性格更多地体现了人格的社会属性；②气质反映心理活动的动力特征，而性格反映稳定的心理特征；③气质决定人的行为具有从属意义，而性格决定人的行为具有核心意义；④气质可塑性强、变化快，而性格可塑性弱、变化慢；⑤气质无好坏之分，而性格有好坏之别。

（2）气质与性格的联系：①气质按照自己的动力方式，给性格全部"打上烙印，涂上色彩"。例如，同样是助人为乐的性格特征，多血质的人在帮助他人时，往往动作敏捷，情感表露在外；而黏液质的人则可能动作平稳，情感内敛。②气质可以影响性格特征的形成和发展速度，例如：关于自制力，胆汁质的人需要经过极大的努力和克制才能形成，而抑郁质的人不需要特别努力克制就容易形成。胆汁质、多血质的人易形成外向性格，黏液质、抑郁质的人易形成内向性格。③性格对气质的影响也是明显的，在生活实践过程中所形成的稳定的态度体系和行为方式，可以在一定程度上掩盖或改造气质，使其服从于生活实践的要求。例如，从体质和操作速度方面来说，多血质和黏液质的人更适合当护士，多血质的人更外向、活泼，但缺乏耐心；黏液质的人更细心，但不爱与人沟通。这两种不同的气质特征经过意志努力都会发生变化。④不同气质类型的人可以形成同样的性格特征，而相同气质类型的人可以带有同样的动力，而性格却互不相同。因此，在气质的基础上形成什么样的性格特征，在很大程度上取决于性格中的意志特征。

4. 性格的类型　区分性格类型有助于分析性格的实质。性格的分类方法有许多种。由于性格现象的极端复杂性，对性格的分类迄今仍未达成共识。在我国春秋战国时期，孔子把人的性格分为中行、狂者和狷者三种。狂者进取，敢作敢为；狷者拘谨，什么事都不肯干；中行介于两者之间，是依中庸而行的人，相当于中间型。孔子认为，中行性格最好，既不过分进取，也不过分拘谨。目前主要根据人格维度、行为类型、认知风格等对性格进行分类。

（1）内倾型与外倾型：根据个体心理活动倾向于外部还是内部，可以把人的性格分为外倾型和内倾型两类。瑞士心理学家荣格将人的性格分为外向型和内向型，即外倾型和内倾型。荣

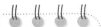

格认为，当一个人的兴趣和关注点指向外部客体时，就是外向型性格；而当一个人的兴趣点指向主体时，就是内向型性格。外倾型的人，心胸开阔，善于与人相处，好动，不爱安静；内倾型的人，不善交际、做事细心。实际上，绝大多数人既不是外倾型，也不是内倾型，而是兼有两种类型的中间型。根据两种类型性格的优势，可以确定一个人是外向还是内向。

（2）场独立型和场依存型：美国心理学家赫尔曼·威特金（Herman A. Witkin）根据个体对信息加工方式的不同，提出了场依存和场独立学说。根据个体对外部环境的依赖程度不同，可以把人的性格分成场独立型和场依存型两类。这两种类型的性格特征属于人格维度连续体的两端，每一个人的性格特征都处于这个链条的某一点上。场独立型的人往往倾向于更多地利用自身内在的参照标准主动地对信息进行加工。这类人社会敏感性差，对他人不感兴趣，不善交际，在认知上具有某些优势，比较喜欢独立地发现问题和解决问题，不易受次要因素干扰，受暗示性也较弱。这类人在处理灵活思维的问题上，善于抓住自己的优势，在活动中易于发挥自己的能力，比较有创造性，但有时喜欢把意志强加于他人，带有支配倾向。场依存型的人常处于被动、服从的地位，缺乏主见，受暗示性强。这类人常对他人感兴趣，社会敏感性强，善于交际，但在紧急情况下容易惊慌失措，应激能力差。

在对学习的概括能力方面，场独立型的人要比场依存型的人更强；在学习兴趣方面，场独立型的人更喜欢数学和行为科学，场依存型的人更喜欢人文社会科学；而在未来职业选择方面，场独立型的人更愿意从事理论研究、建筑行业等工作，场依存型的人更喜欢选择社会定向的职业。

（3）A、B、C、D型性格：美国心脏病学家迈耶·弗里德曼（Meyer Friedman）通过研究心脏病与人格特征的关系，把人的性格划分为A型和B型。人们在研究人格和工作压力的关系时，常使用这种人格类型。A型性格的人主要表现为个性强、有过高的抱负、敌意、固执、急躁、紧张、好冲动、行动匆忙、好胜心强、时间观念强，言语举止敏捷、社会适应性差。B型性格的人一般情绪稳定、社会适应性强、为人处世比较温和、生活有节奏、做事讲究方式，表现为想得开、放得下、与他人关系协调、能正视现实、不气馁、不妄求、抱负较少，对工作的满足感强。之后，有研究总结出C型和D型性格的特征，C型性格的人表现为情绪压抑、害怕竞争、逆来顺受、忍气吞声、爱生闷气等。C型性格的人由于对自己过分压抑，因此容易罹患各种心身疾病。D型性格的人通常表现为消极情感和社会交往中的社会抑制，具有负面情绪和抑制情感表达的倾向，面对疾病时往往会感知较严重的疾病程度和较低的对抗疾病的斗志，多采用消极处理的方式。

四、自我意识

（一）自我意识的概念

自我意识（self-awareness）是指个体对自己作为主体和客观存在的各方面的意识。它是一种多维度、多层次的复杂心理现象，是衡量个体人格成熟水平的标志，也是人类心理区别于动物心理的一大特征。从心理过程的角度分析，自我意识就是认知、情感和意志在每个个体身上的体现。因此，自我意识由自我认知、自我体验和自我调节三个部分组成。三者相互联系，相互制约，统一于个体的意识之中。

1. 自我认知 作为自我意识的认知成分，自我认知是个体对自己身心特征的观察、理解与认识，是解决"我是一个什么样的人"的问题，是主观自我对客观自我的认识与评价，表现为自我感觉、自我观察、自我分析和自我批评等。如果一个人不能正确地认识自我，看不到自己的优点，觉得自己一无是处，就会产生自卑心理，丧失信心，做事畏缩不前；相反，如果一个人过高地估计自己，也会骄傲自大、盲目乐观，从而导致工作的失误。自我认知在自我意识系统中具有基础地位，只有正确地认识自我，才能产生正常的自我情感体验，才能较好地调控自己的言行。

2. 自我体验　是通过主体对自身的认识而引发的内心情感体验，是主观的我对客观的我所持有的一种态度，解决"对自己是否满意"和"是否悦纳自己"等问题。如果主观的我对客观的我感到满意，即客观的我满足了主观的我的要求，就会产生自尊、自信、自豪和成就感等积极肯定的自我体验；如果客观的我无法满足主观的我的要求，则会产生自卑、自责、自我愧疚感和失败感等消极的自我体验。自我体验与自我认知和自我评价有关，也与自己对客观现实、社会规范和价值标准的认识有关，良好的自我体验有助于自我调控能力的发展。

3. 自我调节　又称自我控制，是个体对自身行为和思想言语的控制，解决"我该怎么做""如何改变自己，从而改变现状，使自己成为理想的人"以及"怎样有效地调控自己"等问题，表现为自我监督、自我检查、自我反省、自律、自制、自控等。自我调节是自我意识中最具有主观能动性的表现，直接作用于个体的行为，是一个人自我教育与自我发展的重要机制。只有不断地进行自我调节，才能将自己置于客观现实中恰当的位置，并在社会实践中施展自己的才华，完善自我。

（二）自我意识的培养

培养良好的自我意识对于完善和健全个体的人格具有重要的意义。自我意识的培养可以从以下几个方面来进行：

1. 树立正确的自我观　即正确地认识自我，多角度地评价自我和经常地反省自我。

2. 积极地悦纳自我　就是坦诚地面对真实的自己，对自己的本来面目持肯定、认可的态度，这是发展健康的自我体验的关键和核心。

3. 有效地控制自我　这是健全自我意识的根本途径，要注意培养顽强的意志力，建立合乎自身实际的目标，培养自信心等。

4. 不断超越自我　这应该是每个人终生努力的目标。作为护理工作者，无论是对人还是对事，均应全力以赴，使自己的能力品行得到最大限度的发挥，并不断塑造自我、超越自我。

五、人格与健康

人格与健康的关系十分紧密，人格特征与疾病的发生、发展和转归都有极为密切的关系。在临床护理工作中，常常会遇到存在人格障碍的患者，他们的人格问题会给其生活和工作带来困扰，甚至会阻碍疾病的康复。

（一）人格特征与疾病的关系

具备良好的人格特征可以预防某些疾病的产生，加速疾病好转或痊愈的过程，正确的疾病认知、稳定的情绪和坚强的意志都有助于疾病的诊疗和康复。相反，不良的人格特征容易引发疾病，促进疾病的发展，并影响疾病的预后。

1. 人格特征能影响个体的适应能力，从而影响其健康　具有良好人格特征的人，容易被他人接受，人际关系良好，社会适应能力强，这反过来会增强其自尊、自信，进而促使其人格完善和身体健康。

2. 人格特征可能成为某些疾病的发病基础　例如，A 型性格与心血管疾病的发生有关；C 型性格可能是癌症患者的人格基础。研究发现，具有 D 型性格的人，其冠心病患病率高于一般人群。具有 D 型性格的冠心病患者，其死亡率、二次心肌梗死发病率以及药物洗脱支架治疗后的危险性均明显增加。此外，人格特征突然改变是某些疾病的诊断依据，而具有人格障碍的患者，其疾病的发展及预后也会受到影响。

（二）人格障碍与健康的关系

人格障碍（personality disorder）是指人格发展的畸形与偏离状态，表现为固定、持久的适应不良行为或思维，又称精神变态人格、病态人格或人格异常。常见的人格障碍类型包括反社会型、偏执型、表演型和自恋型人格障碍等。

1. 人格障碍与健康　不同类型的人格障碍患者的共同点是人格特征严重地偏离正常范围。人格障碍主要开始于青春期，到中老年时期由于饱经沧桑以及精力不足而趋于缓和。因此，关注人格障碍，促进人格健康发展，需要从青春期开始。

人格障碍患者虽然无智能和意识障碍，但常常伴有严重的情感障碍，且对自身人格缺陷缺乏自知力。其情绪和情感极端不稳定，可产生很多不适应行为。人格障碍一旦形成，人格的严重偏离就相对比较稳定，不容易改变，且很难矫正，因此，人格障碍的预防比治疗更具有实际意义。健全人格的形成意义重大，人格障碍早期形成的特点也表明儿童早期教育对预防人格障碍的发生和发展极为重要。某些人格障碍的患者在适应社会生活方面原本就存在问题，一旦生理方面患病，其自身不健全的人格就更容易影响疾病的康复。

2. 人格障碍患者的护理　不同类型人格障碍的患者在疾病康复过程中都存在着不同的问题，这也对临床护理工作提出了不同的要求。例如，以多疑和固执为特征的偏执型人格障碍患者经常会怀疑治疗，对事物敏感，容易责怪他人。对待此类患者，需要耐心引导和解释疾病相关知识。对待情绪不稳型人格障碍患者，医护人员要善于调动其高涨情绪，采用心理治疗纠正其低落情绪。以人际关系缺陷和冷漠为特征的分裂型人格障碍患者需要医护人员主动关心，积极建立良好的护患关系。对待苛求自己和他人、过度抱怨和担忧的强迫型人格障碍患者，医护人员只有细心照护、耐心解答，才能更好地帮助他们。此外，护理人员还可以通过增加良性暗示来帮助癔症型患者，减少不必要的刺激来保护冲动型患者。

人格与健康的紧密联系提示护理人员应该从塑造自身的个性品质，形成完善和健全的人格，包括调整合理、适度的需要，具备正确、切实的动机，拥有坚定的信念和良好的性格，并树立正确的人生观和价值观，才能以真诚、理解、共情的态度为患者提供整体护理。

科研小提示

当前人格研究领域有必要采用多种评估方式，如利用智能手机、APP 等开展生态瞬时评估及研究，促进对个体行为模式及人格全貌的认识。

随堂测 2-4

知识链接

个体大五人格的终生发展

随着全球人口老龄化进程的加快，了解全生命周期下个体人格发展的变化规律对维护和促进个体心理健康具有重要意义。人格具有稳定性与可塑性的特点。目前，五大人格量表修订版（NEO-PI-R）被广泛用于个体老化过程中人格特点变化的测评，也是跨文化比较的常用工具。鉴于 10 岁以下个体无法单独进行有效的自我评估，所以大多数有关个体大五人格终生发展的研究主要是从 10 岁至老年期。研究发现，正常的人格五因素变化曲线较为平缓，并没有显示出中年期人格的危机或由于退休等年龄相关事件所引发的人格上的剧烈变化。大多数人正常的人格变化发生在早期，30 岁以后，正常的人格变化较为平缓。具体而言，个体从青少年期开始，人格五因素中的神经质和外倾性特质下降，而随和性（即宜人性）、责任意识（即公正性）随着年龄的增长而增加，开放性在青少年期增加，到成年期则有所下降。这些变化具有跨文化的一致性，并与人格在年龄差异上的传统印象一致。

（罗艳艳）

小 结

　　本章介绍了有关心理学的概念、本质和心理现象等普通心理学中的基础知识和理论。个体的心理现象包括心理过程和人格特征两个主要方面。其中，心理过程又包括认知过程（感觉、知觉、记忆、思维、想象）、情感过程和意志过程。人格是个体稳定而独特的心理特征的总和。人格又包括人格倾向性（需要、动机、兴趣等）、人格心理特征（能力、气质、性格）和自我意识。此外，本章还简要介绍了人格特征与疾病、人格障碍及与健康的关系。对本章知识的学习是护理工作者从事心理护理和自我调节的基础。

思考题

一、单项选择题

1. 心理过程包括
　　A. 能力、气质和性格过程　　　　　　B. 认知、人格和意志过程
　　C. 认知、情感和意志过程　　　　　　D. 需要、动机和行为
　　E. 动机、情感和意志过程

2. 刚刚能够觉察出最小刺激量的能力是
　　A. 绝对感受性　　　　B. 差别感受性　　　　C. 感受性
　　D. 绝对感受阈　　　　E. 差别感受阈

3. 对物体在空间位置移动的反映是
　　A. 空间知觉　　　　　B. 时间知觉　　　　　C. 运动知觉
　　D. 内部知觉　　　　　E. 方位知觉

4. 从近到远，从不同的角度看一个人，尽管视觉投影不同，但仍然能正确地知觉为同一个人，这种现象反映了知觉的
　　A. 整体性　　　　　　B. 恒常性　　　　　　C. 选择性
　　D. 对比性　　　　　　E. 理解性

5. **不属于**独立的心理活动过程的是
　　A. 感知　　　　　　　B. 记忆　　　　　　　C. 想象
　　D. 注意　　　　　　　E. 知觉

6. 知觉反映的是直接作用于感官的客观事物的
　　A. 个别属性　　　　　B. 过去属性　　　　　C. 已知属性
　　D. 特殊属性　　　　　E. 整体属性

7. 人脑对客观事物的间接、概括的反映是
　　A. 表象　　　　　　　B. 联想　　　　　　　C. 幻想
　　D. 思维　　　　　　　E. 思想

8. 学生上课时，一边听课，一边记笔记，这是注意的
　　A. 分散　　　　　　　B. 分配　　　　　　　C. 转移
　　D. 广度　　　　　　　E. 深度

9. "怒发冲冠"这种强烈、短暂而迅速爆发的情绪状态是

    A. 激情   B. 心境   C. 应激

    D. 痛苦   E. 个性

10. 人在智力活动过程中认识和追求真理的需要是否得到满足而产生的情感体验是

    A. 道德感   B. 理智感   C. 审美感

    D. 探索感   E. 成就感

11. A 型人格特征包括

    A. 竞争性强   B. 对自己漠不关心   C. 享受生活

    D. 压抑负性情绪   E. 不易受外界干扰

12. "情哀则景哀、情乐则景乐"指的是

    A. 激情   B. 心境   C. 应激

    D. 情感   E. 心态

13. 人们在生活中需要友情、同事的关心以及家人的支持和关爱，这体现的是个体的

    A. 安全需要   B. 生理需要   C. 尊重与自我尊重的需要

    D. 归属与爱的需要   E. 自我实现的需要

14. 下列关于性格的描述，**不正确**的是

    A. 性格可以改造气质   B. 性格是比较稳定的人格倾向

    C. 性格具有直接的社会价值   D. 性格是个体比较稳定的心理特征

    E. 性格是具有核心社会意义的心理特征

二、简答题

1. 简述心理的实质。

2. 简述感觉的特性。

3. 简述马斯洛需要层次理论。

4. 简述气质与性格的区别与联系。

三、病例分析题

  70 岁的李奶奶在家摔倒晕厥后被送往医院治疗，病情稳定后，她也不愿意出院。医生嘱咐她多下床活动，但她总是躺在病床上，平时也总是沉默寡言，只有在儿女来看望时才会露出笑容。实习护士小李很不解，李奶奶告诉她："我要是不患病，孩子们也不会一个个都来看我，出院后我就又见不到他们了啊。"

  请回答：

  请分析李奶奶的心理活动。

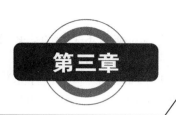

第三章　心理应激与心身疾病

导学目标

通过本章内容的学习，学生应能够：

◆ **基本目标**

1. 解释应激、应激源和心身疾病的概念。

2. 理解一般适应综合征、应激源的类型、应激反应、应激的心理社会中介因素及常见的心身疾病。

3. 运用应激理论模型来解释心身疾病的发病机制与特点。

4. 建立以患者为中心的整体护理理念，理解患者的心理行为方式。

◆ **发展目标**

1. 掌握应对方式与健康和疾病的关系，帮助患者采取积极的应对方式，提高压力应对能力。

2. 认识心身相互作用机制，从多角度认识患者的疾病状况。

3. 秉持"生物-心理-社会"整体医学观，感同身受地理解患者的痛苦。

在现实工作和生活中，人们总会遇到各种各样的困难和挑战，严重时甚至会威胁人们的健康。这些心理社会因素导致的紧张、压力、适应不良等与人们的健康和疾病存在紧密的联系。掌握心理应激与心身疾病的相关知识，有助于认识心理社会因素在疾病发生和发展过程中的作用，对寻找有效的应对方式、维护心身健康、预防心身疾病具有重要的理论与实践意义。本章主要介绍应激的概念、应激的理论模型、应激的心理社会中介因素、应激反应以及临床常见的心身疾病等方面的内容。

第一节　应　激

什么是应激？本节先介绍应激的定义及其相关理论观点。在此基础上，再介绍应激的认知评价模型、应激过程模型和应激系统模型。

一、应激的概念

应激（stress）也被称为压力，是个体面临威胁或觉察环境刺激对机体存在威胁时做出的适应性和应对性反应过程。应激所引起的反应可以是适应或适应不良。在心理社会性刺激作用下，如果个体经过认知评价认为"环境要求与个体应对能力"不平衡时，就会产生应激反应。因此，心理应激是个体在生活适应过程中产生的对于环境要求与自身应对能力不平衡的认知所引起的一种心身紧张状态。这种紧张状态倾向于通过非特异性的心理和生理反应表现出来。应激并不总是有害的，健康的生活方式中也包含着应激。加拿大生理学家汉斯·塞里（Hans Selye）曾指出："没有应激就会死亡。"以下主要介绍应激研究领域中的代表性学者对应激的阐释。

（一）稳态与应激

20世纪20年代，生理学家坎农提出了稳态学说和应激的概念，成为应激研究的起点。人体每个部分（细胞、器官和系统）的功能活动都是在一定的范围内波动，并通过各种自我调节机制，在变化着的内、外环境中保持动态平衡。坎农将机体在面对环境变化时保持内、环境稳定的过程称为内稳态或自稳态。当个体遇到严重的内、外环境干扰时，自稳态被打破，机体的生理功能就会出现以下变化：①交感-肾上腺髓质系统激活，交感神经兴奋性增高；②心率加快，血压升高，心肌收缩力增强，心输出量增加；③呼吸频率加快，潮气量增加；④脑和骨骼肌血流量增加，而皮肤、黏膜和消化道血流量减少；⑤脂肪动员，肝糖原分解；⑥凝血时间缩短。坎农将这种面对严重刺激时机体出现的整体反应称为应激。

坎农的稳态学说和应激概念涉及内、外环境刺激与机体功能反应的稳定问题，这对之后的应激研究具有重要意义。

（二）一般适应综合征与应激

在坎农稳态学说的影响下，塞里于1936年提出一般适应综合征和应激的概念，标志着现代应激研究的开端。从20世纪初开始，塞里就一直致力于研究各种刺激因素对人体的影响。他发现不同性质的外部刺激（如冷、热、缺氧、感染等）引起的机体反应都是非特异性的，即不同的刺激因素都可以引起相同的应激症状群，称为一般适应综合征（general adaptation syndrome，GAS），其作用在于维持机体功能的完整，包括警戒期、抵抗期和衰竭期三个阶段（图3-1）。

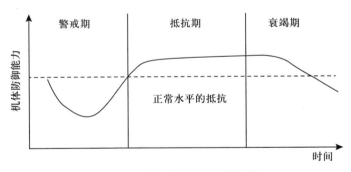

图3-1　一般适应综合征的分期

1. 警戒期　是机体为了应对有害的环境刺激而唤起体内整体防御能力的动员阶段。这一阶段机体的主要生理变化为肾上腺素分泌增加、血压升高、呼吸频率和心率加快，全身的血液集中供应到心脏、脑、肺和骨骼肌系统，使机体处于最佳的准备阶段（准备"战斗"或"逃跑"）。如果有害刺激非常严重，则可以直接引起动物死亡。

2. 抵抗期　如果持续暴露在有害环境中，机体就会转入抵抗或适应阶段，通过增加合成代谢以增强对应激源的抵抗程度。在这个阶段，某些警戒期的反应会发生改变甚至逆转，表现为体重恢复正常，肾上腺皮质缩小，淋巴腺恢复正常，激素水平恒定。这时机体对应激源表现出一定的适应，对其抵抗能力增强。

3. 衰竭期　若继续处在有害刺激作用下或刺激过于严重，则机体会丧失所获得的抵抗力

而进入衰竭期。此时，警戒期的症状会再次出现，表现为肾上腺素分泌增加，淋巴系统功能紊乱等。当机体抵抗应激的能力衰竭时，即可引起疾病状态甚至死亡。

塞里的主要贡献在于其探索了应激导致的肾上腺皮质的反应，是 20 世纪生物学与医学研究方面的重大进展，但由于他过分地强调了人体对有害刺激的生理反应，而忽略了心理社会因素在应激中的中介作用，所以其研究具有一定的局限性。

（三）应激与认知评价和应对方式

20 世纪 60—80 年代，以理查德·拉扎勒斯（Richard S. Lazarus）为代表的心理学家提出了认知评价及应对方式在应激中的重要中介作用。拉扎勒斯认为，应激刺激或生活事件虽然是应激源，但应激反应是否出现以及如何出现，取决于当事人对应激刺激或生活事件的认知。此后，拉扎勒斯等进一步研究了应对方式在应激中的中介作用，从而将应激研究逐渐向应激与认知评价和应对方式等多因素的关系方面拓展。

二、应激理论模型

应激理论模型是解释应激发生、发展过程的理论体系。通过应激理论模型，可以更好地理解应激的发生原因及其机制。以下介绍三种主要的应激理论模型。

（一）应激的认知评价模型

塞里和拉扎勒斯均认为，引起应激反应的事件多种多样，但不同的个体对其认知评价不同。1979 年，伍尔福克（Woolofolk）和理查德森（Richardson）提出了应激的认知评价模型，认为应激反应不是环境因素作用的直接结果，许多环境因素本来是中性的、无关紧要的，它们之所以引起某些人发生应激反应，是由于这些人将其视为"至关重要的""必须慎重应对的"。因此，该模型认为应激反应是个体对情境或事件认知评价的结果，人们感受和评价事物的方式、对应激源赋予的意义决定着应激反应的发生与否及其程度。

（二）应激过程模型

应激过程模型认为，应激是由应激源到应激反应的多因素作用的过程（图 3-2）。根据应激过程模型，应激是个体对环境威胁或挑战的一种适应过程；应激的原因是生活事件；应激的结果是适应或适应不良的心身反应；从发生生活事件到应激反应的过程受个体的社会支持、应对方式、认知评价、人格特征等多种因素的影响。应激过程模型反映了应激相关各因素之间的相互作用关系。

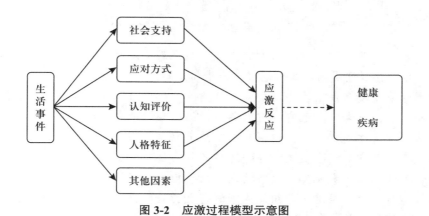

图 3-2　应激过程模型示意图

（三）应激系统模型

应激系统模型认为，应激不仅仅是有关因素之间单向作用、从因到果或从刺激到反应的过程，而是由多因素相互作用构成的系统（图 3-3）。其主要内容包括：①应激是由多因素作用

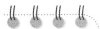

构成的系统；②各因素相互影响，可互为因果；③各因素之间的动态平衡或失衡，决定着个体的健康或疾病状态；④认知因素在各因素的动态平衡和失衡中起关键作用；⑤人格因素起核心作用。

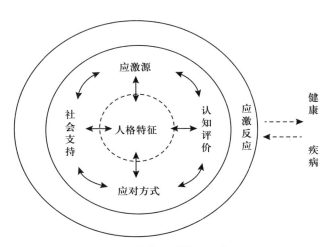

图3-3 应激系统模型示意图

根据应激系统模型，个体可以对刺激做出不同的认知评价，从而采取不同的应对方式或运用不同的社会支持，产生不同的应激反应；反过来，应激反应也会影响社会支持、应对方式、认知评价甚至生活事件；同样，认知评价、应对方式、社会支持、人格特征等也分别各自或共同影响其他因素，或者受到其他因素的影响。

第二节　应激源

在生活中，人们时常会感觉到压力。压力有时来自外部，如父母的要求过高、人际关系紧张、传染病暴发流行导致的恐慌；也可能来自内部，如目标没有达成等。压力事件常常使人们产生心理困扰和内心冲突。常见的压力事件也就是应激源。本节主要介绍应激源的概念和分类。

案例 3-1

　　患者，女，35岁，因心前区刀割样疼痛入院。患者既往身体健康。最近，患者正值职称评定阶段。按科研成果和工作表现，患者排名第三，她感觉有把握能评上副高职称，但最终投票结果是没有评上。为此，她整日闷闷不乐。恰逢正在住院的父亲因肺癌转移抢救无效而死亡，患者虽然已有心理准备，但仍然难以承受，还要强撑着为父亲办理丧事。她虽然感到有些支撑不住，但事后仍坚持上班。接下来，更令人震惊的噩耗从天而降，她的丈夫不幸在车祸中丧生。这一连串的打击过后，她再也撑不住了，出现心前区疼痛，并伴大汗淋漓及濒死感，随即被送往医院抢救。经心电图及相关检查，诊断为广泛前壁急性心肌梗死。医院立即组织专家进行全力抢救，终于使患者脱险。然而，这一连串事件使她心理失衡，并且心绞痛频繁发作，痛苦不堪。

　　请回答：
　　（1）患者患病的主要应激源是什么？
　　（2）患者出现了哪些应激反应？

一、应激源的概念

应激源（stressor）是指能够引起应激的各种刺激因素。动物实验中，常用的应激刺激有电击、水浸、捆绑、拥挤、恐吓等；对于人类，特别是从应激过程模型时角度来看，应激源就是指各种生活事件，包括来自生物的、心理的、社会的、文化的各种事件。在现代心理应激研究领域，往往将生活事件（life event）和应激源作为同义词来看待。

二、应激源的分类

（一）根据应激源的生物、心理、社会、文化属性分类

1. 躯体性应激源　是指直接作用于躯体而引起应激的刺激物，包括理化因素、生物因素和疾病因素等。例如，气候、噪声、外伤、细菌、病毒、放射性物质等均属于躯体性应激源。

2. 心理性应激源　是指导致个体产生焦虑、恐惧和抑郁等情绪反应的各种心理冲突和心理挫折。

（1）心理冲突（mental conflict）：是指个体在有目的的行为活动中，存在着两个或两个以上相反或相互排斥的动机时所产生的一种矛盾心理状态。常见的动机冲突有双趋冲突、双避冲突、趋避冲突和多重趋避冲突。心理冲突经常造成人们在行为上犹豫不决，在确立动机时没有主见，导致内心发生冲突与矛盾。

（2）心理挫折（mental frustration）：是指个体在从事有目的的活动过程中，遇到无法克服的障碍或干扰，导致个人动机无法实现、个人需要不能得到满足的一种情绪状态。在日常生活中，人们总会遇到挫折情境，如因患病不能正常工作或学习，婚姻遭到父母反对等。重复不断的挫折会产生累积效应，并可因为一次小挫折而暴发，导致个体意外的攻击行为。根据造成挫折的原因不同，可将其分为外部挫折和个人挫折。

1）外部挫折：是由于个人以外的因素造成的挫折。原因可以来自社会环境和自然环境或其他因素。前者包括不良的人际关系或管理方式、角色冲突、父母教养方式不当、种族或性别歧视等；后者包括交通堵塞、工作条件差、路途遥远、气候恶劣或长期噪声等。

2）内部挫折：是与个人的心身特征有关的挫折，如个体的能力（智力）、体力不足，以及所从事工作有关的特殊技能欠缺等，还包括年龄、性别、民族、文化、知识、经验、气质和性格等。

3. 社会性应激源　社会性应激源的范围极广，日常生活中大大小小的事情或变故，如家庭冲突、子女患病、亲人离世、天灾人祸、动乱、战争等，均属于社会性应激源。这类应激源在人类生活中最为普遍，并与人类的许多疾病有着密切的联系。

1967年，美国精神病学家托马斯·霍姆斯（Thomas Holmes）和理查德·雷赫（Richard Rahe）根据对5000多名患者的病史分析以及实验室研究所获得的资料，编制了社会再适应评定量表（Social Readjustment Rating Scale，SRRS），为生活事件与疾病关系的研究提供了量化工具（表3-1）。霍姆斯用生活变化单位（life-change unit，LCU）来表示生活事件的作用强度，并通过追踪观察发现，第1年的LCU积分与第2年患病存在相关性。如果LCU第1年累计达到300分，则第2年有86%的人患病；如果第1年LCU累计为150~300分，则有50%的人可能在第2年患病；如果第1年LCU累计小于150分，则第2年可能平安无事、身体健康。

表 3-1　社会再适应评定量表（SRRS）

等级	生活事件	LCU 积分（分）	等级	生活事件	LCU 积分（分）
1	配偶死亡	100	23	儿女离家	29
2	离婚	73	24	姻亲纠纷	29
3	夫妻分居	65	25	杰出的个人成就	28
4	坐牢	63	26	妻子开始或停止工作	26
5	家庭成员死亡	63	27	上学或毕业	26
6	个人受伤或患病	53	28	生活条件发生变化	25
7	结婚	50	29	个人习惯改变	24
8	被解雇	47	30	与上司发生矛盾	23
9	复婚	45	31	工作时长或条件发生变化	20
10	退休	45	32	搬迁	20
11	家庭成员健康变化	44	33	转学	20
12	妊娠	40	34	娱乐活动改变	19
13	性相关问题	39	25	宗教活动变化	19
14	家庭增加新成员	39	36	社会活动变化	18
15	工作业务有所调整	39	37	抵押或贷款少于 1 万元	17
16	经济状况变化	38	38	睡眠习惯改变	16
17	好友死亡	37	39	家庭成员人数变化	15
18	工作性质发生变化	36	40	饮食习惯改变	15
19	夫妻不和睦	35	41	休假	13
20	抵押或贷款超过 1 万元	31	42	圣诞节	12
21	抵押品赎回权被取消	30	43	轻微违法行为	11
22	工作职责发生变化	29			

4. 文化性应激源　是指个体从熟悉的环境到陌生环境后，由于生活方式、语言环境、价值观念、风俗习惯的改变所引起的冲突和挑战。文化性应激源对个体的影响持久而且深刻。

知识链接

生活事件与疾病

应激性生活事件作为应激源，是引发人们心理和躯体疾病的重要原因。国外研究结果显示，伴有心理上丧失感的生活事件，如配偶死亡，对健康的危害最大。Martikainen 和 Valkonen（2011 年）对芬兰配偶死亡的男性进行了 6 年的追踪观察，结果发现居丧第一年对健康的影响最大，其死亡率为对照组的 12 倍。

我国学者也对生活事件与疾病的关系进行了多项研究，结果发现有 3 种刺激因素对疾病产生的影响最大。它们分别是：①在学习和工作中伴随负性情绪；②人际关系不协调；③亲人意外死亡或者突然发生意外事故。

另外，不同年龄阶段引起应激的生活事件也各不相同：年轻人主要是学习、婚姻恋爱、人际关系、工作与经济问题；中年人主要是夫妻关系和家庭关系问题；而老年人主要是健康问题和经济问题。

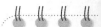

（二）根据生活事件的现象学分类

最常见的应激源是生活事件。从现象学角度可将生活事件归为以下几类。

1. 职业问题　很多现代化的工作环境或工作本身就具有极强的紧张性和刺激性，易使人产生不同程度的应激反应。具体包括以下几种类型：①长期处于高温、低温、噪声、矿井等环境中的工作；②高科技、需要高度集中注意力和消耗脑力的工作；③长期远离人群（如远洋、高山、沙漠）或高度消耗体力及威胁生命安全的工作；④经常改变生活节律的工作、长期单调及重复的流水线工作，或是社会要求和个人愿望超出本人实际能力限度的工作。这些性质的工作，都可成为心理应激的来源。

2. 恋爱、婚姻和家庭问题　这是日常生活中最多见的应激源。多次恋爱不成功，夫妻关系不和睦、两地分居、情感破裂、离婚，配偶死亡，配偶或本人患病、外伤、分娩、手术，子女教养困难，住房拥挤，家中有长期需要照顾的老年人、残疾人、瘫痪患者或是家庭成员之间关系紧张，都可成为长期慢性的应激事件。

3. 人际关系问题　如与领导、同事、朋友之间的意见分歧和矛盾冲突等。

4. 经济事件　包括家庭经济困难、负债、失窃、经营亏损和失业下岗等。

5. 社会和环境问题　每个人都生活在特定的自然环境和社会环境中，自然和社会环境的变化，包括各种自然灾害、战争和动乱，各种环境污染，交通及住房拥挤、人口过度集中以及下岗待业、生活节奏变快、知识更新、竞争加剧，物质滥用、酗酒、偷盗等犯罪行为所造成的人为事件，都会成为应激源。

6. 个人健康问题　是指疾病或健康变故给个人造成的心理威胁，如癌症诊断、健康恶化、心身不适等。

7. 自我实现和自尊相关问题　是指个人在事业和学业上的失败或挫折，以及涉及案件、被审查、被判罚等。

8. 喜庆事件　是指结婚、立功受奖、晋升提级等，需要个体做出相应的心理调整。

（三）根据生活事件的主观和客观属性分类

1. 客观事件　某些生活事件的发生是不以人的主观意志为转移的，是无法预测与控制的，多为突发的灾难，如地震、洪水、滑坡、火灾及车祸等。灾难事件或者创伤性事件可以引起强烈的急性精神创伤或应激反应、创伤后应激障碍。

2. 主观事件　如家庭关系、同事关系紧张，晋升提级受到挫折，工作、学习负担过重，对职业不满意而又无法改变等。但这些事件是相对可以预料的，并且是可以被个人所控制的，具有一定的主观属性。

此外，根据生活事件对当事人的影响性质，可将其分为正性生活事件和负性生活事件，主要以当事人的体验作为判断依据。

随堂测 3-2

> **知识链接**
>
> **长期经济困难产生的破坏性影响**
>
> 研究表明，"低收入与不良的健康状况"存在相关性。当涉及多年持久的贫困产生的累积效应时，这种相关性可能会不复存在，或者可能会使因果倒置——不良的健康状况可导致贫穷。研究表明，长期经济困难可能导致更恶劣的生理、心理和认知功能问题。
>
> 经历的经济困难时期越长，机体的生理功能就越差，这些生理功能与日常生活的基本活动密切相关，如烹饪、购物和沐浴等。同样的效应在心理功能和认知功能上也有所体现。另外，与没有经历过经济困难的人相比，长期贫困的人群患有抑郁症的概率更高。

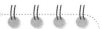

第三节　应激的心理社会中介因素

应激刺激与应激的心理和生理反应之间，以及心理应激与疾病之间存在着密切的关系。同时，在这种关系中有许多因素起着重要的调节作用，这些因素称为中介因素，如认知评价、应对方式、社会支持和人格特征等。

一、认知评价

（一）认知评价的概念

认知评价（cognitive evaluation）是指个体对遇到的应激源的性质、程度和可能的危害情况做出的评估，同时也包括对面临应激源时个体可利用的应对资源的评估。只有当个体评价生活事件的应对要求与自己的应对资源（社会支持、能力）不平衡时，才会产生紧张或压力。事件具有威胁性，但未被个体觉察，或被理解为有积极意义时，由于个体不会产生现实性威胁的判断，所以不会进入应激状态。如果个体错误地将事件判断为有伤害性，即使该事件不具有威胁性或有积极意义，也会引起紧张。也就是说，扰乱个体精神状态的，与其说是事件，不如说是个体对事件的判断。

心理学对应激的研究侧重于在同一种生活事件、心理和社会文化因素影响下，由于不同的认知模式而产生的明显的个体差异。认知模式会受到个体人格特征的影响。具有焦虑、紧张特质的人常有杯弓蛇影之感，容易错误地将没有威胁性的事物理解为具有威胁性。具有乐观、外向性格的人，在遇到有威胁性的生活事件时，则会从积极的角度看待困境。

应激理论的代表人物拉扎勒斯强调认知评价在心理应激中的核心作用，他将个体对生活事件的认知评价过程分为初级评价、次级评价和认知再评价（图3-4）。

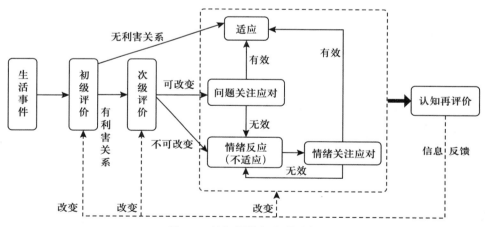

图3-4　认知评价与应激过程

1. 初级评价（primary evaluation）　初级评价是个体在某一事件发生时立即通过认知活动判断其是否与自己有利害关系，即对自己是否会受到事件威胁做出判断。如果个体判断事件与自己无关，则不采取任何行为；如果个体认为事件具有积极性质，则会产生愉快、振奋的情绪；如果个体认为事件具有威胁性，就会产生紧张。例如，学生通过对考试重要性的认识，判断考试是否对自己构成威胁。

2. 次级评价（secondary evaluation）　个体判断事件与自己有关后，会立即对事件的性质（是否可以改变）、属性（例如，是丧失、威胁，还是挑战）和个人能力做出评估。在次级评价

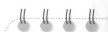

中，要判断自己能够利用的人力、物质和社会资源，以及能够消除应激源的各种应对方式。如果经过次级评价，个体认为生活事件是可以改变的，则往往采用问题关注应对方式；如果经过次级评价，个体认为生活事件不可改变，则往往采用情绪关注应对方式。初级评价和次级评价是相互依存、不可分割的。如果人们经过次级评价过程，认识到有某种应对策略能够成功地控制威胁、经受挑战，那么初级评价的结果就会改变。相反，如果次级评价所获得的信息使人们觉得自己毫无办法，那么威胁感就会极大地增强。

3. 认知再评价（cognitive re-evaluation）　随着事件的发展，人与环境之间的关系会发生一些变化。人们可以从这些变化中获得一些信息反馈，通过认知再评价，可能会使应激源的性质和强度发生变化。

（二）认知评价的研究

1. 认知因素在应激中的作用　对生活事件的认知评价直接影响着个体的应对活动和心身反应。因此，认知评价是从生活事件到发生应激反应的关键中介因素之一。拉扎勒斯曾认为，应激发生在个体察觉或评估某种情景有威胁时，甚至认为应激不取决于具体的刺激和反应。

认知评价本身也受其他各种应激有关因素的影响，如社会支持在一定程度上可以改变个体的认知过程，人格特征也会间接影响个体对某些事件的认知，而生活事件本身的属性也并非与认知评价无关。因此，在近年的许多病因学研究中，虽然仍将认知因素作为应激的关键性中介因素来考量，但也考虑到了其他有关应激因素的综合作用。

2. 认知因素的量化　认知评价在应激过程和心理病因学中的重要性与其量化研究程度之间并不一致。虽然福克曼（Folkman）曾对认知评价活动进行过定量研究，但至今尚缺乏经典的用于对生活事件进行认知评价的测量工具。目前，某些自我评估的生活事件量表纳入了部分个人认知评价因素。在临床心理研究工作中，也可以采用问卷或访谈的方法，让受试者对有关事件的认知特点做出等级评价。近年，国内有不少研究就是采用此类方法，结果都表明认知评价在生活事件与疾病的关系中确实起着重要的中介作用。

二、应对方式

（一）应对方式的概念

应对（coping）是个体对生活事件以及因生活事件而导致的自身不平稳状态所采取的认知和行为措施。应对方式可以被理解为个体解决生活事件或减轻事件对自身的影响而采取的各种方法和策略，故又称为应对策略。应对一词最早由精神分析学学派提出，被认为是解决心理冲突的自我防御机制。需要指出的是，心理防御机制与应对的含义比较相近，但两者的理论基础不同，前者是精神分析理论的概念，是潜意识的；后者是应激理论的概念，主要是意识的和行为的。但两者间也存在着一定的联系，如它们都属于自我心理调节与保护的范畴。

从应对的指向性来看，有的应对策略是针对事件或问题本身的，有的则是针对个体的情绪反应的，前者为问题关注应对，后者为情绪关注应对。从应对是否有利于缓冲应激，从而对健康产生有利或有害的影响来看，可将其分为积极应对和消极应对。从应对策略与人格特征的关系来看，可能存在一些与人格特质有关的、相对稳定的和习惯化的应对风格。例如，日常生活中，有的人习惯通过运动来缓解焦虑，而有的人习惯采用回避或滥用物质（如借酒消愁）。同时，个体的认知评价、社会支持、人格特征和生活经验等许多因素都会影响其应对特点。

（二）应对的研究

1. 应对方式在应激中的作用　在应对的相关研究中，有许多是围绕应对在心理病因学中的意义而进行的。以癌症研究为例，资料显示，癌症的发生、发展明显受到包括应对因素在内的心理社会因素的影响。由于癌症本身作为一种严重的生活事件，对癌症患者又起着心理应激源的作用，所以患者往往采用更多的应对策略；癌症的转归和预后、患者的生活质量和康复等

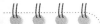

也都明显受到各种应对策略的影响。因此，通过对癌症患者的应对特点和作用规律的研究，可以为癌症患者进行应对策略的指导。此外，也可从临床实际研究的角度揭示应对与应激过程之间的关系。

研究表明，应对与各种应激有关因素存在着相互影响和相互制约的关系。应对与生活事件、认知评价、社会支持、人格特征、应激反应等各种应激因素相关，还与性别、年龄、文化、职业和身体素质等有关（图 3-5）。

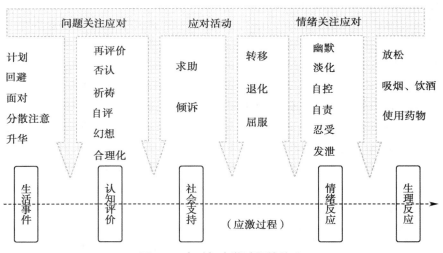

图 3-5 应对与应激过程的关系

2. 应对方式的量化 目前关于应对尚无统一的分类方法，所以应对的测定方法也多种多样。福克曼和拉扎勒斯的应对量表将应对分为 8 种：对抗、淡化、自控、求助、自责、逃避、计划和自评，它们分别被归为问题关注应对和情绪关注应对两大类，这是经典的应对过程研究问卷。在我国，肖计划等（1995 年）筛选出解决问题、自责、求助、幻想、退避和合理化 6 种应付方式，并研制出应付方式问卷。卢抗生等（2000 年）对福克曼的老年应对问卷进行了修订，最终归纳出 5 种应对方式，即面对、淡化、探索、幻想和回避，并将它们分别划归为积极应对和消极应对两类。姜乾金等以应对的特质为研究思路，采用因素筛选与效标考察相结合的方法，将应对条目分为消极应对和积极应对，最后研制出特质应对问卷（trait coping questionnaire）。沈晓红等（2000 年）修订的法伊费尔（Feifel）医学应对量表包含患者的 3 种疾病应对策略：面对、回避和屈服，这 3 种应对方式代表了人们在受到疾病威胁时的基本行为方式。

三、社会支持

（一）社会支持的概念

社会支持（social support）主要是指来自家庭、亲友和社会各方面（同事、组织、团体和社区等）的精神上和物质上的帮助和支持。有支持性社会关系的人，能较好地处理应激，避免孤独和寂寞，降低总体应激水平。在应激研究领域，一般认为社会支持具有减轻应激的作用，是应激作用过程中个体可利用的外部资源。

社会支持所包含的内容相当广泛，可从多个维度进行分类。例如，从属性来看，可以将社会支持分为客观支持和主观支持。客观支持是指一个人与社会所发生的客观或实际的联系程度，如得到物质上的直接援助和社会网络的支持。这里的社会网络是指稳定的（如家庭、夫妻关系、朋友和同事等）或不稳定的（非正式团体、暂时性的交际关系等）社会联系。主观支持是指个体体验到在社会中被尊重、被支持、被理解的满意程度，即个体通过对社会支持的主观感知这一心理感受影响其行为和发展，更可能表现出社会支持对个体心理健康的增益功能。

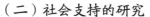

（二）社会支持的研究

1. 社会支持在应激中的作用　研究表明，社会支持与应激事件引起的心身反应呈负相关，说明社会支持对健康具有保护作用，可减少心身疾病的发生，促进疾病的康复。研究证据表明，幼年时期经历严重的情绪剥夺，可引起某些神经内分泌的变化，如促肾上腺皮质激素及生长激素分泌不足等。托马斯（Thomas）等以 256 名成人为研究对象，结果发现应激可使血胆固醇水平升高，血尿酸水平升高，免疫功能降低。研究还发现，社会相互关系调查表中密友关系部分的社会支持得分越高，血胆固醇水平及血尿酸水平越低，免疫反应水平越高。

动物实验也证明了社会支持与心身健康之间的关系。研究表明，在实验应激情境下，如果有同窝的动物或动物母亲存在，或有实验人员安抚，则可以减少小白鼠胃溃疡、地鼠高血压和兔动脉粥样硬化性心脏病的发生。相反，扰乱动物的社会关系，如模拟"社会隔离"，可导致动物行为出现明显异常。

关于社会支持对个体心理健康的保护机制主要有两种解释：①缓冲作用假说，该假说认为，社会支持通过提高个体对日常生活中伤害性刺激的应对能力和顺应性，减轻应激反应，从而起到缓冲生活事件的作用；通过提供问题解决策略，从而保持和促进个体的心身健康。②独立作用假说，该假说认为，社会支持具有普遍的增益效果，无论个体是否面对压力情境，良好的社会支持都会伴随个体良好的心身状况。个体的社会支持程度与各种应激因素存在交互关系，如认知因素可影响社会支持的获得，特别是影响主观支持的质量；社会支持的数量、满意度与人格特征也存在一定的联系。

2. 社会支持的量化　肖水源（1987 年）将社会支持分为主观支持、客观支持和支持利用度 3 类，并研制出社会支持量表。布卢门撒尔（Blumenthal）（1987 年）等在领悟社会支持量表（perceived social support scale，PSSS）中，将社会支持分为家庭支持、朋友支持和其他人支持 3 类，该量表已由姜乾金等引进。在威尔科克斯（Wilcox）（1982 年）研制的社会支持调查表（social support inventory，SSI）中，社会支持分为情绪支持、归属支持和实质支持。萨拉森（Sarason）（1981 年）研制的社会支持问卷（social support questionnaire，SSQ）包含两个维度，即社会支持的数量和支持满意度。

四、人格特征

（一）人格的概念

人格（personality）是指一个人在其素质基础上和社会化过程中形成的独特的、稳定的行为模式和心理特征。人格决定了个体的行为方式、生活方式和习惯倾向，影响个体对心理社会应激源的认知评价、情绪反应和生理反应。在应激作用过程中，人格特征通过与应激各因素间的交互作用，最终影响应激心身反应的性质和程度。人格既可以作为疾病的非特异性因素，在各种疾病中均起作用，也可以成为某种疾病的重要条件（如 A 型行为与冠心病），而且与心理健康、心身疾病有密切的关系。

（二）应激相关人格的研究

1. 人格在应激反应中的作用　人格作为应激反应过程的中介因素之一，与生活事件、认知评价、应对方式和社会支持等因素之间存在密切的联系。人格 - 情绪 - 疾病之间也存在关联。人格特征可影响应激反应的程度，特定的人格容易导致特定的负性情绪反应，进而与心身疾病症状发生联系。概括起来，在应激和心身疾病发生过程中，人格特征可通过下述途径起作用：①人格决定了个体的行为类型、生活方式和生活习惯。具有应激易感人格特征的 A 型行为、C 型行为以及吸烟、酗酒、缺乏运动、不良摄食习惯等行为与心血管疾病、癌症的发生和发展关系密切。②人格可影响个体对各种生活事件的认知评价，甚至决定生活事件的形成。具有应激易感人格的个体，其主观事件的频度和负性事件的自评分明显增高。③人格可以影响一

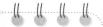

个人对环境刺激、挑战、竞争的应对方式、适应能力及其效果。不同人格类型的个体在应激时表现出不同的应对策略。④人格可以影响人际关系，从而决定社会支持的数量和质量。人格特征可以间接影响客观社会支持的形成，也可以直接影响主观社会支持和社会支持利用度的水平。人际关系是相互作用的过程，具有孤僻不合群、敌意倾向、敏感多疑、消极逃避等应激易感人格特征的个体很难得到和充分利用社会支持。⑤人格与应激反应的形成及其程度相关，不同人格的个体对同样的生活事件可以产生程度不同的心身反应。

2. 应激相关的人格类型研究　按人格对应激源的易感或抵抗倾向，可将其分为应激易感人格和抗应激人格。A 型行为、C 型行为属于应激易感人格，B 型行为、坚韧人格则属于抗应激人格。

（1）A 型、B 型和 C 型行为类型：传统上将 A 型行为类型（type A behavior pattern）的特征形容为："时间紧迫感和竞争、敌意倾向"，是冠心病发病的主要心理危险因素。B 型行为类型是与 A 型行为类型相反的一种人格特征，是可以减少冠心病发生的抗应激人格。C 型行为的主要特征是压抑、愤怒不能发泄、抑郁、焦虑和克制等，具有 C 型行为的人容易发生恶性肿瘤。

（2）坚韧人格：这种人格类型具有以下几种行为特点。①奉献：个体意识到生活和人际关系都具有一定的目的和意义，能做出奉献，能积极地参与生活，精力充沛而富有生机；②控制：这是主宰自己生活的一种心理活动，个体能控制情绪，是生活中的主动者，而不为生活所驱使；③转变：是指将转变察觉为挑战，具有转变能力的人乐于迎接变化，并将挑战视为正常生活的一部分。具有坚韧人格的人能认识到生活中的变化是无法回避的，并且能灵活地适应生活的变化。

（3）非理性、非逻辑人格：这是以负性思维或不合理逻辑的观念看待人或事物的一种人格特征。持有非理性观念的人，具有"全或无、以偏概全、灾难化"的思维倾向，他们不能正确地评价潜在的应激源，看不到事物的积极面，自我重复应激事件的负性信息，容易将轻微的刺激视为应激源。

随堂测 3-3

第四节　应激反应

当个体经过认知评价察觉到应激源具有威胁后，就会出现生理、心理和行为方面的变化，这些变化就是应激反应（stress reaction），它们是作为一个整体而出现的。

案例 3-2

2014 年 8 月 26 日，马来西亚航空公司（以下简称"马航"）发表声明称，由于受到 MH370 航班失联及 MH170 在乌克兰被击落两大悲剧事件的影响，马航已有 186 名机组人员离职，其中很多人的辞职理由是家庭压力和对自身安全的担心。报道称，此前，一架从吉隆坡飞往北京的马航航班（MH370）于 2014 年 3 月 8 日离奇失踪，机上载有 239 名乘客；而另一架载有 298 名乘客的飞机（MH170）于同年 7 月 17 日经过乌克兰领空时，被民间武装部队的导弹击落。

马航工会秘书长在接受当地《*The Edge Financial Daily*》采访时称，空乘人员现在很害怕飞行。他代表公司指出，客舱乘务员数量不足导致空乘人员每天的工作长达 12 h。马航表示会给员工提供心理疏导。

请回答：

MH17 和 MH370 航班的悲剧发生后，马航机组人员出现了哪些心理反应？

一、应激的生理反应

在应激状态下，个体为了应对紧张和压力，会产生生理适应性反应。这些生理反应涉及机体各个系统的所有器官，影响遍及全身。20 世纪 20 年代，生理学家坎农在其"应激理论"中描述了"战斗或逃跑"状态下所出现的一系列内脏生理变化。个体发生应激反应时，为保证脑、肌肉组织等重要器官的活动，机体交感 - 肾上腺髓质系统兴奋，进而引起一系列生理反应：心率加快，可以增加供血量，使血压升高；呼吸加快、加深，可以增加供氧量；同时，皮肤和消化系统的供血减少；脂肪动员，以满足脑和肌肉组织的能量消耗；凝血时间缩短，儿茶酚胺分泌增多，中枢神经系统兴奋性增强，机体变得警觉、敏感。这一系列反应为机体投入战斗或逃离危险情境做好了准备。

随着分子生物学技术的发展，通过研究相继揭示了许多神经内分泌的介质、激素、免疫系统的细胞因子以及细胞表面受体的特征，使人们对神经系统、内分泌系统和免疫系统相互作用机制的认识更加深入。

（一）下丘脑 - 垂体 - 靶腺轴

中枢神经系统接收应激性刺激信号后，对信号进行加工和整合，经过评价和选择，将整合后构成应激的信号在大脑皮质形成神经冲动并作用于下丘脑。一旦进入应激状态，即可激活下丘脑 - 垂体 - 靶腺轴（靶腺包括肾上腺皮质、胰腺、性腺和甲状腺等），并作用于肾上腺。下丘脑可分泌促肾上腺皮质激素释放激素，通过垂体门脉系统刺激腺垂体释放促肾上腺皮质激素（adrenocorticotropic hormone，ACTH），从而促进肾上腺皮质激素的合成与分泌，使糖皮质激素（如可的松）和盐皮质激素等分泌增多，进而引起一系列的生理变化，如糖异生过程加强、血糖升高、抑制炎症和抑制蛋白质合成等。

（二）交感 - 肾上腺髓质系统

当机体处于强烈应激状态时，神经冲动作用于下丘脑，激活交感 - 肾上腺髓质系统，使交感神经活性增强，同时肾上腺髓质分泌儿茶酚胺增加。生理学家瓦尔特·鲁道夫·赫斯（Walter Rudolf Hess）认为，应激性刺激在神经系统的调控下，主要通过两个对立而又相互作用的神经生物系统的动态平衡来调节自主神经系统及躯体内脏反应。这两个系统分别称为非特异性反应系统和特异性反应系统，它们的兴奋效应明显不同（表 3-2）。通常，这两个反应系统在生理范围内相互协调，保持一种动态平衡，以维持机体正常的生理功能。但在应激状态下，非特异反应系统的兴奋性增强，表现为交感神经活动亢进，引起一系列的生理变化，如心率加快、血压升高、肌张力增强、汗液分泌增多等；而特异反应系统活动相对减弱。

表 3-2　非特异性反应系统和特异性反应系统不同的兴奋效应

生理效应	非特异性反应系统（递质：NE、DA）	特异性反应系统（递质：5-HT、Ach）
自主神经效应	交感神经活性增强，表现为心率加快、心输出量增加、血压升高、汗腺分泌增加、瞳孔扩大、胃肠运动减弱，以及消化腺分泌减少等	副交感神经活性增强，表现为心率减慢、血压降低、汗腺分泌停止、瞳孔缩小、胃肠运动和消化腺分泌增加等
躯体效应	EEG 显示去同步化、肌张力增强、分解代谢加强，相关的激素（肾上腺素、去甲肾上腺素、皮质醇、甲状腺素、生长激素、抗利尿激素等）分泌增多	EEG 显示同步化、肌张力降低、合成代谢加强，相关的激素（胰岛素、性激素等）分泌增多
行为效应	觉醒、警戒、情绪反应和活动加强等	活动减少、困倦等

注：NE：去甲肾上腺素（norepinephrine）；DA：多巴胺（dopamine）；5-HT：5- 羟色胺（5-hydroxytryptamine）；Ach：乙酰胆碱（acetylcholine）；EEG：脑电图（electroencephalogram）

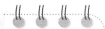

（三）免疫调节机制

免疫学研究表明，在应激状态下，机体免疫系统可发生一系列变化。应激通过激活下丘脑-垂体-肾上腺轴刺激糖皮质激素大量分泌，进而抑制免疫系统的功能。糖皮质激素几乎对所有的免疫细胞都有抑制作用，包括淋巴细胞、巨噬细胞、中性粒细胞和肥大细胞等。这是急性应激反应对免疫功能产生抑制作用的主要途径之一。持久或强烈的应激可造成肾上腺皮质激素分泌过多，致使机体内环境紊乱，从而导致胸腺和淋巴组织退化或萎缩，影响 T 细胞的成熟，从而降低其免疫能力；同时，糖皮质激素可降低巨噬细胞的吞噬能力，使许多免疫活性细胞的免疫应答失效，致使机体对疾病的易感性增强。

同时，神经内分泌系统在应激状态下释放的激素或神经递质，如 ACTH、阿片肽（包括内啡肽、脑啡肽和强啡肽）、去甲肾上腺素、5-羟色胺等，可直接作用于淋巴细胞受体，对淋巴细胞的转化、自然杀伤（NK）细胞的活性、多形核粒细胞及巨噬细胞的功能、干扰素（INF）的生成等都具有抑制作用。

被激活的免疫细胞一方面与上述生理反应共同作用；另一方面，又通过活性免疫细胞释放的信使物质（干扰素、IL-1 等）向大脑传递信息，影响中枢神经系统的功能；另外，还可通过分泌细胞因子、刺激促肾上腺皮质激素等机制，影响内分泌系统的功能。通过上述调节机制，使应激的生理反应控制在正常范围内。如果应激事件和威胁持续存在，或出现新的应激事件，机体会始终处于应激调节状态，造成反应减弱或过度，进而导致各种疾病。

二、应激的心理反应

应激涉及大脑的多个功能区，可引起很多心理现象。大脑对应激的心理反应存在积极和消极两个方面，积极的心理反应可刺激大脑皮质，使觉醒水平提高、感觉灵敏、思维敏捷、注意力集中、行动果断。消极的心理反应则表现为过度紧张、焦虑不安、认知水平降低、思维混乱、行动犹豫不决、判断力与决策能力降低。

（一）认知反应

应激可唤起个体的注意和认知过程，以适应和应对外界环境的变化，但应激较强烈时，应激源可通过情绪反应干扰和影响逻辑思维，造成认知能力下降。认知能力下降又可促使个体产生动机冲突，并使挫折感增强，产生不良情绪，最终形成不良情绪与认知能力下降的恶性循环。应激状态下常见的认知反应表现主要有意识障碍，如意识处于朦胧状态、意识范围狭小；注意力受损，表现为注意力集中困难、注意范围狭窄等；记忆、思维和想象力减退等。认知能力下降的发生机制是在应激状态下，唤醒水平超过了最适当的水平，从而影响认知功能。此外，情绪性应激反应（如焦虑、抑郁等）也会影响注意、记忆和思维等认知过程。这些负面的认知性应激反应包括以下几方面。

1. 偏执（paranoid）　个体在应激时可出现认知狭窄、偏激、钻牛角尖，平时非常理智的人会变得固执、蛮不讲理，也可表现为过分自我关注，注意自身的感受、想法、信念等内部世界，而非外部世界。

2. 灾难性反应（catastrophic reaction）　是指个体经历应激事件后，表现为过度强调应激事件潜在的消极后果，引发整日惴惴不安的消极情绪和行为反应。

3. 反复沉思（meditate repeatedly）　表现为对应激事件反复自动加工，阻碍了适应性应对策略（如升华、宽恕等）的出现，使机体适应受阻。这种反复沉思常带有强迫症状的性质。

4. 闪回现象（flashback）与闯入性思维　表现为经历严重的灾难性事件后，头脑中常不由自主地再现灾难事件或痛苦经历，就像重新经历一样；或者是脑海中突然闯入灾难性痛苦情境或思维内容，表现为挥之不去。这是创伤后应激障碍的主要症状之一。

5. 自我评价丧失（loss of self-evaluation） 个体在各种活动中都有自我评价。对于应激源的刺激，如失业、离婚、患重病等，均可使个体感到悲伤、忧郁，从而降低自我价值感。面对应激情境，个体会丧失自信心，总是怀疑和担心，对生活和工作产生不良影响，缺乏自我控制，损害自我评价。

6. 否认（denial）、投射（projection）和选择性遗忘（selective amnesia） 这些反应是心理防御机制的表现形式，通常在某些重大应激事件后出现，具有一定的保护作用，但过度反应有负面影响。

（二）情绪反应

焦虑、恐惧、愤怒和抑郁是应激情境下的主要情绪反应，这些情绪反应又称为情绪应激（emotional stress）。

1. 焦虑 是最常见的情绪应激反应，是个体预期将要发生危险或不良后果时所表现出的紧张和担心等情绪状态。在心理应激状态下，适度的焦虑可提高个体的警觉水平，提高个体对环境的适应和应对能力，是一种保护性反应，但过度焦虑则会对心身健康造成损害。

2. 恐惧 是面临危险或即将受到的伤害，个体试图摆脱已经明确有特定危险的对象和情境的情绪反应。恐惧多发生于安全、个人价值或信念受到威胁的情境。威胁来自躯体性、社会性等刺激物。恐惧时，个体通常有厌恶情绪，伴有回避或逃避行为。过度或持久的恐惧会对个体产生严重的不利影响。

3. 愤怒 是一种与挫折和威胁有关的情绪反应。由于有目的的活动受到阻碍，个体的自尊心受到伤害，常可激起愤怒情绪。过度的愤怒可能会使个体丧失理智、自我控制能力下降而导致不良后果，因此需要及时、适当的疏导。

4. 抑郁 表现为悲哀、寂寞、孤独、丧失感和厌世等消极情绪状态，伴有失眠、食欲减退、性欲降低等，常由亲人亡故、失恋、遭受重大挫折或长期病痛等原因引起。重性抑郁可导致自杀，故对于有抑郁情绪反应的个体，应深入了解其有无消极、厌世情绪，并采取适当的防范措施。

三、应激的行为反应

当个体受到应激刺激后，常自觉或不自觉地出现行为上的改变，以摆脱烦恼，减轻内心不安，提高并恢复稳定性。采取积极行为可减轻压力，甚至可以激发个体的能动性，激励个体克服困难，战胜挫折；而采取消极行为则会使个体出现回避、退缩等行为。

（一）积极的行为反应

积极的行为反应包括问题解决策略与情绪缓解策略。前者是指个体通过发挥主观能动性，改变不利环境；后者则可改变个体对事件的情绪反应强度。

1. 问题解决策略 具体步骤包括：①寻求社会支持，拥有良好的社会支持可以给个体带来应对问题的资源和能量；②获得问题解决所需要的信息，全面了解应激源，可以正确认识压力，思考问题解决的方法，获得更多的选择；③制订问题解决需要的计划并实施；④直面问题，能动地适应并改变境遇。

2. 情绪缓解策略 具体内容包括：①宣泄情绪，向他人倾诉自己的情绪；②改善认知，评估事件，思考哪些是可以改变的，哪些是需要接受的，从而改变对事件的预期；③行为放松训练，通过运动、呼吸训练等活动进行放松；④远离应激情境，在条件允许的情况下，可以避开引起痛苦回忆的人或事，远离引发负性情绪反应的情境。

（二）消极的行为反应

1. 逃避与回避 这是常见的消极应激反应。逃避是指已经接触应激源后远离应激源的行为；回避是指预先知道应激源会出现而提前远离（如闭门不出、离家出走、离校等）。

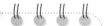

2. 退化与依赖　退化是个体受到挫折或遭遇应激时，放弃成年人的应对方式而使用幼儿的方式应对环境变化或满足自己的欲望。退化行为主要是为了获得他人的同情和支持，以减轻心理上的压力和痛苦。退化行为必然会伴随依赖心理和行为。退化与依赖多见于病情危重经抢救后脱离危险的患者以及慢性疾病患者。

3. 敌对与攻击　敌对是指内心有攻击的欲望，表现为不友好、谩骂、憎恨或羞辱他人。攻击是在应激源刺激下，个体以攻击方式做出反应，攻击对象可能是人（自己/他人）或物体。敌对和攻击共同的心理基础是愤怒。

4. 无助与自怜　无助表现为消极被动、无所适从和无能为力，通常是在经过反复应对未能奏效，对应激情境无法控制时产生，其心理基础有一定的抑郁成分。自怜即对自己怜悯、惋惜，其心理基础包含对自身的焦虑和愤怒等成分。自怜多见于独居、对外界环境缺乏兴趣者，当他们遭遇应激时，常独自哀叹，缺乏安全感和自尊。

5. 物质滥用　个体在经历应激事件后会选择通过饮酒、吸烟或服用某些药物的行为方式来转移痛苦，这些不良的行为方式通过负强化机制逐渐成为个体的习惯。物质滥用对心身健康有害，部分个体常通过这种方式来摆脱烦恼，缓解心理紧张。

四、心理应激与健康

心理应激可影响个体的健康状态。历史上有"伍子胥过昭关，一夜愁白头"的民间传说故事。《三国演义》中也提到，司马昭作为胜利者，一笑而走到人生尽头。心理应激的作用有时是积极的，有时是消极的。

（一）心理应激对健康的积极作用

适度的心理应激对个体的健康和功能活动有促进作用，这类应激为"良性应激"。

1. 适度应激是个体成长和发展的必要条件　早年的心理应激经历可以丰富个体的应对资源，提高其在后来生活中的应对和适应能力，使个体更好地耐受各种紧张性刺激和致病因素的影响。这就是为什么儿童时期受到"过度保护"的孩子进入社会后，往往会发生适应问题，甚至因长期、剧烈的心理应激而中断学业或患病。

2. 适度应激是维持正常心身功能活动的必要条件　有机体离不开刺激，适当的刺激和心理应激有助于维持个体的生理、心理和社会功能。缺乏适当的环境刺激会损害个体的心身功能，如感觉剥夺和单调状态实验中的个体会出现脑电图的改变、错觉、幻觉和智能障碍。心理学家主张在学习和工作中，要有适度的"精神压力"和"紧迫感"，竞赛和考试等可引起适度心理应激，平时掌握不了的知识有时在考试前却能掌握，也说明了心理应激的作用。

（二）心理应激对健康的消极作用

1. 急性心理应激　精神刺激引起急性心理应激时，个体常产生比较强烈的心理和生理反应，可以引起急性焦虑反应、血管迷走神经反射和通气过度综合征，出现类似甲状腺功能亢进症、冠心病、低血糖和嗜铬细胞瘤等的症状和体征。在临床工作中，医生应熟悉这些临床表现，以免误诊。

2. 慢性心理应激　处于慢性心理应激状态下的人常感到疲劳、头痛，伴失眠、消瘦，并可出现各种各样的躯体症状和体征。典型综合征是神经血管性反应。患者常感到呼吸困难、易疲劳、心悸和胸痛。胸痛常局限于心尖区，患者常伴有焦虑的情绪反应和交感-肾上腺髓质系统活性增强的表现，如心率加快、血压升高、脉压增大和心脏收缩期杂音等心血管功能活动增强的体征。

3. 对原有疾病的影响　心理应激引起的心理和生理反应，特别是较强烈的消极应激反应，可加重原有疾病或造成疾病复发。例如，当高血压患者发生家庭纠纷时，病情会变得更加严重；冠心病患者在观看紧张的足球比赛后，可能突发心肌梗死。另外，心理应激还会对已有精

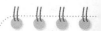

神疾病的患者造成不良的影响。研究发现，门诊神经症患者的心理应激程度与疾病的严重程度呈线性关系。

4. 应激的综合反应 应激反应是一个整体的、综合性的反应，可表现为以下几种形式。

（1）亚健康状态：是指个体处于健康与疾病之间的一种临界状态，表现为一种心身疲惫状态。亚健康状态的发展包括三个阶段：①应激唤醒阶段，表现为失眠、焦虑；②能量储备阶段，表现为慢性的懒散、疲乏和淡漠；③耗损阶段，表现为抑郁、心身疲惫、社会孤独等。

（2）崩溃：是由于强烈的心理应激而引起的一种无助、绝望的情感体验，表现为体力和精神的极度损耗。

（3）创伤后应激障碍：应激除可对健康造成即时损害外，还可能会产生延迟或迁延效应，又称延缓性应激反应，是指在应激事件发生后一段时间才出现的反应，主要表现为病程迁延，严重影响患者的心理和社会功能，多见于突发自然灾害以及残酷的社会事件之后。

随堂测 3-4

科研小提示

经历过童年心理创伤的个体，不仅在童年、青少年时期易发生焦虑、抑郁等心理问题，而且在成年期也会因为生活事件的累积作用，容易发生各种心理行为问题。

知识链接

发生重大传染病疫情期间民众的应激反应

重大传染病疫情等突发公共卫生事件的危险性、紧迫性和不确定性会使个体产生各种应激反应，甚至导致应激障碍。当个体面对危机时，可产生一系列的心身反应，主要表现在生理、情绪、认知和行为活动四个方面。

生理方面：主要表现为肠胃不适、腹泻、食欲减退、疲劳、头痛、失眠、做噩梦、呼吸困难和肌肉紧张等症状。

情绪方面：主要表现为惊恐、焦虑、否认、怀疑、沮丧、无助、绝望、麻木、孤独、烦躁、易怒、自责、过分敏感或警觉、无法放松、持续担忧等。

认知方面：主要表现为注意力集中困难、健忘、效率降低、缺乏自信、不能把注意力从危机事件转移等。

行为方面：主要表现为强迫思维和强迫行为，如反复洗手、反复消毒、暴饮暴食、社交退缩、逃避与疏离等。在疫情发生后，有的人可能会有意无意地变得软弱无力，发生行为退化，对自己日常行为和生活管理的信心不足，被动性增加，依赖性增强。

（曹建琴）

第五节 心身疾病

心身医学是当代新兴医学学科体系中的重要组成部分，主要探讨"心"与"身"之间的相互关系在健康保持和疾病发生、发展、康复中的作用。研究表明，许多疾病的发生和发展过程与心理社会因素密切相关，这些因素与人们熟知的病毒、细菌、遗传因素一样，也能引起躯体疾病，即心身疾病。此类疾病十分常见，国内外调查发现，1/3 的临床疾病属于心身相关障碍，涉及人体多个器官和系统，呈现出病种较多、常见、复杂的特点。医护人员掌握相关理论和方法，有利于临床治疗和护理。本节重点介绍心身疾病及常见心身疾病的心理社会因素。

一、概述

（一）心身疾病的概念

心身疾病（psychosomatic disease）是指具有器质性损害的一类原发性疾病，是一组与心理社会因素相关的躯体疾病。患者具有器质性病变的表现或确定的病理生理过程。心理社会因素对躯体疾病的发生、发展、治疗和预后有相对重要的作用。

理解心身疾病的概念需要注意以下几方面：①生物或躯体因素是心身疾病发生和发展的基础，心理社会应激往往起到"扳机"作用；②个性特征与某些心身疾病密切相关；③心理社会因素对疾病的发生、发展及预后具有重要的作用；④以躯体的功能性或器质性病变为主，一般有比较明确的病理生理过程；⑤心身疾病的病变部位通常见于自主神经系统支配的器官；⑥同一患者可能有多种心身疾病存在或交替发生；⑦患者常有相同或类似的家族史；⑧疾病经常有缓解和反复发作的倾向。

心身疾病是心身相关障碍中的一类疾病。2019 年 2 月在无锡召开的中华医学会心身医学分会上，对《中国精神障碍分类与诊断标准》（Chinese Classification of Mental Disorders，CCMD）进行了修订，将心身相关障碍分为九类（图 3-6）：①心身反应障碍；②心身症状障碍（心身障碍），包括肠易激综合征、通气过度综合征、不典型胸痛等；③心身疾病；④心理因素相关生理障碍（如进食障碍、睡眠障碍、性功能障碍等）；⑤应激相关心身障碍（包括急性应

随堂测 3-5

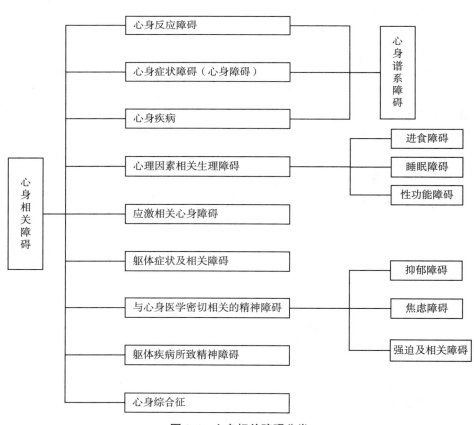

图 3-6　心身相关障碍分类

激障碍、创伤后应激障碍、适应障碍、ICU 综合征、癌症后心身障碍、尿毒症后心身障碍、职业心身耗竭等）；⑥躯体症状及相关障碍；⑦与心身医学密切相关的精神障碍（抑郁障碍、焦虑障碍、强迫及相关障碍）；⑧躯体疾病所致精神障碍；⑨心身综合征。

（二）心身疾病的诊断及流行病学特征

1. 心身疾病的诊断标准

（1）有明确的心理社会因素，与躯体症状构成因果关系，且疾病的发生、发展与心理社会因素相平行。

（2）躯体症状伴有明确的器质性病理改变，或存在已知的病理生理变化。

（3）排除其他心身相关障碍和理化、生物因素引起的疾病。

（4）通过单纯的生物学治疗收效甚微。

2. 心身疾病的患病率及患病人群特征 关于心身疾病的患病率，由于各国对心身疾病的界定范围不同，导致其流行病学调查结果差异较大。国外调查显示人群患病率为 10%~60%，国内统计门诊与住院患者比例约为 1/3。

心身疾病患者具有以下的特征：①性别特征，总体上，女性患病人数多于男性，两者比例为 3∶2，但个别少数病种（如冠心病、溃疡病、支气管哮喘等）男性患病人数多于女性。②年龄特征，65 岁以上及 15 岁以下人群患病率最低，从青年期到中年期，人群患病率呈上升趋势，更年期或老年前期为患病高峰期。③社会环境特征，不同社会环境下的人群，心身疾病患病率不同。以冠心病为例，患病率最高的是美国，其次为芬兰、前南斯拉夫、希腊及日本，最低的是尼日利亚。这主要受种族差异、饮食习惯、全人口的年龄组成、体力劳动者多少等社会环境因素的影响。④人格特征，某些心身疾病与特定的人格类型有关，如冠心病及高血压患者的典型人格特征是 A 型行为类型（type A behavior pattern）。具有 A 型人格的个体，其心血管疾病患病率明显高于 B 型行为类型（type B behavior pattern）的个体。A 型行为常表现为争强好胜、有强烈的时间紧迫感、急躁、敌意、行为带有冲动性、责备、刻板、主观等特点。B 型行为常表现为无竞争压力、不争强好胜、办事做事慢条斯理等。癌症患者的典型人格特征是 C 型行为类型（type C behavior pattern），具有 C 型人格的个体，其癌症患病率比其他类型个体高 3 倍。C 型行为常表现为压抑、愤怒、情绪表达少等特点。

（三）心身疾病的范围

心身疾病包括内科、外科、妇产科、口腔科、眼科和皮肤科六大学科系统的多种疾病（表 3-3）。

表 3-3 心身疾病的器官系统分类

学科系统分类	疾病举例
内科	
呼吸系统	支气管哮喘、通气过度综合征等
心血管系统	冠心病、原发性高血压等
消化系统	消化性溃疡、溃疡性结肠炎等
内分泌系统	甲状腺功能亢进症、糖尿病、肥胖症等
免疫系统	类风湿性关节炎、系统性红斑狼疮等
神经系统	偏头痛、自主神经功能失调等
外科	肿瘤（乳腺癌等）、男性不育等
妇产科	痛经、不孕等
眼科	原发性青光眼等
口腔科	复发性口腔溃疡等
皮肤科	神经性皮炎、银屑病、白癜风、斑秃、荨麻疹等

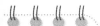

传统意义上，典型的心身疾病包括消化性溃疡、溃疡性结肠炎、甲状腺功能亢进症、局限性肠炎、类风湿性关节炎、原发性高血压及支气管哮喘。目前，糖尿病、肥胖症、癌症等已被纳入心身疾病的范畴。以下主要介绍比较公认的心身疾病。

1. 内科心身疾病

（1）心血管系统心身疾病：原发性高血压、冠心病、阵发性心动过速、心率过缓、雷诺病、心脏神经症等。

（2）消化系统心身疾病：消化性溃疡、心因性呕吐、神经性厌食症、溃疡性结肠炎、过敏性结肠炎、贲门失弛症、幽门痉挛、习惯性便秘。

（3）呼吸系统心身疾病：支气管哮喘、通气过度综合征、神经性呼吸困难、神经性咳嗽等。

（4）神经系统心身疾病：偏头痛、自主神经功能失调、心因性知觉异常、心因性运动异常、慢性疲劳等。

（5）内分泌系统心身疾病：类风湿性关节炎、甲状腺功能亢进症、垂体功能减退、糖尿病、低血糖、肥胖症等。

（6）免疫系统心身疾病：类风湿性关节炎、系统性红斑狼疮等。

2. 外科心身疾病　肿瘤、外伤性神经症、阳痿、变应性膀胱炎等。

3. 妇产科心身疾病　痛经、月经不调、经前期综合征、功能失调性子宫出血、不孕、性欲减退、更年期综合征、心因性闭经等。

4. 眼科心身疾病　原发性青光眼、中心性视网膜炎、眼肌疲劳、眼肌痉挛等。

5. 口腔科心身疾病　复发性慢性口腔溃疡、颞下颌关节紊乱综合征、口吃、唾液分泌异常、咀嚼肌痉挛等。

6. 皮肤科心身疾病　神经性皮炎、斑秃、多汗症、荨麻疹、银屑病、湿疹、白癜风等。

二、心身疾病的发病机制

自20世纪30年代起，学者们开始从不同的角度研究心理社会因素引起躯体疾病的原因及其发生、发展过程。阐释心身疾病发病机制的理论主要有心理动力学理论、心理生理学理论和行为学习理论。

（一）心理动力学理论

以弗洛伊德为代表的心理动力学学派，在精神疾病的研究过程中，强调无意识中的心理冲突对于致病的重要作用，认为个体内在的矛盾或情绪紊乱是心理与行为变态的根源。通过应用精神分析的理论和方法研究心身疾病的发病原因，提出了心身疾病的心理动力学理论（psychodynamic theory），代表人物是美国心理学家亚历山大。该理论重视潜意识的心理冲突在心身疾病发生过程中的作用，认为个体特异的潜意识心理冲突可引起特定的心身疾病。心身疾病的发病包括三个要素：①未解决的心理冲突；②身体器官的脆弱易感倾向；③自主神经系统的过度活动性。心理冲突多出现于童年时期，常常被压抑在潜意识之中。在个体成长过程中，受到生活事件或社会因素的刺激时，这些冲突会重新出现。如果这些心理冲突找不到恰当的途径疏解，就会以自主神经系统过度活动的形式而释放，从而引起自主神经系统功能障碍及其所支配的器官损伤，导致心身疾病。

（二）心理生理学理论

以坎农的生理学理论（内稳态理论）、塞里的应激学说、巴甫洛夫的条件反射研究为基础，心理生理学研究侧重于阐明发病机制，重点关注心理社会因素是通过何种生物学机制作用于何种状态的个体，导致何种疾病的发生。

20世纪20年代，坎农认为，强烈的情绪反应可引起动物体内自主神经、内分泌、心血管

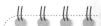

等代谢活动的剧烈变化，导致机体生理功能发生改变。

20 世纪 30 年代，塞里提出应激学说，认为各种有害因素作用于机体后所引起的适应性反应都是非特异性的，称为一般适应综合征。如机体长期处于应激状态，适应机制衰竭，某些系统或器官功能损伤并发生病理改变，就会引起应激性疾病或心理生理疾病，即心身疾病。

20 世纪 50 年代以后，沃尔夫（Wolf）等经过 30 多年的生理心理疾病研究，提出了心理生理学理论（psychophysiological theory）。这一理论重视现代化的科研设计和数据处理，强调有意识心理（如情绪）与可测量到的生理、生化变化之间的联系，从而深入探索由心理社会应激引起的情绪是通过何种途径引起躯体生理和生化的变化而导致疾病的发生。

现代临床研究发现，应激和心身疾病的发生机制是：机体的应激系统位于中枢神经和外周，前者包括下丘脑和脑干部位，后者是指下丘脑 - 垂体 - 肾上腺轴（hypothalamic-pituitary-adrenal axis，HPA）、交感 - 肾上腺髓质系统和副交感系统。神经刺激或激素、细胞因子等体液信号激活该系统后，可诱发机体产生一系列的行为和生理反应。应激中介机制涉及神经系统、内分泌系统和免疫系统。

1. 神经系统的直接作用

（1）不良应激作用于脑：可以导致大脑结构与脑内神经网络的异常。大脑结构与神经网络的异常是应激所致认知功能下降、情绪行为障碍等的病理生理基础。与学习和记忆密切相关的海马、前额叶皮质，与情绪状态和行为密切的边缘系统等部位的可塑性、神经传导模式均发生改变。

（2）心理社会因素等不良刺激作用于丘脑：可以导致交感、副交感 / 肾上腺髓质功能紊乱，自主神经系统（内脏神经系统）、交感 - 肾上腺髓质系统兴奋性增强，引起心率加快、心肌收缩力增强、血压升高、呼吸功能增强、血糖升高等反应，容易导致高血压，诱发心脏病或糖尿病等心身疾病。

2. 神经内分泌变化机制

（1）神经内分泌系统的变化：是在神经支配和物质代谢反馈调节下释放激素，从而调节体内代谢过程，维持人体内环境的稳态。在心理社会因素导致的应激状态下，可通过下丘脑 - 垂体 - 肾上腺轴、蓝斑 - 去甲肾上腺素轴、下丘脑 - 垂体 - 甲状腺轴及下丘脑 - 垂体 - 性腺轴的兴奋或抑制，破坏机体内环境的平衡。

（2）HPA 激活：可引起促肾上腺皮质激素释放激素（corticotropin releasing hormone，CRH）、促肾上腺皮质激素（adrenocorticotropic hormone，ACTH）和糖皮质激素（glucocorticoid，GC）分泌增多。糖皮质激素对许多炎症介质及细胞因子的生成、释放和激活具有抑制作用。慢性应激时，糖皮质激素分泌持续增多会对机体产生一系列不利影响，如对炎症反应有显著的抑制效应，使生长发育迟缓，抑制性腺分泌以及一系列代谢改变（如血脂升高、血糖升高），并引起胰岛素抵抗等，从而影响心血管系统和内分泌系统功能。

3. 免疫功能变化机制

（1）免疫 - 神经 - 内分泌网络学说：该学说认为，免疫细胞可以分泌激素样物质，免疫应答产物可有激素样功能，许多免疫细胞表面有神经介质或内分泌激素样受体等，从而与神经内分泌系统相互作用、相互调节，进而促发心身疾病。

（2）体液免疫与细胞免疫功能变化：动物实验表明，在电击、束缚、噪声等刺激下，体液免疫与细胞免疫功能减退，如抗体生成减少、淋巴细胞增殖反应受到抑制、自然杀伤细胞活性降低等。而人们在沮丧、失业、考试等应激环境下，亦可有类似表现。

研究者认为，免疫 - 神经 - 内分泌网络可能是心理社会应激引发银屑病的重要途径。为了确定精神因素与银屑病的联系，对银屑病患者的神经肽 Y、IL-6、IL-8、皮质醇等神经内分泌免疫指标进行检测分析，结果发现银屑病患者的抑郁评分、焦虑评分、时间紧迫感、紧张与敌

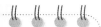

对评分和情绪障碍量表总分与神经肽 Y 等检测指标水平有显著相关性。

总之，心理社会因素导致的应激通过作用于免疫 - 神经 - 内分泌网络，影响机体的多个系统。进一步明确应激在心身疾病发生、发展过程中的作用机制，对心身疾病的预防、诊治及护理有积极的推动作用。

（三）行为学习理论

行为学习理论（behavioral learning theory）的基础是条件反射学说或学习理论，主要代表人物是米勒（Miller）等心理学家。该理论认为，某些社会环境刺激可引起个体发生习得性心理和生理反应。特殊环境因素可以通过强化或泛化作用，使习得性心理和生理反应被固定，从而演变成为症状与疾病，如紧张、呼吸加快、血压升高等表现，以及紧张性头痛、通气过度综合征、高血压等心身疾病。基于该理论提出的生物反馈疗法和其他行为治疗技术，被广泛应用于心身疾病的治疗。

（四）心身疾病的综合发病机制

现代医学、心理学、社会学关于心身疾病的研究主要是综合采用心理动力学、心理生理学和行为学习理论的方法。这三条途径互为补充，从不同角度和层面探究心身疾病的发生、发展过程。只有将它们有机地结合起来，才能更深入地认识心身疾病。

心身疾病的综合发病机制是：当外界刺激作用于机体时，机体在认知 - 情绪 - 躯体 - 行为多个层面发生一系列变化，这些变化相互影响、相互作用，最终引起心身疾病。

三、心身疾病的防治原则

心身疾病受生理、心理、社会因素的影响，因而对心身疾病的预防、诊治、护理和健康宣传教育必须兼顾个体的生理、心理、社会适应三个方面。

（一）心理干预目标

心理干预的目标是使患者正确对待心理社会因素的刺激，了解心身交互作用，调节情绪状态，提高治疗遵从性和生活质量，帮助患者建立有效的社会支持系统。

（二）心身疾病的预防

心身疾病是心身交互作用的结果，因而心身疾病的预防也应同时从心、身两方面进行。心理社会因素对机体的刺激会在长时间作用下引发心身疾病，所以预防要及早进行。具体方法包括：对具有明确易感素质的个体（如易怒、焦虑、抑郁、孤僻及多疑倾向者），应尽早通过心理辅导，使其人格特征健全；对于具有明显行为问题（如吸烟、酗酒、多食、缺少运动及 A 型行为等）的个体，可通过心理行为治疗予以矫正；对工作和生活中存在明显应激源的个体和群体，要指导其及时调整，减少或消除心理应激；对出现情绪危机的个体和群体，应及时进行心理疏导。对于具有心身疾病遗传倾向（如高血压、糖尿病家族史）的个体或已经有心身疾病先兆征象（临界高血压）者，则应做好健康宣传教育，加强心理预防工作。

（三）心身同治原则

对心身疾病患者，应采取心身相结合的治疗原则。首先要采取有效的躯体治疗，如治疗溃疡、高血压等，由相应的临床科室医师进行，目的在于解除疾病症状，促进患者康复。大多数患者的躯体治疗属于对症治疗。如果要达到维持疗效、减少复发的目的，则应及时请临床心理医师会诊，配合心理治疗和精神药物治疗。护理措施包括予以支持性治疗、不良生活方式和行为矫正，以及广泛的社会支持和帮助等。

心理治疗包括精神分析疗法、认知行为疗法和行为疗法等。近几十年来，行为疗法在心身疾病中的应用已受到广泛关注。放松训练、生物反馈训练、呼吸控制技术、气功和太极等均可有效改善患者的心身平衡，从而取得较满意的治疗效果。心理治疗大多为病因治疗，其目的是提高和维持躯体治疗的疗效，有效预防心身疾病的复发。

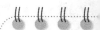

精神药物治疗的目的是减轻患者焦虑、抑郁等精神症状，调节自主神经系统功能，为心理治疗提供较好的心理条件。

四、常见的心身疾病

（一）原发性高血压

原发性高血压又称高血压病，是以动脉血压升高为特征，伴有血管、心脏、脑、肾等多脏器功能损害的全身性疾病，占全部高血压患者的 90% 以上。原发性高血压是一种高发病率、高致残率、高死亡率的疾病，是引起冠心病、心肌梗死、脑出血和脑栓塞等疾病的常见诱因。目前，我国有 1 亿多高血压患者，且每年新增患者人数在 300 万以上。在脑卒中患者中，约 76% 有高血压病史；在冠心病患者中，约 65% 有高血压病史。

国内流行病学调查显示，高血压患者伴发焦虑、抑郁的发生率分别为 11.6%~38.5% 和 5.7%~15.8%。焦虑、抑郁可能是引发高血压的直接原因，而高血压也可能导致焦虑、抑郁障碍，它们相互影响，互为因果。

1. 心理社会因素与原发性高血压

（1）心理行为因素：①精神紧张和创伤，可导致大脑皮质兴奋和抑制过程失调，缩血管中枢冲动占优势，进而引起血压升高；②人格因素，A 型行为类型与高血压的发生密切相关。研究表明，高血压患者中约 79.5% 具有 A 型行为特征。③不良行为，包括高盐饮食行为、致肥胖行为、吸烟及饮酒行为等。

（2）社会因素：①职业应激，过度紧张的脑力劳动，对视觉、听觉有过度刺激的工作环境，均易引起血压升高。例如，对公安系统 518 名工作人员进行健康体检发现，238 人患高血压，其患病率高达 45.9%，而且发病年龄显著提前，30~49 岁者占总发病人数的 79%，这与公安职业紧张、压力大、长期心身耗竭有关。②社会应激，经济拮据、家庭关系不和睦、工作不顺心、事业受挫、人际关系紧张、个人需要得不到满足、社会动乱、战争等，均与高血压的发病有关。③社会孤独和缺乏社会支持，容易导致焦虑、抑郁，与高血压的发病密切相关。④文化冲突，又称文化休克，不同民族和国家的风土人情、生活习俗、行为模式等都存在着很大的差异。当一个人从熟悉的文化环境到另一个陌生的文化环境中时，常常会产生由于态度、信仰的不同而导致的危机感与陌生感，严重影响个体的社会功能和正常生活，产生所谓的文化休克。由此而引起的焦虑、恐惧、愤怒、敌意、无助、抑郁等负性情绪均与心血管疾病的发生有关。⑤自然环境应激，自然灾害（如地震、海啸、洪水等）造成的强烈应激，可导致惊恐、焦虑不安、精神崩溃，使高血压发病率明显升高。

2. 原发性高血压患者的心理护理

（1）心理支持：鼓励患者倾诉内心的矛盾和冲突，引导其发泄敌意、怨恨、焦虑、紧张和不满等负性情绪，找出患者被压抑在潜意识中的矛盾冲突，给予疏导和心理支持，以减轻患者的心理压力。

（2）放松训练：是目前配合治疗原发性高血压常用的一种行为疗法。放松训练的具体操作方法是：指导患者自由地坐在舒适的椅子上，保持安静、不动，集中注意，处于"无我"状态，使全身肌肉放松，呼吸深慢。每日 1~2 次，每次 15 分钟，如此反复进行 3~6 个月。

（3）生物反馈训练：是利用生物反馈原理使个体学会放松反应。将血压或脉搏通过电生理仪器直观地呈现出来作为反馈信息，通过呼吸、放松、平静等调节，使血压得到控制。

（4）运动训练：气功、太极拳、快走、慢跑等有氧运动，可消耗过多的儿茶酚胺类物质，达到降低血压和血脂的作用，并有助于减少并发症，增强体质。

（5）行为矫正：针对因不健康的生活方式（如高盐饮食、高热量饮食、酗酒、缺乏运动等）而致病的患者予以行为矫正，是预防和治疗原发性高血压的有效途径。另外，对 A 型行

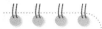

为的矫正也有助于高血压的治疗。

（二）冠状动脉粥样硬化性心脏病

冠状动脉粥样硬化性心脏病简称冠心病，是指冠状动脉粥样硬化，使血管腔狭窄或阻塞，导致心肌缺血、缺氧而引起的心脏病变，其基本原因是心肌供血不足，因而又称缺血性心脏病。在许多国家，冠状动脉粥样硬化性心脏病已成为造成死亡的主要原因。在美国，本病占所有死亡原因的 1/3~1/2，占所有心脏病患者死亡原因的 50%~70%，男性发病人数约为女性的 3 倍。

大量研究表明，冠状动脉粥样硬化性心脏病的发生、发展与生物、心理和社会因素有关，包括遗传因素、高血压、高血脂、吸烟、肥胖、缺乏运动、A 型行为类型、人际关系不协调和焦虑、抑郁等多种危险因子。一项关于我国冠状动脉粥样硬化性心脏病患者抑郁症流行病学调查统计的 Meta 分析纳入了 27 项研究，包括 5236 例住院患者和 1353 例社区患者。结果表明，冠状动脉粥样硬化性心脏病患者的抑郁总体流行率为 51%，社区为 34.6%~45.8%，重性抑郁发病率为 3.1%~11.2%。

1. 心理社会因素与冠心病　单纯用遗传、高血压、高血脂等生物因素不能完全解释冠心病的发生。吸烟、活动过少、心理社会压力、不良情绪以及 A 型行为等因素同样是冠心病的重要危险因素。

（1）人格因素：20 世纪初，英国医生威廉·奥斯勒（William Osler）指出：典型的冠心病患者是"敏锐、有雄心的人，他们的引擎指示器总是处于'全速前进'状态"。1950 年，美国学者弗里德曼（M. Friedman）和罗森曼（R. Rosenman）发现，冠心病患者的行为特征与正常健康人有很大的差异，患者大多数具有 A 型行为特征。为证实 A 型行为与冠心病之间的关系，弗里德曼和罗森曼联合多国内科医生实施了一项"西方协作研究计划"，结果显示 A 型行为确实是冠心病的危险因素。随后进行的多项流行病学研究证实，冠心病与 A 型行为之间存在明确的联系。

（2）生活事件：一般认为，经历的生活事件越多，冠心病的发病率、复发率及死亡率越高。瑞典一项研究表明，患者在心肌梗死发作前 6 个月内的生活事件评分大幅度升高，远远超过患者自己之前的水平，可达 3~4 倍。我国学者采用生活事件量表对冠心病患者进行对照研究，结果发现冠心病患者发病前的生活事件频度和生活事件紧张值高于健康对照组。

（3）负性情绪：负性情绪不仅可加速冠心病的发生、发展进程，影响治疗、康复和患者的生活质量，而且是引发猝死、心肌梗死的重要危险因素。冠心病患者受到各种生活事件的影响，极易产生焦虑、抑郁、孤独等负性情绪。有研究应用焦虑自评量表和抑郁自评量表对冠心病患者进行情绪障碍分析，结果显示，52% 的患者有明显焦虑，80% 以上的患者有不同程度的抑郁。

（4）生活方式：吸烟、缺乏运动、过量饮食等因素是公认的冠心病危险因素。饮食与冠心病的关系主要是脂肪摄入，脂肪含量决定了血液中的胆固醇水平，后者是罹患冠心病的重要危险因素。

研究显示，我国 20 岁以上人群中，高胆固醇血症患病率为 9.0%，临界性高胆固醇血症患病率为 22.5%，这意味着我国患有高胆固醇血症的人数有近 1 亿。

2. 冠心病患者的心理护理

（1）心理支持：鼓励患者倾诉内心的体验和感受，并予以支持和指导，以减轻患者的心理压力。正念认知疗法（mindfulness-based cognitive therapy，MBCT）是由泰斯德（J. Teasdale）等融合了认知疗法与正念减压疗法而提出的一种主要用于解决长期抑郁症复发问题的心理疗法，以最终达到缓解患者的焦虑、抑郁情绪为目的。研究表明，正念干预对于改善老年高血压、冠心病患者的焦虑、抑郁情绪有明显效果。

（2）矫正 A 型行为：对防治冠心病具有积极意义。具体方法有：冠心病相关知识和 A 型行为相关知识健康教育；放松训练；认知行为疗法。另外，音乐疗法、肌电生物反馈疗法等对矫正 A 型行为也有一定的疗效。

（3）调节生活方式：主要包括戒烟、减轻体重、运动、控制血压、控制酒精摄入、加强饮食管理等，这有助于降低发病率和死亡率。

知识链接

矫正 A 型行为

针对时间紧迫感：

1. 养成每天记录匆忙的事件及其原因的习惯，每周一小结。

2. 当一个耐心的听众，不打断他人的谈话。

3. 放弃同时思考多个问题或同时做多件事情的习惯。

4. 需要等待时，可以看书、看杂志等，避免焦躁、发脾气。

5. 不要超过在自己前面走得很快的人。

6. 时间短、任务多时，遵循先易后难的原则，一件一件地解决，不要操之过急。

针对争强好胜：

1. 增加对他人的理解，减少敏感和不信任。

2. 对帮助过自己的人真诚地说一声"谢谢"。

3. 向自己认识的人自然微笑，主动、热情打招呼。

4. 当不能肯定自己的对错时，说一声"可能是我错了"。

5. 在玩乐时，不必太过认真，学会愿意认输。

6. 面对焦虑时，深呼吸，放松身体，保持坦然、平静；面对挫折、打击或者逆境时，做到安慰自己"退一步海阔天空"。

（三）支气管哮喘

支气管哮喘简称哮喘，是由嗜酸性粒细胞、肥大细胞和 T 淋巴细胞等多种炎症细胞和细胞组分参与的气道慢性非特异性炎症疾病。患者可出现反复发作性的喘息、呼吸困难、胸闷或咳嗽等症状，常在夜间和（或）清晨发作、加剧。支气管哮喘是严重威胁人类健康的慢性疾病，全球患者人数约为 1 亿。我国支气管哮喘成人患病率为 1%，儿童患病率达 3%。研究表明，哮喘的发作与心理社会因素密切相关。

1. 心理社会因素与支气管哮喘

（1）人格因素：研究发现，支气管哮喘患者具有依赖性强、较为被动顺从、敏感、受暗示性、情绪不稳定、希望被他人照顾和自我中心等特点。这主要是由于过度焦虑、依赖及心理压抑等因素影响自主神经系统，继而刺激支气管平滑肌，导致哮喘发作。

有研究显示，许多哮喘儿童患者（约占 1/2）有强烈的乞求他人（特别是母亲及其替代者）保护的潜意识。他们通常对与母亲分离特别敏感，这种特点是由母亲对待哮喘儿童的态度所引起的。母亲具有强势人格，如在儿童期过分细致、周到地安排孩子的生活、过分关注患儿的哮喘行为，可使儿童通过学习机制形成条件反射，导致哮喘发作更容易持续。在治疗过程中发现，哮喘患儿一旦住院，即使治疗方案不变，只是医务人员不像其父母般对患儿的哮喘发作过分焦虑，也有利于其病情改善。

（2）应激因素：目前认为，心理应激可能通过以下途径诱发或加重哮喘。①强烈的情绪变

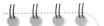

化刺激大脑皮质，并作用于丘脑，通过激活迷走神经，促进乙酰胆碱释放，引起支气管平滑肌收缩、痉挛及黏膜水肿而导致哮喘；②不良的精神刺激通过中枢神经系统引起内分泌功能失调和各种激素分泌异常，包括促皮质激素、去甲肾上腺素、生长激素和内啡肽的变化；③心理功能可失调通过作用于中枢神经系统，特别是丘脑下部，干扰机体的正常免疫功能，并影响机体对外界各种不良刺激反应的敏感性。

（3）职业或环境因素：包括家庭居住环境，如经常暴露于烟雾、粉尘中的儿童哮喘患病率高于对照组儿童；空气污染、呼吸道感染与儿童哮喘的发生关系密切；摄入某些特异性食物可以引发哮喘；从事油漆、汽修等工作的人群易发生哮喘。

容易诱发哮喘的药物主要有：阿司匹林等解热镇痛药；作用于心脏的药物，如普萘洛尔等；磺胺类药物可引起变态反应而诱发哮喘发作。此外，儿童大哭或大笑、剧烈运动、恐惧、紧张等也可引起哮喘发作。

2. 支气管哮喘患者的心理护理

（1）发作期：此阶段心理护理的重点是提供心理支持。此期患者最典型的心理问题是紧张、烦躁、恐惧。护士应用坚定而沉稳的语言鼓励和安慰患者。例如，可轻轻拥抱儿童，示范深慢呼吸动作，使患儿放松身体，给予其信心，以达到镇静的目的，逐步缓解哮喘发作，为进一步治疗争取时间。

（2）缓解期：此阶段心理护理的主要任务是提高患者的自护能力。当患者的哮喘症状有所缓解时，护士应耐心询问或与患者共同分析其哮喘发作的具体原因，以便实施有针对性的心理护理。如果患者由于沮丧、失望、恐惧等紧张情绪诱发哮喘，则应针对造成其紧张情绪的事件，采取相应的心理疏导措施，以缓解患者的紧张情绪；如果患者因周围有他人哮喘发作而导致其情绪紧张，则可在条件允许的情况下使患者尽量远离刺激源，或通过实地训练帮助患者克服敏感、焦虑等不良情绪。

患者有时会根据其经验，每当哮喘发作之前，即出现精神紧张，将注意力集中于对发病的恐惧，反而促使疾病发作。针对此类患者，护士应指导其进行自我心理护理。指导患者在预感哮喘发作时保持镇静，把注意力转移到其他事物上。建议患者建立一份"档案"，记录每次哮喘发作的时间、轻重程度、周围环境、当时的情绪、有无其他特殊事件、有无疲劳或剧烈活动等，以便找出哮喘发作的诱发因素，采取适当措施，避免疾病复发。

（四）消化性溃疡

消化性溃疡主要是指发生于胃和十二指肠部位的急性或慢性溃疡，是较早公认的心身疾病。消化性溃疡的人群发病率约为10%，男性发病人数是女性的2~4倍，以青壮年发病者居多。我国流行病学调查显示，60%~84%的消化性溃疡初次患病或复发患者，在症状出现前1周经历过严重的生活事件刺激，如人际关系紧张、事业受挫等。

社会进步使人们的社会活动和生活方式发生了巨大的变化，与心理应激相关的心身健康问题日益成为消化系统专科临床实践的挑战。近年消化系统疾病所涉及的心理社会问题居内科心身疾病首位，45%~75%的消化系统疾病患者伴有心身因素。

1. 心理社会因素与消化性溃疡　心理学家亚历山大（Alexander）从心理动力学的观点出发，提出有3个因素参与溃疡的形成：遗传易感倾向、长期的内心冲突、心理社会应激。心理因素可引起自主神经系统和内分泌系统活动的变化，影响胃肠道系统，进而引发溃疡。此外，研究者还从生活事件、人格因素、职业应激与消化性溃疡的关系等方面进行了探讨。

（1）社会因素：工作环境紧张与消化性溃疡密切相关，例如，军人、驾驶员、外科医生、教师、编辑、记者、翻译和导游等职业人群胃肠道疾病的发病率较高，这些职业人群多数有工作紧张、不能按时进餐等特点。工作、生活繁忙，使人们精神长期过度紧张已成为胃肠道疾病的重要病因。

（2）情绪因素：胃肠道被认为是最能表达情绪的器官，因此，情绪上的波动可通过胃肠道反应表现出来。例如，抑郁、悲伤、沮丧等可引起胃黏膜苍白，胃液分泌减少；愤怒、紧张、厌恶、惊慌、憎恨、激动、应激等可以引起胃液分泌增多，胃酸和胃蛋白酶持续增多，进而导致消化性溃疡。

（3）紧张性生活事件：有研究者通过对比溃疡患者与正常健康人之间的生活事件差异，发现患者组经历的生活事件更多，且患者抱怨家庭矛盾多（占30%）、经济压力大（占50%）。而健康对照组中抱怨家庭矛盾的比例只有3%，抱怨经济压力大者比例为11%。

（4）人格特征：研究发现，溃疡患者大多具有对工作认真、负责，有较强的进取心，有强烈的依赖愿望，容易怨恨、不满、孤僻、悲观，遇事思虑过多，事无巨细，过于苛求，井井有条，稍不顺心就有情绪波动、易怒，但又常常压抑而不能发泄。具有这种人格特征的个体，容易在较多生活事件的作用下发生溃疡。

（5）心理应激：动物实验表明，警戒、回避电击的应激或束缚性应激均可诱发溃疡。紧张性生活事件引起心理应激时，促肾上腺皮质激素释放激素、糖皮质激素、儿茶酚胺等作用于消化道的激素分泌增多，可导致胃肠运动功能紊乱，影响胃酸分泌，从而诱发消化性溃疡。

（6）不良行为习惯：对溃疡患者与健康人进行的对照研究发现，患者组中有不良行为习惯者多于健康对照组（患者中有48%每天服用阿司匹林，有39%每天饮酒，有67%每天吸烟；而健康对照组中服用阿司匹林、饮酒和吸烟者分别占12%、24%和28%）。

2. 消化性溃疡患者的心理护理

（1）行为干预：向患者介绍消化性溃疡的诱因、临床特点和治疗，纠正吸烟、饮酒等不良习惯，指导患者合理膳食，如规律饮食，少食多餐，忌食坚硬、过冷或过热的食物等。

（2）心理支持：向患者解释消化性溃疡的性质，使患者认识情绪变化与消化性溃疡的关系，鼓励患者保持乐观的心态，缓解不良情绪，采取健康生活方式，减少负性情绪对疾病的影响，降低复发率。另外，还可以针对特定患者采用放松训练等方法减轻其情绪反应。对于有明显心理应激史、强烈情绪反应和抑郁倾向的患者，可以配合应用抗抑郁药。

（五）糖尿病

糖尿病是一种典型的内分泌系统疾病，其基本病理特点是胰岛素分泌相对或绝对不足以及靶细胞对胰岛素的敏感性降低或胰岛素自身结构存在缺陷，而引起糖代谢紊乱，继发脂肪、蛋白质、水与电解质等代谢障碍，表现为高血糖、糖尿等。

糖尿病的病因和发病机制十分复杂，目前尚未完全清楚，一般认为是多因素综合作用的结果。其中，心理社会因素具有重要的作用。现代医学研究表明，心理因素可以通过大脑边缘系统和自主神经系统影响胰岛素的分泌。当机体处于紧张、焦虑、恐惧或受惊吓等强烈应激状态时，HPA兴奋，糖皮质激素分泌迅速增加，促进糖异生，抑制糖的利用，是应激时血糖升高的重要机制。另外，交感神经兴奋，使肾上腺素分泌增多，也可间接抑制胰岛素的分泌和释放，使血糖升高。

1. 心理社会因素与糖尿病

（1）人格因素：研究发现，大多数糖尿病患者人格不成熟、被动、依赖、做事优柔寡断、缺乏自信，常有不安全感。这些人格特征可降低患者对精神压力的耐受性，使其容易产生紧张、不安等负性情绪体验。

（2）负性情绪：糖代谢紊乱可直接使患者产生抑郁、焦虑症状。糖尿病患者中具有临床意义的抑郁症状发生率高达21.8%~60.0%。抑郁、焦虑症状可能是糖尿病的固有症状之一。

青少年糖尿病患者更容易出现情绪波动，常见激动、愤怒、抑郁与失望等情绪反应。成年期患者也会出现失望、无所适从、悲哀、忧愁、苦闷等表现，对生活失去信心，应对外界挑战和适应生活的能力下降，甚至出现自杀意念和行为。

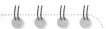

（3）心理应激：调查发现，2 型糖尿病患者中双亲离世、家庭破裂、离婚、失业等严重的生活事件较多，而且此类严重的生活事件都发生在糖尿病发病前。临床资料表明，某些糖尿病患者在饮食和治疗药物不变的情况下，由于受到生活事件的突然刺激，可导致病情迅速加重，甚至出现严重的并发症。

2. 糖尿病患者的心理护理

（1）心理疏导：护士可以根据患者不同疾病阶段的心理特点，真诚地与患者沟通交流，倾听他们诉说内心的压力与烦恼。鼓励患者向其家人、朋友倾诉，以获得亲人的理解与支持。必要时也可以鼓励患者向专业心理咨询人员倾诉。满足患者对爱、关心和尊重的心理需求，帮助其解除心理顾虑，消除负性情绪，充分调动其主观能动性。同时，护士可以在恰当的时机向患者介绍治疗效果明显好转的病例，告知患者只要配合系统治疗，就能控制血糖，预防并发症的发生，使患者保持心情舒畅，以减轻心理负担，树立战胜疾病的信心。

（2）健康教育：积极开展健康教育，指导患者科学地安排生活、饮食和体力活动，帮助患者及其家属尽可能多地掌握糖尿病基本知识、注射胰岛素的方法和血糖测定方法。指导患者正确认识糖尿病，理解虽然目前的医疗技术水平尚不能根治糖尿病，但是经过医患共同努力，完全可以控制病情，使患者可以像正常人一样生活、工作和学习，从而有信心战胜疾病。

（3）鼓励患者参与活动：消除患者因患病而感觉孤独的最好方法是鼓励患者积极参与相关活动。例如，鼓励患者与病友交流；向患者提供当地的病友俱乐部，使患者在团体组织中学习、适应患病后的生活，建立有益于健康的生活方式。

（六）肿瘤

恶性肿瘤是威胁人类生命最严重的一类疾病，是人类三大死因之一。国际癌症研究机构（International Agency for Research on Cancer，IARC）发布的全球恶性肿瘤负担的最新数据显示，2020 年全球新发恶性肿瘤病例 1929 万例，死亡病例 996 万例；我国是世界第一人口大国，恶性肿瘤新发人数远超全球其他国家，2020 年我国新发恶性肿瘤病例 457 万例，死亡病例 300 万例。近 10 年来，我国恶性肿瘤发病率和死亡率年增幅达 3.9% 和 2.5%，防控形势十分严峻。

肿瘤的病因目前尚未明确。通过多年的流行病学调查及实验研究、临床观察发现，环境与行为因素对人类恶性肿瘤的发生具有重要影响。据估计，80% 以上的恶性肿瘤与环境因素有关。另外，个体的情绪、个性、社会因素在肿瘤的发生、发展过程中也起着重要的作用。肿瘤作为心身疾病，其发生、发展、治疗和转归均与心理社会因素密切相关。近几十年的行为医学研究显示，除了物理与化学因素、病毒、慢性感染以及遗传因素外，负性心理因素（如紧张、抑郁、焦虑、痛苦、忧伤等）、生活事件、个性特征、情绪反应、心理神经免疫等因素也可导致机体平衡失调，与癌症的发生有一定的关系。而癌症诊断和治疗过程中的压力和情绪反应，也会加剧机体功能紊乱。

1. 心理社会因素与癌症

（1）情绪因素：研究发现，爱生闷气对胃癌的发病具有很重要的作用。研究表明，癌症患者比一般正常人更容易产生抑郁情绪。此外，愤怒的表达方式在癌症发生过程中的作用也越来越受到重视，癌症与对愤怒的压抑、不发泄、内隐有关。另外，还有研究显示，老年胃癌患者容易产生负性心理应激，导致机体细胞免疫功能紊乱，从而加重病情。

（2）生活事件：调查发现，癌症患者发病前的生活事件发生率比其他人群高。

（3）人格特征：目前认为，C 型行为的主要特征表现有：过分合作、协调、姑息、谦让、自信心不足，过分忍耐、回避冲突、屈从让步，负性情绪控制力强，追求完美、生活单调等。这种过于息事宁人的个性特征，容易使个体长期处于失望、愤怒和抑郁状态中，由此破坏机体免疫功能，并进而导致癌症的发生。

（4）社会支持：关于乳腺癌患者的研究提示，积极加强对患者的心理干预和抗焦虑治疗，对患者家属进行健康宣传教育，以及加强社会支持，对提高临床治疗效果和患者的生活质量具有重要的意义。研究发现，有五项因素可显著影响乳腺癌患者的自然杀伤细胞功能：①得到配偶或亲友高质量的情感支持；②得到医生的支持；③雌激素受体水平；④外科手术切除；⑤积极寻求支持。

（5）心理神经免疫与癌症的发生：研究心理社会因素对机体各个系统尤其是免疫系统的影响，以及脑、行为、神经内分泌和免疫系统相互作用的交叉性学科，称为心理神经免疫学（psychoneuroimmunology）。心理神经免疫学研究表明，心理社会因素主要通过引起下丘脑-垂体-肾上腺轴功能紊乱影响免疫系统，从而影响癌症的发生和转归。下丘脑-垂体-肾上腺轴影响免疫系统的主要激素是皮质醇。紧张刺激引起个体产生抑郁、沮丧情绪时，促肾上腺皮质激素（ACTH）及肾上腺皮质激素分泌增加，进而抑制免疫系统的正常功能，特别是自然杀伤细胞的功能。目前认为不良情绪对机体免疫功能有抑制作用，从而影响免疫系统识别和消灭肿瘤细胞的"免疫监视"功能。

2. 肿瘤患者的心理护理

（1）告知癌症诊断的原则：癌症诊断明确后，困扰许多医护人员和患者家属的第一个问题可能就是能否将诊断结果告知患者。国外许多医护人员认为，一旦明确诊断，即应将诊断和治疗计划一并告知患者。

目前常见的做法是将诊断告知患者家属，当患者询问时，医护人员或家属断然否认，或支吾搪塞。这种做法的好处是：①使家属有所准备，为患者安排治疗；②可为患者留出心理调适的时间，避免即刻告知诊断造成的巨大心理冲击。然而，大多数患者可以通过对自身病情的观察、所用药物以及周围人对自己的行为和态度变化猜测到真相。在这种情况下，医护人员若继续矢口否认，就会使患者产生被抛弃感和对医护人员的不信任感，甚至更容易认为癌症是不治之症。因此，应依据每个患者的人格特征、应对情况等，审慎、灵活地决定是否告知诊断结果以及告知的恰当时机与方式。

（2）纠正错误认知：患者的许多消极心理反应均来自"癌症等于死亡"的错误认知。因此，医护人员应向患者介绍癌症相关知识，一方面承认癌症是一种严重的疾病；另一方面使患者相信只要配合治疗，保持良好的心理状态，即使不能治愈，也可与癌症长期共存。

（3）引导患者采取积极的应对方式：帮助患者适时发泄愤怒，疏解其紧张情绪。通过放松训练等调整情绪。指导患者改变认知，重新评价，寻找生命中的闪光点，看到希望。即使疾病不能治愈，也应适应现实，平静、乐观地接受现实。

目前，许多心理社会干预方法可用于缓解癌症患者的心理问题，如信息教育、治疗性咨询、精神分析、认知行为治疗等。治疗性咨询是以患者为中心的治疗和护理，通过主动倾听、共情、问题解决等方法达到心理治疗的目的。研究表明，癌症患者在 3 个月左右的化疗期间，经过心理干预，在应对疾病的策略上可发生明显的变化，主要是主动认知和主动行为应对。

（4）情感支持：医护人员应指导家属、亲友为患者提供情感支持，通过安慰、鼓励、劝导等手段，缓解患者的紧张情绪，使患者树立信心，怀有希望。癌症患者的心理创伤不仅会影响治疗效果，也会影响患者的生活质量，甚至可能使患者走向极端。医护人员应关注患者的感受，与家庭、社会一同给予患者情感支持，积极开展医务社会工作者和志愿者服务，向有需求的患者提供社会资源和帮助。

（曹卫洁）

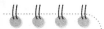

小 结

　　应激与机体对环境的适应能力有关。适度的应激有利于个体的心身健康和对环境的适应。而当应激过于强烈或持续存在时，机体的生理与心理内稳态就会受到干扰，进而产生一系列的生理和心理行为反应。这一系列反应可能是对环境的适应性表现，也可能是适应不良，甚至产生心身疾病。学习心理应激与心身疾病相关知识有助于了解心理社会因素在疾病发生、发展过程中的作用，对于采取应对方式和应激管理策略，维护心理健康，预防心身疾病具有重要的意义。本章主要介绍了应激的概念、应激源、应激模型、应激的中介因素和生理、心理反应；在此基础上介绍了临床常见心身疾病及心理社会因素的致病机制，旨在为护理工作者在临床工作中实施有效的心理护理提供指导。

 思考题

一、单项选择题

1. 认为应激反应是个体对情绪或事件的认知评价的结果的理论模型是
   A. 稳态学说模型　　　　B. 应激的认知评价模型　　C. 一般适应综合征模型
   D. 应激系统模型　　　　E. 应激过程模型
2. 心理冲突与挫折属于
   A. 心理性应激源　　　　B. 躯体性应激源　　　　C. 社会性应激源
   D. 文化性应激源　　　　E. 风俗性应激源
3. 个体发生应激反应时可能表现为认知狭窄、偏激，这属于下列认知反应中的
   A. 闪回　　　　　　　　B. 自我评价丧失　　　　C. 反复沉思
   D. 偏执　　　　　　　　E. 灾难性反应
4. 强调由环境因素引起心身反应，并通过强化或泛化作用使心身反应被固化的理论是
   A. 心理生理学理论　　　B. 神经内分泌变化机制　　C. 免疫功能变化机制
   D. 神经系统的直接作用　E. 行为学习理论

二、简答题

1. 简述一般适应综合征的三个阶段及相应表现。
2. 简述应激的三个主要理论模型。
3. 简述应激源的概念及其分类。
4. 应激的心理社会中介因素有哪些？
5. 应激的生理、心理反应有哪些？
6. 如何理解心身疾病？
7. 在你的周围有否高血压、冠心病患者，他们的个性因素和生活方式有哪些特点？

三、案例分析题

　　张先生10年前被确诊为2型糖尿病。患病以来，他一直注意饮食和锻炼，并服用药物来控制血糖。但是近几个月来，张先生的糖尿病病情开始恶化，即使坚持控制饮食和锻炼，也未见好转。

　　到医院就诊时，医生询问他近期的工作和生活是否有变化，他说单位领导又给他增加了几项新的工作任务，使他感觉工作压力比以前大很多。压力增大很可能是疾病恶化的原因。医生在调整治疗方案之前，建议他请单位领导协调一下能否减轻一些工作压力。经过沟通，张先生的领导很理解他的处境，调配另一名员工分担了他的一部分工作。数周后，张先生的病情有所改善。

　　请回答：

　　（1）本案例中患者面临的主要应激源是什么？

　　（2）患者可能会出现的应激反应有哪些？

　　（3）分析心理应激与血糖控制的关系。

第四章　心理评估

导学目标

通过本章内容的学习，学生应能够：

◆ **基本目标**：

1. 解释心理评估的概念与功能。
2. 说明心理评估的实施方法、实施原则、注意事项及适用范围等。
3. 应用常用心理评估工具对患者的心理状态进行评估。
4. 培养学生具备心理评估工作者的职业素养和职业道德。

◆ **发展目标**：

1. 综合运用观察法、访谈法和心理测验等方法实施心理评估。
2. 具备在护理实践中运用心理评估工具的能力。
3. 养成科学、严谨的工作作风和实事求是的工作态度。

　　各种疾病患者的心理活动多样化且复杂，通过心理评估可帮助医护人员间接了解患者的心理状态、存在的心理问题及其严重程度，为实施心理护理提供科学依据。

第一节　概　述

案例 4-1

　　某中年女性患者 A，初中文化，因胆结石住院进行手术治疗。入院时，同病室有一名 2 天前做过同类手术的女性患者 B。患者 B 因伤口疼痛时常呻吟，面部表情痛苦，夜间睡眠差。患者 A 在入院后第 3 天接到手术通知。她多方打听手术医师的情况，多次向护士询问有关手术的情况，如手术是否有危险、术中是否会发生大出血。为此，她夜晚辗转难眠，并且要求丈夫留在医院陪伴她。

　　请回答：

　　如何评估患者 A 的心理状态？

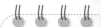

在临床工作中，了解患者的心理状态，描述其心理行为表现，实施正确的心理护理，都要借助于心理评估方法。因此，护理人员应掌握心理评估的功能及实施原则等心理评估的基本知识。

一、心理评估的概念

心理评估（psychological assessment）是应用观察法、访谈法和心理测验等多种心理学方法获得信息，对个体的某一心理现象进行全面、系统和深入的客观描述。也有学者提出，心理评估是应用心理学的理论和方法对人的心理品质及水平进行评定的过程。

心理评估在心理学、医学、教育、人力资源、司法、军事等领域均有广泛的应用。护理领域的心理评估，即从护理学专业角度，动态地针对患者的心理健康状况，遵循心理评估的理论和方法，并融合心理学、医学、护理学、社会学等学科评估技术进行综合心理评估。它有别于医学心理学的临床心理评估，是以护理对象为侧重点，由护理人员参与并实施，也是护理程序中护理评估的重要组成部分。

二、心理评估的功能

心理评估是护理过程中不可缺少的环节，是实施心理护理的重要依据，对心理护理的实施及质量评价等均有指导意义。其主要功能包括以下几方面。

（一）筛查护理对象的心理问题

通过心理评估可以全面了解患者的心理状况，如了解患者的认知功能、情绪状态、人格特征、行为模式、心理应激、社会支持、自我效能、心理弹性等；筛查患者的心理问题，判断患者的行为是正常反应、心理偏差，还是心理疾病等；测评患者心理问题的性质及程度，如评估是属于行为问题、认知问题，还是情绪问题；评估心理问题的产生原因，如评估是人格、动机因素，还是环境因素导致了心理问题。

无论病情轻重如何，大多数患者都会伴有不同程度的心理问题，出现情绪消沉、抑郁、焦虑、恐惧等消极的不良心理反应。其中，有的患者反应适度，可通过自我调节或寻求帮助实现有效应对，有的患者则负性情绪反应强烈且心理承受能力差，导致心理失衡或偏差，不能有效应对。面对患者各种不同程度的心理反应，护理人员应以观察、访谈、心理测验等方法综合评估其心理状态，大致了解其心理失衡的程度，酌情拟订干预计划。

筛选干预对象时，应区分患者的心理反应差异（程度轻重）及对应的心理干预等级，从而有效地评估患者的心理状况、避免临床心理护理的盲目性。护理人员可通过系统、全面、动态的评估方式，快速判断出有重度心理危机的患者。例如，从抑郁症患者群体中快速甄别出有自杀倾向的患者，及时采取干预措施，争取在最短的时间内化解其心理危机，避免悲剧发生。对此类有重度心理危机的患者，应更加注重全程、动态地评估，随时监测其心理活动状况，及时调整干预措施，进行有效的心理护理。

（二）提供心理护理的依据

通过心理评估，可以把握患者心理问题的轻重缓急，了解引发患者心理问题的原因和主要影响因素，为选择恰当的心理干预时机及采取相应的措施提供依据。首先，疾病本身就可导致患者产生各种负性情绪（如紧张、愤怒、焦虑、抑郁、恐惧等）；其次，患者自身的性格特征、对疾病认知的差异、对环境适应能力的不同以及社会和家庭支持系统等因素也可对患者的心理产生不同程度的影响。例如，当发现患者情绪十分低落，甚至有自杀倾向时，护士应立即启用自杀干预的紧急措施。

（三）评估心理护理实施的效果

心理评估还可用于评价心理护理的效果，了解心理问题是否解决以及患者的恢复程度。这与护理程序中的护理评价相似，即对患者实施心理干预后，患者的心理失衡和心理偏差是否得到纠正，心理危机是否得以化解等。护理人员需要从患者的主观体验及其身心的客观指标进行综合性评价。评价结果可归纳为以下三种：

1. 明显改善 对患者采取干预措施后，如果干预策略明显奏效，则患者的负性情绪反应强度可显著降低，其心理状态趋于稳定，护理人员可暂停对患者的心理干预。

2. 部分改善 对患者采取干预措施后，如果干预策略部分奏效，则患者的负性情绪会有所改善，但不能完全缓解。护理人员应针对未完善的部分进行补充干预，巩固并加强护理干预的效果，使患者的心理问题逐步改善。

3. 未改善 对患者采取干预措施后，如果干预策略未奏效，则患者的负性情绪会持续或加重，对其身心健康构成更大的威胁。护理人员需要再次评估，进行更深入的原因分析，调整心理干预策略，为患者选择更有效的心理干预措施。

三、心理评估的实施

（一）心理评估的一般过程

心理评估就是根据评估的目的采取多种方法收集资料，并对资料和信息进行分析、判断的过程。临床护理工作中，心理评估的目的不同，所采取的方法和程序也会有所区别。心理评估的一般过程包括以下几个步骤。

1. 了解患者的一般情况 遵循护理程序，了解患者的主诉、现病史、既往史及家族史等，评估患者现存或潜在的心理问题，判断是否需要提供心理方面的帮助。

2. 确定心理评估的目的 根据患者现存的首要和主要护理问题，确定心理评估的目的，初步评估患者是否有心理问题或心理障碍，是否有发生自伤、自杀等异常行为的可能。

3. 对具体问题进行有针对性的详细评估 在掌握患者一般情况的基础上，通过行为观察法、访谈法或心理测验法等各种方法，对重点和特殊的具体心理问题进行详细、深入的了解和评估。

4. 对收集到的资料进行整理、分析和判断 对已获得的资料进行系统的整理和分析，写出评估报告，得出初步结论，并向患者或家属及有关人员进行解释，以确定进一步的治疗和护理方案。

（二）心理评估应遵循的原则

1. 动态性原则 患者的心理活动受疾病病程、环境等因素影响而不断变化，因此，心理评估必须因时而异，即应动态、实时评估患者的心理状态及其变化情况。

2. 综合性原则 由于各种心理评估方法都存在各自的局限性，所以不宜将评估结果绝对化，而是需要与患者的临床实际情况及其他评估方法相结合，进行综合判断。

3. 保护性原则 首先，在进行心理评估前，护理人员应该与患者充分交流沟通，建立良好的护患关系，以获得患者的信任和同意。如果患者不同意，则应进一步解释说明心理评估的积极意义，尽量使其接受；其次，对患者进行心理评估时，如涉及患者的个人隐私，护理人员必须严格遵守职业道德，保护患者的隐私，不随意泄露，以维护患者的隐私权；最后，心理评估过程中始终都要尊重患者的权益，维护其知情同意权，多关心患者。

（三）实施心理评估人员的要求

1. 尊重患者 评估者应尊重患者，对待患者应当热情、耐心、细致，应当建立良好的护患关系，以便取得患者的密切配合。

2. 认真负责 评估者必须以严肃、认真和审慎的工作态度，按照标准化程序熟练地进行心理评估。

3. 具备心理评估技能 评估者应具备一定的心理评估专业技能，经过心理评估方面的专门培训，熟悉各种评估方法的功能、适用范围及优、缺点。

4. 具备心理评估相关知识 评估者应具备一定的医学、护理学和心理学专业知识，熟悉临床常见病、多发病的临床表现和诊断要点，以便鉴别正常与异常的心理现象。

（四）心理评估的注意事项

1. 选择适宜的评估方法 评估者应根据患者的临床实际情况选择适宜的心理评估方法。

随堂测 4-1

2. 客观看待评估结果 评估者应对影响心理评估的因素有充分的认识，正确看待评估结果，结合临床实际情况客观评估。

3. 以取得患者同意为前提 评估时应确保患者意识清醒，自愿合作。

4. 提供适宜的环境 评估时应注意环境安静、清洁，以不引起患者疲劳为宜。

四、心理评估报告

形成心理评估报告是完成心理评估活动的最终结果。完整的心理评估报告通常包括以下基本内容，并按顺序依次填写。

心理评估报告的内容包括：评估对象的一般资料、申请评估的理由、背景资料、评估对象的行为表现、测验结果、评估结果的解释、建议、小结，以及评估者签名。

知识链接

临床心理学领域积极功能评估研究进展

近年来，临床心理学领域开始重视研究积极功能评估，并研制出一批供临床应用的积极功能评估工具，这已成为目前心理评估领域的研究热点之一。积极功能评估的项目包括：心理幸福感（psychological well being，PWB）、创伤后成长（post-traumatic growth，PTG）、生命意义感（meaning in life）、感恩（gratitude）、宽恕（forgiveness）、个人成长（personal growth）等。将来，积极功能评估研究的方向可能是：对已存在的积极功能评估工具进行整理和改进；将已经开发出来的积极功能评估工具应用于临床研究；逐渐转变主流临床心理学传统的理论观点。目前，临床心理学正处于由传统的只关注消极功能单一方面向关注消极和积极两个方面转变的过程中，这意味着心理评估又有了新的使命，将会发挥更大的作用。

随堂测 4-2

（李晓敏）

第二节 护理心理评估的常用方法

案例 4-2

李某，男，62 岁，已婚，退休工人。患者近 1 年来自觉头晕、四肢乏力、担心自己的身体状况，逐渐出现记忆力减退，常卧床少动，少言寡语，烦躁，进食减少，称自己"心脏不好，全身无力，睡眠不好，觉得难以活下去"。患者说话语调低沉、缓慢，用大量语言描述自己身体的不适，并且认为自己的情况不会好转，也不会做家务了，感到活着没有意思；日常生活需要他人督促，不愿外出，害怕与人交往，愿意独处。抑郁自评量表（SDS）评分为 73 分。

请回答：

在上述案例的描述过程中，护士采用了哪些心理评估方法？

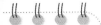

心理评估的方法包括观察法、访谈法、问卷法、量表法和心理测验法等心理学方法。这些方法的应用与心理学和行为科学的研究方法类似。但是，心理评估的方法侧重于研究个体在患病状态下，其行为活动所反映的特殊心理特征。临床工作中，护理人员在应用这些心理评估方法时，应学会根据实际情况联合应用多种方法，取长补短，以获得全面而准确的信息，从而对患者的心理状况做出正确的评估。

一、观察法

案例 4-3

小高，女，31岁，某市初中语文教师。2019年1月10日，小高在单位组织的例行体检中被告知发现乳房肿物；1月20日，小高在丈夫的陪同下到医院进行专科检查，初步诊断为右侧乳腺癌。小高得知病情后，顿时伤心欲绝、万念俱灰。在丈夫及医护人员的劝慰及建议下，小高于入院后第3天进行了右侧乳腺癌改良根治术、右侧腋窝淋巴结清扫术及前哨淋巴结活检术，术中取组织送病理检查。术后，小高的情绪一直不稳定，不愿意下床活动，沉默寡言，偶尔哭泣。

请回答：

护士应如何观察患者存在的心理变化？

（一）观察法的概念

观察法（observational method），又称行为观察法，是指护理人员有目的、有计划地直接或间接观察和记录患者的个别、代表性行为，从而由表及里地对其心理活动进行评估的一种方法。由于个体的心理反应常常通过其行为表现出来，因此，护理人员可通过系统地观察患者的行为而得出客观、准确的观察结果。观察法是心理评估中最基本、最常用的方法之一。其主要目的是评估患者的心理活动，监测患者的行为变化，并提供有效、客观的依据。观察法可分为参与性观察法和非参与性观察法，控制观察法与自然观察法，以及描述性观察法、取样观察法和评价观察法。取样观察法需要分类观察患者的行为或事件，然后把复杂的事件或行为转化为可量化或可限制的材料，以便记录。评价观察法又称等级量表法，是由观察者根据预定的标准，在观察个体行为的同时对其进行评价，是观察者依据自己的知觉印象快速评估和概括出所观察对象的行为程度的一种简易方法。例如，可以将患者描述分离状态时的口头语言分为以下等级：

1———2———3———4———5
总是　　常常　　有时　　很少　　从不

（二）观察法的特点

1. 观察法的优点

（1）应用范围广泛：护理人员可在医院内、外环境和生活环境中随时观察患者的行为表现，还可以对家属或他人描述的有关患者的心理特征进行客观验证。

（2）结果较为客观、真实：护理人员可以在患者不知情的自然状态下进行观察活动。患者的表情、动作、行为方式都会比较真实地呈现出来，这有利于护理人员获得患者身心状况最基本、最真实的资料，从而更好地为心理评估提供系统的、个体化的、有针对性的行为观察记录。

（3）简便、快捷、易于操作：观察法最显著的特点是不受时间、地点、条件的限制和制

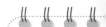

约，护理人员可以随时、随地观察患者。同时，观察法对患者的语言能力、文化程度没有要求，适用于婴幼儿、发育迟缓儿童、气管切开或气管插管患者、残疾（盲、聋哑）患者和语言障碍者等特殊群体。

2. 观察法的缺点

（1）不便于同时进行大样本观察，观察结果不易量化：同一名护理人员难以同时实施多个护理对象的观察；与问卷法、心理测验法等相比，其观察内容（如动作、表情等）结果不易量化。由于观察指标难以定量和统一标准，所以不同观察者得出的观察结果差异较大。

（2）临床观察结果的客观性和准确性受观察者能力的影响：例如，刚入职的护理人员经验较少、观察视野较局限、敏感程度较低，对患者的观察不够全面，易被某些假象蒙蔽；而经验丰富、观察视野开阔的高年资护理人员则能系统、全面地观察，甚至能识别患者试图掩饰的某些情绪。另外，隐私行为的观察也会受到伦理道德的限制。

（三）观察法的应用

1. 确定观察的内容　在心理评估过程中，观察内容包括患者的仪表、身体状况、言谈举止、注意力、兴趣、爱好、人际交往风格、性格特征及各种情境下的应对行为等。在实际观察过程中，护理人员很难一次就把患者的所有行为都列为观察目标，因此，应根据观察目的、观察方法及观察的不同阶段确定观察内容。对每种准备观察的目标行为应给予明确的操作性定义，以便准确地观察和记录。例如，要观察患者在住院期间的抑郁行为是否增加，就应该给抑郁行为下一个明确的定义。确定观察行为时，还应考虑其可观察性，有的行为易于观察，如坐立不安、全身发抖等；有的行为则不易观察，如静卧休息的患者，有可能内心充满恐惧感。如果两种行为对患者都具有同等意义，则可选择其中易于察觉的行为进行观察。

2. 设定观察的情境　护理人员可以设定观察患者的情境，即完全自然环境和实验室情境。自然观察法对护理人员的要求较高，其必须具备扎实的基础和专业知识、良好的沟通能力、敏锐的洞察力和较强的实践能力，并接受过系统的训练。因此，在临床工作中，护理人员需要投入更多的时间和精力与患者交流，才能深入地观察其行为表现，以准确评估其心理活动。在实验室情境下进行观察时，护理人员可以直接观察，也可借助单向玻璃、摄像机、电视监视器等设备进行隐蔽观察。例如，护理人员可通过摄像机或电视监控器对有自杀倾向的患者进行隐蔽观察，及时发现异常情况并迅速处理，以挽救患者的生命。护理人员应注意同一患者在不同情境下的行为表现可能有所不同，因此，在评价观察结果时，应考虑影响行为差异的因素。

3. 选择观察的方法　确定观察内容后，选择适宜的观察方法也同样重要。主要的观察方法有连续性观察、轮换性观察、参与性观察、隐蔽性观察等。护理人员要根据观察内容，选择相应的观察方法。例如，对少数或单个行为进行细致观察时，应选用连续性观察；对患者的多个同类问题进行归纳观察时，应选用轮换性观察；当患者试图掩饰其行为时；应选用隐蔽性观察。

4. 设定观察的时间　即根据需要确定观察期、观察次数、观察间隔时间和总体持续时间等。通常，每次直接观察的时间宜控制在 10~30 分钟，以免引起患者疲劳，也可根据具体需要适当延长观察时间。若需进行连续性观察，则可借助录像、录音、电视监控器等间接手段进行监测。观察次数可根据实际情况而定，若观察期较长（跨越数天），则每天观察的时间、次数应该保持一致；若在同一天内进行多次观察，则应设定相同的时间间隔，观察和对比患者在不同时段、不同情境下的行为表现及特点。

5. 确定观察的记录方法　观察的记录方法主要有以下三种。

（1）叙述记录法：是常用的观察记录方法，可采用笔记、录音、录像或联合使用数种

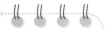
方法，也可以按照观察的时间顺序编制记录表，例如，记录"陈女士1小时内反复洗手3次"。

（2）等级记录法：是根据评定量表的要求进行观察和记录。例如，意外创伤患者早期的焦虑、抑郁程度可分为无、轻度、中度、偏重、严重5个等级，观察者可根据观察到的情况按等级进行记录。

（3）事件记录法：又称事件样本，是记录在一次观察期间目标行为或事件发生的频率。在自然条件下进行观察时，常会发生一些特殊情况，如患者在治疗期间，病情突然加重或受到外部因素的严重干扰等。这些情况会不同程度地影响患者的行为及其心理活动，因此，护理人员必须记录这些特殊情况及其对患者行为所产生的心理影响。

（四）观察法的注意事项

1. 确定目标　即确定观察的目标行为或事件，准确记录每次观察的时间、地点，并考虑可能影响观察的各种因素。

2. 认真观察　对目标行为或事件进行观察时，应尽可能客观、完整和准确，并注重他人的语言、非语言因素以及周围环境对患者的影响。

3. 详细记录　进行观察记录时，应尽量完整地记录事件发生的全过程，详细记录患者的行为、语言、表情及周围情况等，并注意使用日常用语，少用专业术语。

4. 注重自评　护理人员应该了解自己在患者心目中的整体印象，评价其可能对观察结果产生的影响，并要经常意识到自身"角色"，学会控制自己，不对与目标行为关系不大的事件发生兴趣。

5. 正确理解　护理人员在分析与自己年龄或文化背景差异较大的患者的观察结果时，尽可能从患者的角度理解其行为。

二、访谈法

（一）访谈法的概念

访谈法（interview method）是护理人员依据其调查研究所确定的目的和要求，通过个别访问或集体交谈的方式，系统而有计划地收集患者心理特征及行为数据资料的一种调查方法。临床访谈与日常交谈的差别很大，前者是一种有特定目的和形式的交谈，其内容和方法都是围绕其目的设置的，而后者是一种目的性比较弱、形式比较松散的谈话方式。因此，在访谈开始前，护理人员应当做一些必要的准备工作，包括确定访谈内容、建立访谈关系、设计访谈提纲、掌握访谈技巧等。

（二）访谈法的特点

1. 应用广泛、方法灵活　访谈法适用于各种临床疾病患者，不受社会身份、文化程度等的限制。护理人员在访谈过程中可以根据具体情况灵活调整问题的数量和访谈时间的长短，排除各种干扰，有效地控制访谈过程。

2. 能深入探究访谈对象的感受和态度　通过访谈法，护理人员不仅能获得患者的语言信息，还可以观察到其非语言信息。另外，在访谈过程中，护理人员还能通过引导、解释、提示、追问和澄清等方式消除患者的顾虑，探究其更深层次的感受和态度。

3. 便于分析访谈对象回答问题的真实性　与患者面对面地进行口头交流，便于护理人员分析、评价患者回答问题的真实性，并可在访谈过程中改进提问方式和方法，从而获得高效度、高质量的资料。

案例 4-4

　　患者小高，术后第 3 天。晨间护理时，责任护士小蔡发现她情绪低落，眉头紧锁，向其打招呼时，未得到回应。小蔡稍事安慰小高后，向夜班护士进一步了解了小高夜间的病情变化及情绪变化。交接班后，小蔡来到小高的病房，看到小高依旧低头不语，目光呆滞，若有所思。

　　请回答：
　　接下来，护士小蔡应如何对患者小高进行针对性访谈？

（三）访谈的路径与主题

以心理评估为目的的访谈，可以在患者诊疗过程中的任何时段进行。不同时段的访谈路径及主题需要根据具体情况灵活掌握，主要包括以下几个方面。

1. 患者的主观表述　即患者在访谈中的主观陈述。护理人员可通过倾听得到有关患者的主要信息，并可通过患者的表述大致了解其心理活动特点。

（1）主要信息：包括患者的基本信息、性格特征、对疾病的认知程度、对疾病的心理反应、当前的主导需求、对角色的适应程度、对就医环境和人文环境的适应程度、对社会支持系统的期望程度、常用的压力应对方式等。

（2）心理特点：包括性格内向或外向、情绪乐观或悲观、态度积极或消极、期望适度或过度、认知真实或失真、应对有效或无效等。

2. 患者的客观他评　即患者的亲属、朋友、同事、病友及医护人员对患者的评价，可为护理人员的访谈提供重要的信息。

（1）内向型：性格内向的患者，由于其不喜欢将自己内心的想法或观念向不熟悉的人披露，而是只对关系亲近的家人或朋友述说，所以此类患者的亲友是护理人员的主要评估对象，他们可提供与患者有关的重要信息，帮助护理人员全面了解患者，以便更好地实施心理评估。

（2）沉默型：性情沉默的患者，对周围环境的任何事物都不感兴趣，与医护人员很少交流沟通，始终保持沉默状态，但其内心的感受和想法总会以其他方式表现出来，而被病友或其他人察觉。护理人员可通过与病友或其他人交流，获得患者的不易流露的信息。

3. 患者的个人背景　通过访谈，护理人员可以获得有关患者的个人背景资料，包括患者的职业、出生地、文化背景、婚姻状况、成长经历、疾病史（心理或精神疾病史）、经济能力、家庭结构以及主要家庭成员的身心健康状态，家庭成员与患者的关系，是否有家族性的神经质倾向，是否存在与家庭角色有关的过度自我关注，以及患者的社会支持情况及其就医费用来源等信息。分析这些资料，有助于护理人员掌握患者心理失衡的原因，为制订针对性的干预措施提供依据。

（四）访谈的内容

临床访谈的内容非常广泛，根据不同的访谈目的，访谈的内容应有所侧重，如收集资料性访谈、心理诊断性访谈等。

1. 收集资料性访谈　通常包括患者的一般资料、寻求帮助的问题和原因、现在和近期的情况、婚恋或家庭情况、生长情况和健康情况、个人嗜好、工作情况和生活事件、人际关系和社会支持情况等。

2. 心理诊断性访谈　该访谈主要围绕精神检查的内容及诊断资料进行。重点内容是精神症状，可根据精神状况检查提纲进行。

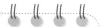

（五）访谈法的分类

根据访谈的结构形式，可将心理评估的访谈分为以下 3 类。

1. 结构性访谈　即封闭性访谈，是指护理人员对访谈的走向和步骤起主导作用，按照预先设计的谈话内容、结构及程序进行访谈。在这种访谈中，由于选择访谈患者的标准和方法、访谈中提出的问题、提问的方式和顺序、对患者回答的记录方式等都是统一的，便于护理人员对访谈结果进行统计和分析，所以访谈效率相对较高，但过于程序化，容易遗漏或忽略相关信息。

2. 无结构性访谈　即开放性访谈，是指没有固定的访谈问题，护理人员鼓励患者自由地表达自己的看法。在这种访谈中，护理人员只是起辅助作用，主要是引导患者尽量表达自己的看法，这样容易掌握患者真实的内心体验，但话题比较松散、谈话费时。

3. 半结构性访谈　即半开放性访谈，是指护理人员对访谈的结构具有一定的控制作用，但同时也允许患者积极参与。通常，护理人员需要事先准备一个概略性的访谈提纲，根据心理评估内容向患者提问，同时也鼓励患者提出自己的问题。这样有利于谈话双方发挥主动性和创造性，以适应变化的客观情况，对评估问题进行深入探究。

（六）访谈的技巧

要成为一名成功的访谈者，护理人员不仅需要熟练掌握一些访谈技巧，而且需要在日常工作和生活中培养自己理解他人、关心他人、与他人和睦相处的能力。

1. 与患者建立良好的关系　访谈在很大程度上受到护理人员与患者之间关系的影响，所以护理人员必须努力营造一个温暖、舒适和可接受的氛围，使患者感受到进行交谈是安全和被他人理解的。建立良好的信任和合作关系，是访谈顺利进行的前提和保证。护理人员在访谈时要注意与患者保持适当的目光接触，讲话时注意音调温和、富有感染力，交谈时不要使用裁决式的口吻，在交谈过程中要注重与患者的互动和合作等。

2. 提问　在访谈过程中，护理人员的主要工作内容之一就是提问，所以"问"在访谈中具有很重要的作用。护理人员应学会根据具体情况，随机应变地选择最佳的方式进行提问。提问时，应尽量使用患者易于理解的语言，表述简洁、清晰、准确，避免使用专业术语及双关语。尤其在进行开放式提问时，要注意避免提问答案为"是"或"否"的简单问题或过长的问题。

3. 倾听　倾听是护理人员的基本功，也是建立良好护患关系的基本要求。在访谈中，一个优秀的倾听者不仅要注意受访者说了什么，而且要通过其声音、表情、动作注意其如何说，真正听出弦外之音、无声之音，即受访者所描述的事实、所体验的情感。在临床访谈过程中，护理人员倾听时应注意做到耐心、认真、专注、诚恳地倾听患者的表述，使患者感受到护理人员尊重其发言权；选择适宜的角度和距离，以身体稍前倾的姿势，使患者感到自然、亲切，无陌生感；适时地向患者点头、微笑或注视患者，并予以简短的赞许和肯定，使患者感到被接受和被欣赏；不轻易打断患者的谈话，让患者充分自由地探索和表达其内心的想法；学会容忍和沉默，让患者整理思路、缓解情绪。

总之，护理人员要积极调动自己的情感去感受患者，并适时地调整思维、情绪和行为，使访谈融洽自然，从而了解患者内心最真实的想法。常见的非语言行为及其可能传达的意义见表 4-1。

表 4-1　常见的非语言行为及其传达的意义

非语言行为	可能传达的意义
1. 直接的目光接触	对人际交往准备就绪或愿意、关注
2. 注视某人或某物	面对挑战、全神贯注、刻板或焦虑

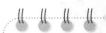

续表

非语言行为	可能传达的意义
3. 双唇紧闭	应激、决心、愤怒、敌意
4. 左右摇头	不同意、不允许、无信心
5. 坐在椅子上无精打采或离开访问者	悲观、与访问者观点不一致
6. 发抖、双手反复搓动、不安	焦虑、愤怒
7. 足部敲打地面	无耐心、焦虑
8. 耳语	内心有难以泄露的秘密
9. 沉默不语	愿意、全神贯注
10. 手心出汗、呼吸浅快、瞳孔扩大、面色苍白、面部发红、皮疹	害怕、正性觉醒（兴奋、感兴趣）、负性情绪（焦虑、窘迫）、药物中毒

4. 记录 访谈记录作为资料整理和分析的主要依据，应尽量详细、完整。记录内容可分为三个方面，即内容性记录（患者的表述）、观察性记录（护理人员所观察到患者的表情、姿态等）、内省性记录（护理人员的个人感受和心得）。记录方式包括笔录、录音或摄像。笔录时要注意快速记录，并尽量使用患者的语言和说话方式。无论采取何种记录方式，都必须获得患者的同意，并向患者承诺对其资料予以保密。

5. 回应 是指在访谈过程中，护理人员对患者的言行做出的反应，包括语言反应和非语言反应。其目的是使自己与患者之间建立起一种对话的关系，以便及时将自己的态度和想法传递给对方。护理人员对患者的适当回应，不仅直接影响患者的谈话内容和风格，而且在一定程度上限定了访谈的整体结构、运行节奏和轮换规律。回应的方式主要有认可、鼓励、重复和适当的自我暴露。

（1）认可：是指护理人员对患者所说的话表示已经听到，并希望对方继续说下去。通常，表示认可的方式包括语言行为（如对患者说"嗯""对""是的""很好""是吗"等）和非语言行为（如点头、微笑、投以鼓励的眼神等）。一般情况下，这两类行为方式都能鼓励患者多说话、多表达，使其感觉到自己正在被认真倾听，自己所说的话是有价值的，进而愿意继续说下去。注意护理人员的语言反应不宜过多，如果不时地打断患者，也会产生不良的效果。例如，患者可能感到很突然，不能顺利地按照自己的思路进行交谈。

（2）鼓励：是指患者在访谈中常常会有一些顾虑，不知道自己所说的内容是否符合护理人员的要求，这就需要给予适当的鼓励和支持。例如，谈及伤心事时，患者想通过诉说来缓解压抑的心情，但又不确定护理人员是否会耐心倾听，此时护理人员应该鼓励其说出内心真实的感受，以疏解抑郁情绪。

（3）重复：是指护理人员将患者所说的事情重复一遍，引导对方将该事情的具体细节表述清楚，同时检验自己对该事情的理解是否准确。这种回应方式有利于从护理人员的角度为患者梳理所谈的内容，有利于帮助护理人员确认自己的理解是否准确，也有利于鼓励患者继续交谈下去。

（4）适当的自我暴露：在访谈过程中，护理人员在适宜的情况下可以适当地暴露自己，即对患者所谈内容结合自己的相关经历或经验做出回应，不仅可以与患者拉近距离，使访谈氛围轻松自如，还有利于取得患者的信任，从而更加积极地探索其内心世界。

（七）访谈法的局限性

临床访谈法可以使护理人员获得许多其他方法无法提供的信息和资料，但是也存在一定的局限性。如"第一印象"的影响，即护理人员在访谈开始时所形成的对患者的印象，很容易影响整个访谈的结果，从而导致不正确的结论；护理人员自身的经验和对访谈技巧的熟练程度会影响访谈的质量；患者在访谈过程中可能提供不准确的信息而导致护理人员误解；访谈双方的习惯和文化差异也容易使访谈出现偏差；由于访谈比较耗费时间、对环境要求高，所以在大范围调查中容易受到限制。

三、心理测验法

心理测验（psychological test）是用以测评个体的能力、行为和个性特征的特殊的测验手段，可作为判断个体心理差异的工具。心理测验有理论研究和实际应用的功能，现已广泛应用于心理学、教育学、医学、司法、管理科学等领域。将心理测验用于临床时，护理人员应明确其功能和适用范围，了解心理测验的分类，熟知常用的心理测验，根据患者的具体情况选用适当的心理测验量表，按照正确的测验方法进行心理测验。

（一）心理测验的定义

心理测验是指依据心理学原理和技术，以客观的标准化程序，对个体的行为样本（心理现象或行为）进行量化分析和描述的方法，是一种心理测量技术。它是利用标准化的心理测验量表和工具对个体的心理现象或行为进行量化分析，从而得到心理状态变化的数据，用以研究和判定心理特质的个体差异情况。也有学者将心理测验定义为：依据一定的心理学原理和技术，测量人的心理现象或行为，并据其测量结果进行推断和量化分析的一种手段。

1. 标准化　是指心理测验的一致性，即对行为样本进行标准化测量，要求在测验量表的编制过程中按照一套标准程序设置测验内容，制定评分标准，固定测量方法；所编制的测验量表须达到心理测量学的要求；在测量过程中，测试者应严格遵循测验的操作规程。这样能保证在相同的条件下进行比较，结果才有意义。

2. 行为样本（behavior sample）　任何一种心理测验都不可能、也不需要测查反映某项心理功能的全部行为，只需要测查部分有代表性的行为，即行为样本，以反映其整体情况。编制心理测验量表时，应考虑测查行为样本的代表性，也就是测试问题或条目的代表性。心理测验的质量取决于测验内容，即行为样本的代表性。

3. 描述　心理测验定义中的"描述"是指描述结果的含义，主要有量化描述和范畴描述。量化描述是大多数心理测验的描述方法，是根据具体评分解释其意义，如90项症状自评量表（Symptom Check-List 90，SCL-90）计分、抑郁自评量表（Self-Rating Depression Scale，SDS）计分、焦虑自评量表（Self-Rating Anxiety Scale，SAS）计分等。范畴描述多用于定性测验，如罗夏墨迹测验（Rorschach inkblot test，RIT），是以对称式墨迹图形诱发受测者投射主观感受、想法和个性特征。

（二）心理测验的特性

1. 间接性　测量有直接和间接之分。如测量一个物体的重量，可以用秤去称量，并直接读出秤上的数值。而心理现象与物理现象不同，它并不是实物，无法直接测量。但心理特性可以通过实际行为表现出来，即通过个人对测验题目的反应推断其心理特征，如某人喜欢绘画、摄影、刺绣等，可以推断其具有艺术兴趣的特质。因此，心理测验是间接性的测量方法。

2. 相对性　在心理测验中，常使用心理测验量表。量表没有绝对标准，没有绝对零点，而是包含连续的行为条目，往往采用测定值的偏差值作为心理测验的结果。如评定个体的症状，根据其心理症状严重程度分为5个等级：没有、很轻、中等、偏重和严重。

3. 客观性　客观性是指心理测验不受主观意识的支配，测量方法是可以重复的，但测验量表的编制、测验步骤的实施、计分方法和测验结果的解释等都必须遵照客观程序进行。心理测验只有具备客观性，才能保证其测量结果准确、可靠，才能对心理活动与行为表现做出正确的评估。

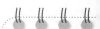

4. 代表性　代表性包括取样的代表性和测量项目的代表性两个方面。取样的代表性又包括测验项目取样的代表性和行为样本的代表性，其目的是使心理测验具有评估或预测的功能，并能以部分人员的行为样本推测全体人员的行为。测量项目的代表性是指测定一定对象时，不可能测定其全部表现，只需测定其心理特征本质中具有代表性的方面。

（三）心理测验的功能及应用

心理测验的目的是探究个体差异或同一个体在不同情境下的反应，而探究个体差异的目的是应用于实践。心理测验具有三种功能，即评估、预测和诊断。将这三种功能应用于实践，主要表现为以下几个方面。

1. 临床工作中的应用　在临床上，心理因素与许多疾病的发生、发展及康复有关，因此，对这类疾病患者进行心理测验，有助于了解患者的心理状态，以便进行有针对性的心理咨询和治疗。

2. 教育工作中的应用　常通过学科测验和智力测验评估学生的知识水平和心理能力，测定学生的潜能，为因材施教、因人施教提供依据。同时，通过心理测验可以评估学生的心理问题，在教育过程中有针对性地指导学生保持正常、健康的心态。

3. 人才选拔工作中的应用　心理测验可用于评估个体的心理素质和心理特质，在人才选拔和培养时，既可筛选出最适合的人才，将其安排至最适当的位置，又可节省财力和物力。因此，许多行业将心理测验作为选拔人才的手段之一。

4. 其他方面的应用　心理测验还可用于心理咨询、心理辅导服务，以及作为心理学和教育学研究的辅助手段等。

（四）标准化心理测验的基本特征

标准化心理测验（standardized psychological test）是指通过科学、系统的标准程序编制测验内容、制订评分标准、确定实施方法，并纳入主要的心理测量学技术指标，达到国际公认水平的心理测验。标准化心理测验必须满足一定的条件，主要包括要有一套有效的问卷项目、一个常模、一定的信度和效度、标准化的实施方法以及明确的计分标准。以下介绍标准化心理测验的主要技术指标。

1. 常模　常模（norm）是根据标准化样本的测验分数经过统计学处理而建立起来的具有参照点和单位的量表，是用于比较和解释测验分数的参照标准。心理测验的目的有两方面：一是确定受试者某方面心理特征在其对应的正常人群中所处的相对位置或水平；二是比较受试者本人与正常人群心理特征之间的差异。因此，必须有可供比较的"标准"，并用来解释测验的结果，这个标准就是常模。要确定某项测验结果的实际意义，就必须将其与常模进行比较。常模的建立是一个非常繁琐而又复杂的过程。同一量表在不同国家、地区的应用，随着时代的变迁，都需要进行重新修订，并建立新的常模。常模是否适合，在很大程度上取决于常模样本的代表性，这个有代表性的样本也称为标准化样本，它是建立常模的依据。为了保证样本的代表性，抽样时要考虑影响该测验结果的主要因素，如样本的年龄范围、性别、所在地区、民族、受教育程度和职业等。样本可以代表全国，也可以代表某一区域，因此可制订全国常模，也可建立区域性常模。此外，临床评定量表的常模取样还应考虑疾病诊断、病程、治疗及康复等情况。

常模有多种形式，以下主要介绍几种常用的常模。①平均数：是指标准化样本的平均值，是常模的一种普通形式。在某一测验中，将受试者所测得的成绩（原始分数）与平均数相比较时，才能确定其成绩的高低水平。②标准分数（standard score）：是基于原始分数的意义非常有限、各测验成绩之间不具有可比性等缺点而运用的一种较好的比较手段。标准分数可用于在不同测验、不同群体中进行比较，还可表示受试者的测验成绩在标准化样本成绩分布图上所处位置的情况，以提供更多有效的信息。③百分等级（percentile rank）：是应用更早、更通用的另一类常模形式，某个测验分数的百分等级是指在常模样本中低于该分数的人数百分比。如将受试者的成绩与常模相比较，若受试者成绩相当于百分位 25（P25），则说明其成绩相当于标准化样本的第 25 位，即样本中有 25% 的个体成绩低于受试者，另外有 75% 的个体成绩比受试者高，依此类推。④划界分：常用于筛选测验和临床评定量表中。如焦虑自评量表以总分40 分为划界分，总分超过 40 分即表示存在焦虑。如果某测验量表对所测问题很敏感，则说明划界分有效，患者被划入假阴性的比例就很低，正常人被划入假阳性的比例也很低；若量表不敏感，则假阴性或假阳性的概率就会增加。⑤比率（或商数）：这类常模形式常用于神经心理测验量表和发展量表。在离差智商（如韦氏智力量表中的智商）出现之前，许多量表都是应用比率智商。如世界上第一个智力量表——比奈 - 西蒙智力量表，计算方法为 IQ=MA/CA×100。其中，MA 为心理年龄，CA 为生理年龄，将心理年龄与生理年龄相等的平均数设为 100，以使 IQ 成整数。神经心理测验中的损伤指数也是比率常模。损伤指数等于被划入有损伤者的测验数除以受试者的测验数。

2. 信度（reliability） 是指测验结果的可靠程度，即用某种测验工具对同一对象进行重复测量时所得结果的一致性和稳定性。进行标准化心理测验时，必须确定其信度。而信度通常是以相关系数的大小来表示的，即信度系数，其数值为 -1~+1。绝对数值越接近 1.0，表明测验结果越可信；绝对值越接近 0，表明误差越大，测验结果越不可信。考察一种测量方法是否可信的指标有以下几种：

（1）重测信度：即再测信度，是用同一测试对同一组受试者前后测量两次，对两次测量结果进行相关分析计算出的相关系数。间隔时间的长短可影响两次测验结果，因此，在评价时应考虑间隔时间。

（2）分半信度：是将一套测验的各个项目按难易程度排序，再按奇数、偶数序号分成对等的两个子测验，对所测结果进行相关性检验，受试者在这两个子测验上所得分数的一致性程度。

（3）复本信度：是对测验同时编制两个平行本，将同一组受试者的两套测验结果进行相关分析所求出的相关系数。

（4）评分者信度：又称评分者一致性，是指评分时，由多个评分者按评分标准对同一组受试者的作答结果进行评分，再求出评分分数之间的相关系数。

3. 效度（validity） 可以反映测量的有效性或准确性，即一个测验所能测出其要测量项目内容的特征或其功能的真实性和准确性的程度。效度是心理测验中最重要的客观性指标，在衡量某个心理测验工具的有效性时，需要评价其能否测到要测量的项目内容，在何种程度上测出了该内容，并且是否达到了测验编制的目的。心理测验的效度越高，则该测验结果能代表所测量行为的效度就越高。常见的效度评估指标主要有以下三种。

（1）内容效度：是指测验内容与其测验目标之间的相符程度，反映了测验题目内容或行为范围取样的适当性。测验的行为取样代表所测量的心理功能的程度，通常以专家考核的方法进行，主要在制订测验项目时考虑该指标。

（2）结构效度：是指量表测量结果与被测量对象潜在特质的一致性，即量表是否符合假设的理论，反映了编制测验所依据理论的程度。如人格测验必定与人格理论有关，该测验所反映的依据人格理论的程度，可用结构效度检验。因素分析是结构效度检验的最常用方法。

（3）效标关联效度：是指测验分数与作为效标的另一个独立测验结果之间的一致程度。当有其他外部基准（效标）存在时，可通过分析某个测验的测验分数和效标分数之间的相关系数，以确定其效度。依据获得效标资料的时间，可将效标关联效度分为同时效度和预测效度。如某个职业能力倾向测验，其得分如果能很好地预测以后人们在该职业上取得的成绩，那么该测验的预测效度就高。通常，智力测验多以学业成绩为效标，临床评定量表常以临床诊断为效标。

4. 标准化（standardization） 是指测验的编制、实施、计分以及测验结果解释等程序的统

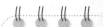

一性。为了使不同受试者的测验结果具有可比性，就必须保证测验条件完全相同，这样测得的结果才能真实地反映受试者的心理特征。标准化心理测验应具备常模样本的标准化、实施和计分方法的标准化、量化分析资料的标准化。

（五）心理测验的分类

心理测验种类很多，据统计，已出版的心理测验就有 5000 余种，但目前临床工作中常用的心理测验仅有百余种。根据不同的标准，可将心理测验划分为以下几种类型。

1. 按测验材料的性质分类

（1）文字测验：即问卷或调查表。测验所用材料由文字组成，要求受试者用文字或语言回答，如明尼苏达多相人格调查表、艾森克人格问卷等文字测验。这类测验实施方便、应用范围广泛。团体测验多采用这种方式。但这类测验不能应用于有语言问题的人，同时易受受试者文化程度的影响。

（2）非文字测验：即操作测验。测验所用材料由图片、实物、工具、模型等直观事物组成，受试者常通过操作或辨认作答，无需使用文字或语言作答。这类测验不受文化因素的影响，但耗时较长，不适用于团体测验。近年来，计算机辅助心理测验技术发展迅速，是以计算机作答测试代替传统的纸笔作答测验，能简单地自动处理和分析测验结果，已被广泛推广使用。

2. 按测验对象的人数分类

（1）个别测验：是在某一时间内由一名主试者对一名受试者进行的测验，如韦氏智力量表、临床记忆量表。在这类测验中，主试者可以对受试者的语言、情绪、行为反应有更细致的观察，因此可提供准确的相关信息，容易控制测验过程，而且其结果比较准确、可靠，适用于文盲或幼儿测试。但花费时间和精力较多，对主试者要求高。

（2）团体测验：是在某一时间内由一名主试者同时对多个受试者进行的测验。这类测验花费时间和精力较少，能在短时间内采集较多的信息资料，但对受试者的观察不够细致，容易产生误差。大多数调查表和问卷采用这类测验。

3. 按测验材料的严谨程度分类

（1）常规测验：是指测验中提出的问题、图形等意义明确，只需受试者直接理解即可作答，且测验结果易于分析。但测验目的明显，涉及社会评价问题时，受试者的回答易于失真。如智力测验、记忆能力测验和临床记忆量表等。

（2）投射测验：是指向受试者提供的材料意义含糊，如模糊的墨迹图、未完成的句子、主题不明确的图画等，要求受试者凭借其一定的想象力进行说明，使之有意义，且测验没有严格的评分标准。这类测验的目的隐蔽，结果较为真实，但测验结果的分析较为困难，对主试者的要求较高。

4. 按测验的目的和功能分类

（1）能力测验：包括智力测验、发展量表和特殊能力测验等。智力测验是测量个体的一般能力，常用的有韦氏智力量表；发展量表主要是指婴儿或儿童发展量表；特殊能力测验是指个体的音乐、绘画、手工技巧等方面的能力测验。

（2）人格测验：大多数心理测验都属于此类，主要用以评定个体的一般人格特征（性格、气质、情绪、态度、兴趣、动机、价值观等方面）和病理人格特征。如明尼苏达多相人格调查表、艾森克人格问卷、卡特尔 16 种人格问卷、罗夏墨迹测验、主题统觉测验等。

（3）神经心理测验：神经心理测验（neuropsychological test）是在现代心理测验基础上发展起来的用于脑功能和神经心理特征评估的一类心理测验方法，是神经心理学研究脑与行为关系的一种重要方法。神经心理测验评估的心理或行为的范围很广，包括感觉、知觉、运动、言语、注意、记忆和思维等，涉及脑功能的各个方面。神经心理测验可分为单个测验和成套测验；按检测的脑区可以分为额叶功能测验、颞叶功能测验、顶叶功能测验、枕叶功能测验以及

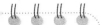

判别大脑左、右两侧功能的测验；按检测的不同认知领域还可分为注意、信息处理速度、运动技能、词语流畅、工作记忆、抽象或执行功能、学习和延迟回忆等测验。神经心理测验在临床上主要用于评估正常人和脑损伤患者的脑神经功能（高级神经功能）状态，可指导脑功能的诊断、脑损伤的康复与疗效评估。

（4）适应行为评定量表：主要用于评估个体的社会适应能力，即有效应对社会环境的能力，如社会适应能力量表。

（5）职业咨询测验：主要用于职业人才选拔和就业指导，使用范围广泛，常需联合能力测验和人格测验进行综合评估，以使结果较为全面、可靠。职业咨询测验中常用的心理测验包括职业兴趣问卷、认知能力测验和特殊能力测验等。

（6）心理健康测验：主要是用于评估个体心理健康状况的标准化测验。

案例 4-5

李某，男，31 岁，未婚，本科学历，计算机教师，由其父亲陪同来就诊。患者一进诊室就说："凭什么让我到这个地方来？"然后指着他的父亲说："我看他脑子有问题了。"据患者父亲描述，他工作干得不错，但近年来脾气有些怪，常疑神疑鬼，对任何人都不信任。其父还出示了患者写给国家公安部的信，内容是控告当地市公安局在他所到之处都安装有高科技的监控设备，对其进行监控和迫害。

请回答：

（1）你认为患者是否有心理问题？

（2）应当对患者进行哪类心理测验？

知识拓展

心理测试仪

随着生理学、医学和电子计算机技术的不断发展，借助皮肤电、呼吸、心率、脉搏、血压和眼动等生理指标在心理状态变化时会发生变化的原理，心理测试仪器逐渐被设计开发，并且逐步改进、精细化，其性能在侦测、记录和判断能力方面稳步提升。1993 年，美国推出了计算机化的多道心理测试仪，将计算机技术与心理测试技术相结合，并相继开发了自动评分专家系统，使心理测试技术提高到了一个新的水平。2005 年，中华人民共和国公安部推出了《多道心理测试系统通用技术规范（GA544-2005）》（General Specification for Polygraph System），规定了多道心理测试系统的技术要求、试验方法、检验规则、标志、包装、运输和贮存等要求，促进了心理测试的规范化进程。随着人们对心理健康的重视程度的不断提高，心理测试技术将会成为科学研究的新热点。

（六）心理测验的注意事项

1. 正确认识心理测验　心理测验是评估个体心理状态的重要方法，是进行心理问题诊断、协助疾病诊断、疗效比较、预后评估等方面的重要工具。心理测验虽在临床工作中应用广泛，但也有其局限性，主要可概括为三个方面。一是心理测验是对个体心理状态的一种间接测量方式，与取样推论不一定完全相符；二是由于不同心理测验所依据的理论基础不同，测量特质的定义、概念也不同，因此，相同性质的测验可能测量的是不完全相同的心理特质；三是指导测验编制的理论都会有一些不完善的假设。因此，对待心理测验必须以严谨、科学的态度，绝不能认为心理测验是唯一可靠的诊断工具。

2. 慎重选择测验方法　首先，任何测验量表都有特殊的功能，应根据其应用目的及适用范围，慎重考虑并认真选择适合受试者的心理测验，同时要选择经科学方法编制和标准化程序处理过的心理测验。这就要求主试者在测验前仔细研究测验手册及相关资料，了解其主要功能和结构理论，判断该测验对受试者的适用性。其次，要详细了解测验的常模与范围。选择常模样本特征能代表受试者条件的测验，如受试者年龄、性别、受教育程度、居住区域等必须符合常模样本的特征，其结果的准确性才会高。最后，要仔细研究心理测验的信度和效度，以保证测验结果的客观性、准确性及可靠性。

3. 严格控制测验误差　在测验过程中，要严格控制和减少误差，就必须对主试者、受试者和测验环境提出相应的要求。

（1）对主试者的要求：①掌握测验方法，主试者必须进行周密的准备，包括详尽了解各类测验，充分掌握测验方法，熟悉测验指导语和程序，准备好测验材料及工具，严格按照操作规定和要求进行测验，准确记录和计分，并及时观察受试者在测验中的行为和反应。②建立良好的关系，主试者应当与受试者建立良好、协作的关系。在测验过程中，要始终尊重受试者，征求受试者的意见，不能强迫其接受测验，也不能伤害其自尊心。主试者应以热情、真诚的态度对待受试者，并调动其对测验的兴趣，鼓励其尽力配合，以顺利完成测验。如果受试者不合作或反应迟钝，主试者应耐心解释或适当等待。③遵守职业准则，作为心理测验工作者，必须遵守职业准则，严格保密、认真负责。对测验的保密包括两个方面，一方面是对测验内容保密，以免使测验失去控制，造成滥用；另一方面是对测验结果保密，应对受试者的个人信息及相关测验结果予以保密，不让无关人员知道。

（2）对受试者的要求：在测验前，应评估受试者的意识和情绪，确保其意识清楚、情绪稳定，并使其了解测验的目的、内容和程序等。受试者应自愿参与，积极认真，尽力配合，以其最真实的状态顺利完成测验。若测验时间较长，则应提前告知受试者，使其做好准备。

（3）对测量环境的要求：进行心理测验时，需要一个良好的测验环境，尽量使测验结果不受外在因素的影响。例如，安静的环境、充足的光线、适当的通风条件、无噪声和其他干扰。同时还要注重自然性，室内陈设要简单，以免受试者在复杂的环境中产生紧张情绪而影响测验结果。

（七）合理解释测验结果

标准化测验，通常用分数表示其结果，而测验分数只是一个相对的数值，不应直接把结果告知受试者或其家属，一般只告知测验结果的解释和综合性描述评定。例如，智力测验测得受试者智商（IQ）为95，不能直接告知IQ数值，而应向受试者说明其智力正常，和大多数人一样处于一般水平。在解释时，要特别慎重，避免感情用事或轻率断言，以免导致受试者心理负担过重；对测验分数过低或过高者，需要做必要的思想工作，防止其产生不良心理反应。此外，心理测验结果最好由具有资质的专业人员予以解释、说明，并针对可能出现的心理问题提供帮助。同时，还应动态地观测心理测验结果，从而做出更加全面、准确的判断。

（李晓敏）

随堂测 4-3

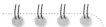

第三节　常用的心理评估工具

心理评估工具种类、数量繁多，按测验的功能可分为智力测验、特殊能力测验和人格测验；按测验材料的性质可分为文字测验和操作测验；按评定方式可分为自评量表和他评量表。以下主要介绍临床工作中常用的心理测验和评定量表。护理人员应根据心理评估的目的和患者的实际情况合理选择、规范使用评估工具，科学解释评估结果，为采取科学、有效的心理护理措施提供依据。

一、智力测验

智力测验（intelligence test）是用于测定个体知觉、注意、记忆、学习、计算、知识、动手操作等方面能力，经过标准化过程编制而成的测验工具。智力测验在临床上常用于儿童智力发育的鉴定以及诊断脑器质性损害和退行性病变的参考指标。目前，智力测验的工具较多，常用的有韦氏智力量表、雷文智力测验和中国斯坦福 - 比奈智力测验。其中，在临床工作中应用最多的是韦氏智力量表。

韦氏智力量表是由美国心理学家大卫·韦克斯勒（David Wechsler）所编制，是目前应用最广泛的智力测验量表之一。韦氏智力量表包括韦氏成人智力量表（Wechsler Adult Intelligence Scale，WAIS，适用于 16 岁以上成人）、韦氏儿童智力量表（Wechsler Intelligence Scale for Children，WISC，适用于 6~16 岁儿童）和韦氏幼儿智力量表（Wechsler Preschool and Primary Scale of Intelligence，WPPSI，适用于 4~6.5 岁幼儿）3 个版本。这 3 个版本互相衔接，可以测量个体从幼年到成年的智力发展水平。自 1981 年起，我国学者先后对上述 3 个量表进行了修订，以下介绍我国修订的韦氏成人智力量表（WAIS-RC）。

WAIS-RC 分为言语测验和操作测验两部分。其中，言语测验包含 6 个分测验，操作测验包含 5 个分测验。根据测验结果，按常模换算出 3 个智商分数，即全量表智商、言语智商和操作智商。

该量表属于个别测验，按手册规定逐一进行各分测验的项目测验。此测验分数的评定按手册的标准评分计算，一律采用二级评分，即答对计 1 分，答错计 0 分。受试者在这个测验上的总得分就是其通过的题数，即测验的原始分数。该测验的量表分数是先将受试者的原始分数换算为相应的百分等级，再将百分等级转化为智商分数。

知识链接

我国古代的智力测验

在西方心理学中，标准化测验和测量程序的发展是一个相对较新的领域，直到 20 世纪初才得到广泛应用。实际上，早在西方心理学者开始编制心理测验之前，心理测验技术在我国就已经被广泛应用。

我国是最早进行有关智力测验的理论研究和实践活动的国家。早在 2300 年前，我国教育家孔子就已经采用观察法、谈话法和调查法的所谓"三法"对其弟子的智力水平及心理差异进行了判断和考核，并按照中人、中人以上、中人以下的标准把弟子的智力水平划分成三个等级。三国时期的诸葛亮提出了"七观法"，通过言和行两方面考察人的智力。1400 多年前，我国南北朝时期的颜之推强调用直观法观察心智的可能性，他在《颜氏家训·风操篇》中介绍了"抓周"作为我国民间对婴儿进行心智测试的方法。

南宋时期我国古代劳动人民发明的七巧板游戏是世界上最早应用的"非文字"的智力测验。我国在智力测验方面具有世界意义的贡献是隋炀帝时期开始一直盛行到清朝的科举制度，它是我国古代通过考试选拔官吏和选拔人才的制度。这种考试和测验形式对国外也产生了深远的影响。

二、人格测验

人格测验（personality test）又称个性测验，是测量个体行为独特性和倾向性等人格特征的测验。测量工具有很多种，最常用的方法有问卷法（即自陈量表）和投射法。问卷法主要包括艾森克人格问卷（Eysenck Personality Questionnaire，EPQ）、明尼苏达多相人格调查表（Minnesota Multiphasic Personality Inventory，MMPI）、十六种人格因素问卷（Sixteen Personality Factor Questionnaire，16PF）等。投射法主要包括罗夏测验（Rorschach Test）和主题统觉测验（Thematic Apperception Test，TAT）等。以下主要介绍艾森克人格问卷（EPQ）。

艾森克人格问卷又称艾森克个性问卷，由英国心理学家汉斯·艾森克（Hans J. Eysenck）根据其人格结构三维度理论采用主成分分析法编制而成，在国际上被广泛使用。该问卷分为成人问卷和儿童问卷2种，成人问卷适用于16岁以上成人，儿童问卷适用于7~15岁儿童。1983年，我国学者修订了EPQ成人问卷和儿童问卷（2种版本均包含88个条目），并制定了儿童和成人两套全国常模。1985年修订的EPQ成人问卷有85个条目，同时建立了EPQ的成人北京常模。1999年修订的EPQ成人问卷命名为艾森克问卷简式量表中国版（EPQ-RSA），由48个条目组成。

艾森克人格问卷（EPQ）由3个人格维度量表和1个效度量表组成。

E量表：代表外向-内向（extraversion-introversion，E）维度。该量表主要是测量个体人格特征的内、外倾向性。高分表示外向，如热情、好交际、易冲动、渴望刺激及冒险等特征；低分表示内向，如喜欢安静、善于内省、不喜欢刺激、不爱与人交往、喜欢有秩序的生活方式、情绪比较稳定等特征。

N量表：代表神经质（neuroticism，N）维度，代表情绪稳定性。高分表示焦虑、担忧、郁郁寡欢，有强烈的情绪反应，有时可出现不理智行为等；低分表示情绪稳定，情绪反应慢、强度弱。

P量表：代表精神质（psychoticism，P）维度，主要用于测查某些与精神病理有关的人格特征，并非是指精神病，这一人格特质在所有个体身上都存在，只是程度不同。P维度是一种单向维度，若得分过高则提示精神质，常表现为孤独、缺乏同情心、不关心他人、难以适应外部环境、好攻击、对人不友好和行为怪异等特征，低分则被认为是正常。

L量表：代表掩饰（lie，L）效度，是一个效度量表。该量表主要用于测定受试者的掩饰、假托或自身隐蔽性，或者代表其朴实、幼稚水平等。在国外，高分表示受试者有掩饰倾向，测验结果可能失真；在我国，高分代表的意义尚不明确。

EPQ结果采用标准分数T分表示，根据各维度T分高低判断人格倾向和特征。另外，还将N维度和E维度组合，以E为横轴，N为纵轴，构成4个象限，进一步分出外向稳定（多血质）、外向不稳定（胆汁质）、内向稳定（黏液质）、内向不稳定（抑郁质）四种人格特征，各型之间还有移行型。

EPQ是一种自陈量表，测量方便，有时也可以用于团体测验，是我国临床应用最为广泛的人格测验，也是目前医学、教育、司法等领域应用最广泛的问卷之一。但由于其条目较少，反映的信息量也相对较少，故反映的人格特征类型有限。

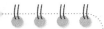

三、评定量表

评定量表（rating scale）是对自己的主观感受和对他人行为进行量化评估的一类心理测验工具和方法，也是心理评估中收集资料的重要手段。评定量表多以实用为目的，强调实用性，理论背景不一定严格，结构简单，简便易操作，非专业工作者稍加训练就可掌握，常用作筛查（而非诊断）工具。

与临床诊疗和护理工作相关的评定量表种类繁多。按评定量表项目的编排方式分为数字评定量表、描述评定量表、标准评定量表和筛选量表等；按评定的实施者分为自评量表和他评量表；按照评定量表的内容可分为症状评定量表、应激与应对类评定量表、应对方式量表、社会支持量表及其他评定量表等。在选择评定量表时，要根据评估目的选择信度和效度都较高的量表。此外，每种评定量表都有一定的针对对象，选择时要注意病种、年龄等适用条件。评定者应当明确所用量表的评定范围，以免造成误差。以下主要介绍临床护理工作中常用的几类评定量表。

（一）症状评定量表

1. 90 项症状自评量表　90 项症状自评量表（Symptom Check List-90，SCL-90）又称 90 项症状清单，是由美国心理学家德罗加蒂斯（L. R. Derogatis）于 1973 年编制。该量表是一种心理健康综合评定量表，用于反映有无各种心理症状及其严重程度，在临床上应用广泛。

（1）评定项目：该量表由 90 个反映常见心理健康状况的条目组成，测查以下 10 个因子的情况，即躯体症状、强迫、人际关系敏感、抑郁、焦虑、敌意、恐怖、偏执、精神质，以及饮食与睡眠情况，问题涉及感觉、情感、思维、意识、行为，以及生活习惯、人际关系、饮食与睡眠等各个方面。因子分可反映个体是否有心理症状及其严重程度。

（2）评定时间范围：该量表主要用于评定受试者"现在"或"最近 1 周内"的情况。

（3）评定标准：每个条目均按"没有、很轻、中等、偏重、严重"5 个等级评分，分值分别对应 1~5（或 0~4）取值。其中，"轻""中""重"的具体定义，由受试者自己体会，不做硬性规定。

（4）评定结果：根据总分、阳性条目数、因子分等评分结果情况，判定受试者是否有阳性症状、心理障碍，或是否需要进一步检查。通常，因子分越高，代表症状越多，心理障碍越明显。

2. 抑郁自评量表　临床上用于抑郁评估的自评量表有贝克自评量表（Beck Depression Inventory，BDI）、医院焦虑抑郁量表（Hospital Anxiety and Depression Scale，HADS）和抑郁自评量表（Self-Rating Depression Scale，SDS）等。以下主要介绍临床护理工作中应用最广泛的抑郁自评量表（SDS）。

抑郁自评量表（SDS）于 1965 年编制。其特点是使用简便，并能相当直观地反映抑郁患者的主观感受，主要适用于具有抑郁症状的成年人，也可用于流行病学调查及科研等，但对有严重症状的患者评定有困难，临床上应注意结合患者的实际情况，灵活运用。

（1）评定项目及标准：该量表由 20 个与抑郁症状有关的项目组成，包括正向评分项目与反向评分项目各 10 个。每个项目按"很少有""有时有""大部分时间有""绝大部分时间有"4 个级别评分，分值分别对应 1~4。其中，项目 2、5、6、11、12、14、16、17、18、20 为反向评分项目，分值按 4~1 计分，由受试者根据量表说明进行自我评定，依次回答每个条目。

（2）评定时间范围：该量表主要用于评定受试者"现在"或"最近 1 周内"的抑郁严重程度。

（3）评定结果：将各项目得分相加，即得到量表原始分，原始分的正常上限为 41 分。也可以用原始分乘以 1.25 后，取整数部分作为标准分，标准分超过 53 分即可考虑筛查阳性症状，须进一步检查。53~62 分为轻度抑郁；63~72 分为中度抑郁；73 分以上为重度抑郁。抑郁严重指数 = 总分 /80，指数越高，表示抑郁症状越严重。指数范围为 0.25~1.0，0.5 以下者为无抑郁；0.5~0.59 为轻微至轻度抑郁；0.6~0.69 为中度至重性抑郁；0.7 以上为重性抑郁。

3. 焦虑自评量表　目前，临床上用于焦虑评估的自评量表有焦虑状态 - 特质问卷（State-Trait Anxiety Inventory，STAI）、医院焦虑抑郁量表（Hospital Anxiety and Depression Scale，HADS）、贝克焦虑量表（Beck Anxiety Inventory，BAI）和焦虑自评量表（Self-Rating Anxiety Scale，SAS）等多种。以下主要介绍临床护理工作中应用最广泛的焦虑自评量表（SAS）。

焦虑自评量表（SAS）于 1971 年编制。该量表从构成形式到具体的评定方法，都与抑郁自评量表（SDS）很相似，同样应用广泛，适用于具有焦虑症状的成年人，可反映其是否有焦虑症状及其严重程度，也可用于流行病学调查及研究。

（1）评定项目及标准：该量表由 20 个与焦虑症状有关的项目组成，包括 15 个正向评分项目和 5 个反向评分项目。每个项目按"很少有""有时有""大部分时间有""绝大部分时间有" 4 个级别评分，分值分别对应 1~4。其中，项目 5、9、13、17、19 为反向评分项目，分值按 4~1 计分，由受试者根据量表说明进行自我评定，依次回答每个条目。

（2）评定时间范围：该量表主要用于评定受试者"现在"或"最近 1 周内"的焦虑严重程度。

（3）总分：将各项目得分相加，即得到量表原始分，原始分总分超过 40 分可考虑筛查阳性症状。也可以用原始分乘以 1.25 后，取整数部分作为标准分，标准分超过 50 分可考虑筛查阳性症状，须进一步检查。分数越高，表示焦虑程度越重。

4. 心理痛苦温度计　心理痛苦温度计（Distressing Thermometer，DT）于 1998 年编制，作为筛检患者心理痛苦的工具，能及早发现有心理痛苦的患者，以采取有效的干预措施，减轻患者的心理痛苦，促进疾病康复。该量表目前广泛应用于住院肿瘤患者和其他慢性疾病患者的评估。

（1）评定项目及标准：该量表包括两部分。①心理痛苦温度计，以 0~10 分的数字刻度表示心理痛苦程度，得分为 0 分表示无心理痛苦，10 分表示极度心理痛苦。②心理痛苦相关因素调查表，包括实际问题、人际交往问题、情绪问题、躯体问题及精神宗教问题共 5 个因子，40 个条目，采用"是"或"否"进行评价。

（2）评定时间范围：患者入院时评估 1 次，住院期间每周评估 1 次。

（3）评定结果：得分 1~3 分为轻度痛苦，4~6 分为中度，7~9 分为重度，10 分为极度痛苦。美国国家综合癌症网络（National Comprehensive Cancer Network，NCCN）将筛查分界点设为 4 分，即当患者心理痛苦温度计分值 ≥ 4 分时，即需要接受进一步的心理评估和治疗。

随堂测 4-4

（二）应激与应对类评定量表

1. 生活事件量表　生活事件量表（Life Events Scale，LES）是评价个体在特定时间内所经历的生活事件数量以及这些事件对个体心理健康影响程度的评定量表。社会再适应评定量表（Social Read-justment Rating Scale，SRRS）于 1967 年编制。SRRS 的计算方法是在累计生活事件次数的基础上进行加权计分，即对不同的生活事件给予不同的评分，然后累计其总分。我国学者在该量表的基础上编制了生活事件量表（LES）。目前，生活事件量表（LES）在国内临床和心理健康评估方面广泛应用。LES 是自评量表，由受试者自己填写，适用于 16 岁以上的正常人、神经症、心身疾病、各种躯体疾病患者以及自知力恢复的重性精神疾病患者。

（1）评定项目及标准：LES 包括三方面的常见的生活事件问题，即家庭生活方面（28 个条目）、工作和学习方面（13 个条目）、社交及其他方面（7 个条目），共 48 个条目。另外设有 2 条空白项，供受试者填写其自身经历过但表中并未列出的某些事件。填写者须仔细阅读指导语，然后逐项填写。将某一时间范围内（通常为 1 年内）的事件记录下来。对于表中已列出但

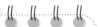

并未经历的事件，应注明"未经历"。填写时应注意不留空白，以防遗漏。然后，由填写者根据自身的实际感受去判断那些经历过的事件对自己的影响。影响程度分为 5 级，从毫无影响到影响极为严重，分别计 0、1、2、3、4 分。影响持续时间分为 3 个月内、半年内、1 年内、1 年以上共 4 个等级，分别计 1、2、3、4 分。

（2）评定结果：量表测验得分越高，表明个体承受的精神压力越大，95% 的正常人 1 年内的生活事件量表总分不超过 20 分，99% 的正常人不超过 32 分。负性事件刺激量的分值越高，对身心健康的影响越大，正性事件的意义还有待进一步的研究。

2. 应对方式问卷　临床上用于应对方式评估的量表较多，如简易应对方式问卷（Simplified Coping Style Questionnaire，SCSQ）、医学应对方式问卷（Medical Coping Modes Questionnaire，MCMQ）和特质应对方式问卷（Trait Coping Style Questionnaire，TCSQ）等。以下主要介绍特质应对方式问卷。

（1）评定项目及标准：特质应对方式问卷是由 20 个反映应对特点的项目组成的自评量表，包括积极应对和消极应对两个方面，用于反映受试者在困难和挫折中的积极与消极习惯性应对态度和行为特征。受试者根据自己大多数情况下的表现逐项填写，各项答案从"肯定是"到"肯定不是"分为 5 级，分别计 5、4、3、2、1 分。

（2）结果分析：将条目 1、3、5、8、9、11、14、15、18 和 20 的评分累加，即得到积极应对分。分数越高，则表示积极应对特征越明显。将条目 2、4、6、7、10、12、13、16、17 和 19 的评分累加，即得到消极应对分。分数越高，则表示消极应对特征越明显。临床上，在患者人群中，消极应对特征的病因学意义大于积极应对特征。

3. 社会支持评定量表　社会支持是个体心理应激与身心健康关系的重要中介因素之一。良好的社会支持对于个体在应激状态具有保护作用。

（1）评定项目及标准：社会支持评定量表是一种自评量表，包括客观支持、主观支持和支持利用度三个维度，共 10 个条目，多数采用 1~4 分的 4 级评分法。

（2）结果分析：量表总分为 10 个条目评分之和。客观支持分为条目 2、6、7 评分之和；主观支持分为条目 1、3、4、5 评分之和；支持利用度分为条目 8、9、10 评分之和。量表总分及各维度分数越高表明被试的社会支持状况越好。

科研小提示

护理人员选择量表用于科研时，应根据量表的适用人群进行选择，优选信度和效度高且广泛应用的经典量表和特异性量表。

（三）积极心理相关的评定量表

积极心理学（positive psychology）致力于探索人类的积极品质，挖掘人类固有的内在潜力和积极性力量，以促进个人、社会的发展。随着积极心理学的不断发展，越来越多的研究者开始关注相关领域的理论研究和实践。在我国，积极心理学也已逐渐应用于临床护理实践中。临床护理人员开始探索人们积极品质和积极力量对促进其健康所发挥的作用。以下简要介绍护理工作中常用的积极心理相关的评定量表。

1. 创伤后成长评定量表　创伤后成长（post-traumatic growth）是指个体在与具有创伤性的负性生活事件和情境进行抗争后所体验到的心理方面的正性变化。创伤后成长量表（Post-Traumatic Growth Inventory，PTGI）于 1996 年编制。该量表被广泛用于评估癌症患者创伤后成长水平，以了解患者的积极心理改变情况。我国学者于 2011 年对其进行修订，研制了中文版量表。

（1）评定项目及标准：该量表包括人生感悟、新的可能性、个人力量、与他人的关系、自我转变5个维度，共20个条目。每个条目根据程度从"完全没有"到"非常多"分别赋分0~5分，0分表示完全没有，5分表示非常多。

（2）结果分析：总分为各个条目得分之和，范围为0~100分，分值越高，表明受试者的创伤后成长水平越高。

2. 主观幸福感指数量表　主观幸福感指数（index of subjective well-being）量表于1976年编制。我国学者于1993年对该量表进行了汉化修订，用于测量受试者体验到的幸福程度。

（1）评定项目及标准：该量表包括总体情感指数维度（8个条目，权重为1）和总体生活满意度维度（1个条目，权重为1.1）两个部分。采用Likert 7级评分法。

（2）结果分析：量表总分=（前8个条目的平均分）+（最后1个条目的得分）×1.1。总分为2.1~6.0分代表有低度幸福感，6.1~10.0分代表有中度幸福感，10.1~14.7分代表有高度幸福感。

3. 积极心理资本问卷　心理资本（psychological capital）是指个体在成长和发展过程中表现出来的积极心理状态和心理能量。心理资本问卷-24（Psychological Capital Questionnaire-24，PCQ-24）于2005年研发，共包含24个条目，被广泛应用于社会学和医学领域，适用于医生、护士、工人和学生等群体，而较少用于患者群体的研究。我国学者于2007年对PCQ-24进行了汉化和改编，研制了积极心理资本问卷，目前可应用于糖尿病、肿瘤和抑郁症患者等群体。

（1）评定项目及标准：积极心理资本问卷包括自我效能、韧性、希望和乐观4个维度，共26个条目。问卷采用7级评分法，1分表示"完全不符合"，7分表示"完全符合"，其中，采用反向计分的条目为条目8、10、12、14、25。

（2）结果分析：问卷总分为各条目得分之和，范围为26~182分。得分越高，代表个体的积极心理资本水平越高。总分＞154分代表良好或上等；总分为109~154分代表一般或中等；总分低于109分代表水平较差。

4. 生活满意度量表　生活满意度量表（Satisfaction With Life Scale，SWLS）于1985年编制。中文版于2002年翻译并修订。该量表可作为测量一般人群生活满意度的有效工具。

（1）评定项目及标准：该量表结构简单，共有5个条目，采用7级评分法，从"非常不符合"到"非常符合"分别计为1~7分。

（2）结果分析：量表总分为5个条目得分之和，范围为5~35分。得分越高，则提示生活满意度越高。

目前我国对积极心理学的研究尚处于起步阶段，相关的测量工具有待进一步的开发和应用。

（四）其他评定量表

1. 8条目痴呆筛查量表　8条目痴呆筛查量表于2005年编制，临床上常用于对极早期痴呆的筛查。该量表简单易行，耗时短，可以由知情者完成，不需要患者阅读及书写，在临床上应用较为广泛。

（1）评定项目及标准：共8个条目。分别为：①判断力有困难；②对业余爱好、活动的兴趣减退；③重复做相同的事情；④学习使用工具存在困难；⑤忘记正确的年份和月份；⑥在处理复杂的经济事务方面有困难；⑦记不住重要的约定；⑧日常记忆和思考能力出现问题。量表采用"是"和"否"进行评价，回答"是"计1分，回答"否"计0分。

（2）结果分析：量表总分为2分及以上者，提示可能存在认知障碍。

2. 匹兹堡睡眠质量指数　匹兹堡睡眠质量指数（Pittsburgh Sleep Quality Index，PSQI）是于1989年编制的睡眠质量自评量表，用于评定受测者最近1个月的睡眠质量，适用于18岁以上成人。

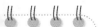

（1）评定项目及标准：共 9 个大题，18 个小题，包括 7 个方面的内容：主观睡眠质量、入睡时间、睡眠时间、睡眠效率、睡眠障碍、催眠药物和日间功能障碍。受试者完成该问卷通常需要 5~10 分钟。

（2）结果分析：总分范围为 0~21 分，得分越高，表示睡眠质量越差。

3. 护士用住院患者观察量表　护士用住院患者观察量表（Nurse Observation Scale for Inpatient Evaluation, NOSIE）于 1965 年编制，包括 30 个条目和 80 个条目两种版本，目前广泛应用的是 30 个条目版本。该量表适用于评定住院成年精神疾病患者和阿尔茨海默病患者的生活、行为和情绪等方面的情况。以下介绍 30 个条目版本。

（1）评定项目及标准：该量表由 30 个条目组成，为他评量表，由经过训练并熟悉患者情况的护士实施评定。每次评定应由 2 名护士同时分别评定，计分时将 2 名评定者的各项评分相加，如果只有 1 名护士评定，则其结果应当乘以 2。量表主要根据患者最近 3 天（或 1 周）的情况进行评定。评定分为 3 次，在治疗前、治疗后 3 周和 6 周各评定 1 次。量表的第 1~30 个条目采用为 5 级评分法，分别为"无""有时有""常常有""经常有""一直是"。分值为 0~4 分。另外设有 2 个附加条目，即第 31 项"病情严重程度"和第 32 项"与治疗前相比"，这 2 个条目由评定者根据经验，按 1~7 分进行评分。

（2）结果分析：包括因子分计算和总分计算两种方法。病情估计分越高，表示病情越轻；反之，则表示病情越重。将不同时间的评分结果绘制成轮廓图，可反映患者病情的演变情况及治疗效果。

（吴洪梅）

小　结

本章主要介绍了心理评估的概念与功能；心理评估的实施方法和原则、一般程序以及心理评估报告的内容；心理测验的定义、要求、种类、原则以及临床常用的心理测验和评定量表。

思考题

一、单项选择题

1. 护士实施心理护理的重要依据是
   - A. 心理评估
   - B. 心理测验
   - C. 心理问题
   - D. 心理测量
   - E. 情绪状态
2. 观察法的特点**不包括**
   - A. 应用范围广泛
   - B. 结果较为客观、真实
   - C. 简便、易于操作
   - D. 受护理人员自身水平限制
   - E. 受场地影响较小
3. 心理测验的特性**不包括**
   - A. 间接性
   - B. 代表性
   - C. 精确性
   - D. 相对性
   - E. 客观性

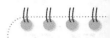

4. 某位严重胃溃疡患者经过长期治疗后，病情仍然未见改善，怀疑自己的疾病有恶化的可能或家属隐瞒了病情，出现情绪低落、沉默少语、不配合治疗的倾向。医生采用抑郁自评量表（SDS）了解患者是否为抑郁状态，以及抑郁程度。经自我评定，量表原始分总分为55分，说明该患者为

    A. 轻度抑郁　　　　　　B. 中度抑郁　　　　　　C. 重度抑郁

    D. 极重度抑郁　　　　　E. 正常状态

5. 抑郁症患者的人格特征是内向、不稳定，此类患者的艾森克人格问卷（EPQ）得分可能是

    A. N高，E低　　　　　B. N低，E高　　　　　C. P高，E低

    D. P低，E高　　　　　E. N高，P低

6. 某年轻护士小王缺乏自信，总觉得自己无法顺利完成护理工作而到心理门诊就诊。如果对小王进行心理评估，首先考虑选用的量表是

    A. 工作倦怠量表　　　　B. 一般自我效能感量表　　　C. 领悟社会支持量表

    D. 特质应对方式问卷　　E. 非精神科患者心理状态评估量表

二、简答题

1. 心理评估的注意事项有哪些？

2. 访谈法的特点是什么？

3. 什么是测量的效度？

三、案例分析题

1. 李先生，48岁，大专文化，近1个月来，因慢性胃痛，他一直心情不好、情绪低落、精神萎靡、食欲缺乏。患者入院后被确诊为胃癌，准备接受手术治疗。当医生告知手术日期后，他感到非常紧张、恐惧，急于知道手术怎么做，万一失败了怎么办。术前一天，患者每隔1小时就去找一次医生和护士，反复问同一个问题"我的手术没什么问题吧？"

请回答：

护士可以采用哪些方法对患者进行心理评估？

2. 孙女士，女，75岁，近1年来记忆及情绪等方面表现异常，常常乱发脾气，白天常嗜睡而夜晚则到处乱走，常常忘记自己的物品放在何处，忘记自己刚刚做过的事和说过的话，入院后与护理人员也经常发生矛盾。

请回答：

护士应采用哪类心理测验评估患者的心理状况？

第五章　心理干预

导学目标

通过本章内容的学习，学生应能够：

◆ **基本目标**

1. 解释心理干预的概念、原则及分类。

2. 复述心理支持、认知干预、行为干预、精神分析疗法、音乐疗法和正念干预及其操作流程。

3. 识记护理相关的团体干预技术及流程。

◆ **发展目标**

1. 运用恰当的心理干预技术帮助患者身心全面康复。

2. 建立生物 - 心理 - 社会整体护理理念，提升职业素养。

罹患疾病后，患者大多都有不同程度的心理失衡或心理障碍。实施身心整体护理，需要医护人员合理采用心理干预技术，促进患者身心康复。本章主要介绍常用的心理干预技术，如心理支持、认知干预、行为干预、精神分析疗法、音乐疗法及正念干预等。

第一节　概　述

案例 5-1

患者，女，36 岁，高中文化，离婚 1 年，无子女，被确诊为乳腺癌后接受了手术治疗。术后患者无法接受乳房缺失的痛苦，情绪低落、伤心流泪，整天唉声叹气，胡思乱想，失眠多梦，无法面对胸前的伤口，不愿进行康复锻炼，对未来悲观、绝望，认为自己是个不完整的女人。

请回答：

（1）该患者有哪些负性情绪？

（2）护士应如何进行心理护理干预？

一、心理干预

心理干预（psychological intervention）是指以心理学理论和原理为指导，应用支持性心理治疗措施，有计划、按步骤地对一定对象的心理活动、个性特征或行为问题施加影响，使之发生指向预期目标变化的过程。

心理干预的目的是减轻或消除个体当前存在的心理和行为问题，提供心理支持；通过心理干预重塑个体人格、改变不合理的认知及应对方式，防止类似问题再发生。心理干预是一项连续性、多面性、系统性的活动。按照心理干预的内容和形式，可以将其分为三个级别：一级干预是针对普通人群开展健康促进，促使其具有健康和积极的行为，目标是促进心理健康和提高主观幸福感；二级干预是针对可能发生心理疾病的高危人群进行预防性干预，目标是降低发生心理障碍的风险；三级干预是针对各类心理障碍个体进行心理治疗，目标是减轻心理障碍。因此，对于健康人、有心理困扰、社会适应不良、遭遇重大生活事件、综合医院临床各科有心理问题的患者，都应进行心理干预。

从心理干预与心理护理的关系来看，心理护理的核心是促进心理健康、实施预防性干预，采用护士能够实施的心理干预技术，如支持性心理治疗、暗示疗法、放松训练等进行心理护理，减轻或消除患者的心理及行为问题；心理护理遵循整体护理的模式。有学者认为，在狭义上，心理护理等同于心理干预。

二、心理咨询与心理治疗

（一）心理咨询

心理咨询（psychological counseling）是指受过专业训练的咨询人员依据心理学的理论和技术，与来访者建立良好的咨询关系，帮助其发现自身的问题，认识自己，克服心理困扰，充分发挥个人的潜能，提高其心理适应和调节能力，促进成长与发展的过程。心理咨询的目的是帮助来访者摆脱消极情绪、确认内在价值、了解自身需求、洞悉自我心理特点、提高适应能力、达到个性的全面和谐与发展。心理咨询的内容涵盖日常生活中各种心理问题的调适、专业与职业的选择、人际关系的调整、婚姻质量的改善、学习与工作效率的提高、心理障碍的缓解和消除。心理咨询师在咨询过程中保持价值中立，不指定任何既定的价值观，也不将自己的价值观强加给来访者。

（二）心理治疗

心理治疗（psychotherapy）是由受过专业训练的治疗师，在与来访者建立良好治疗关系的基础上，运用心理治疗的理论和技术，通过言语、表情、行为、仪器以及一定的程序，促使来访者产生心理、行为甚至生理的变化，从而促进其人格发展与成熟，减缓或消除心身症状，重新保持个体与环境之间的平衡，达到治疗的目的。

（三）心理咨询与心理治疗的共性与区别

心理咨询与心理治疗的共同点在于两者都是运用心理学的理论和方法，都由受过专业训练的人员实施，服务对象都是需要心理帮助者，都要在与来访者建立良好人际关系的基础上进行，目的都是为了改变来访者的不良认知和行为，促进身心健康等。两者的区别是：心理咨询遵循发展与教育的模式，针对有现实问题或心理困扰的正常人，侧重于对来访者的支持、启发、教育和指导；心理治疗遵循生物 - 心理 - 社会医学模式，主要针对有心理问题或障碍的患者，侧重于分析与矫正，消除或缓解患者的心理问题或障碍，治疗心理疾病，促进康复，重建人格。

三、心理干预的原则

心理干预人员在心理治疗及心理护理工作中，必须遵守以下几项原则。

（一）保密原则

医护人员要尊重患者，保护来访者的隐私。需要向患者明确说明，使其确信医护人员会严格保密，这是建立和维持信任关系的前提，能使患者在心理上感到安全，愿意敞开心扉，打消内心的顾虑。但是对于有明显自杀意图者，应告知相关人员。

（二）助人与自助原则

心理干预的根本目标是促进患者成长、提高心理自主能力，使其能够自己面对和处理个人生活中的各种问题。医护人员应该相信患者不仅有获得心理健康的愿望，而且有自我疗愈的能力。因此，在心理干预过程中，医护人员应调动患者的积极性和创造性，鼓励其主动投入心理自助的过程，而不是将患者看成被动的服务对象。

（三）价值观中立原则

价值观中立原则要求医护人员尽量不干预患者的价值观。在心理干预过程中，要尊重患者的价值观，不要轻易地以自己的价值准则对患者的行为进行武断、任意的价值判断，并且迫使患者接受自己的观点和态度。当患者的价值观与自己或社会的价值观相冲突时，医护人员应以一种非评判性的理解、接纳和尊重的态度对待患者。在此基础上，进行分析、比较，引导患者自己去判断是与否，最终做出自己的选择。

（四）综合性原则

患者心理困扰的形成是多因素综合作用的结果，帮助其摆脱痛苦需要多方面考量和综合措施的干预。心理干预的综合性原则具有多重含义。

1. 心身综合　人的心理和生理是相互作用、互为因果的。心理问题往往会伴有许多躯体症状，而生理状况又经常是引发心理问题的原因。因此，医护人员在心理干预过程中应对患者身心之间的关系状况和相互影响保持高度的敏感性。医护人员分析患者心理问题时，不能忽略生理因素，而是要以生理、心理综合的思维来看待和分析问题。如果患者的心理困扰主要是由生理原因引起的，则应该建议其求助医学帮助，而不是心理帮助。

2. 原因的综合　每个人都是生理、心理和社会的综合体，引发患者心理问题的原因可能是这三个因素交互作用的结果。因此，医护人员对患者的分析、评估和干预也都应该从这三个角度出发。医护人员要透过现象看本质，透过表面原因看到深层原因。例如，患者目前的情绪障碍常涉及人际交往方面的问题，而目前人际交往方面的问题往往又是患者原生家庭不良互动模式的重现。

3. 方法的综合　在心理干预过程中，医护人员可以综合运用各种方法，这样往往比采用单一的方法更有效。综合的方法往往针对个体心理的各个方面和不同层面的心理需求。例如，面对创伤后应激障碍患者，可以在采取支持性心理治疗的基础上，运用叙事疗法和焦点解决疗法；对于某些处于较严重抑郁状态的患者而言，适当地联合使用抗抑郁药可以有效地控制其症状。

随堂测 5-1

四、心理干预的分类

（一）按心理干预的规模划分

1. 个体心理干预　是由治疗人员或护士与患者一对一进行的心理干预，主要是了解患者存在的心理问题及其原因，建立个人心理档案，制订和实施心理干预计划，减缓或消除患者的心理痛苦。

2. 团体心理干预　是指由1~2名治疗人员或护士与多名患者组成治疗团体，治疗人员运用适当的辅导策略，借助团体内的人际交互作用，促使个体在人际交往中观察、学习和体验，认识自我、分析自我、接纳自我，调整和改善人际关系，学习新的态度与行为方式，从而减轻或消除心理疾病，提高适应能力，激发个体潜能的干预过程。临床常用的团体心理干预方法主要有：①团体心理教育，是由护士向已经罹患某种疾病的患者及其家属提供的一种心理干预方法，以疾病教育、培养问题解决能力为基础，以改善心理状态和提高应对能力为目标；②支持性团体治疗，是通过创造一种相互支持、充分表达内心感受的团体氛围，帮助患者更有意义地生活；③认知行为治疗，是一种结构化的、短程的、改变认知方式的心理治疗方法，通过改变患者对自己、对他人或对事不合理的认知来矫正其心理问题；④基于正念的团体干预，是指在心理干预中使用一种或多种正念干预技术的团体干预方法。

（二）按心理干预的对象分类

1. 预防性干预　是针对心理健康的个体，根据身心发展的一般规律和特点，帮助不同年龄阶段的个体尽可能圆满地完成身心发展的要求，妥善解决心理矛盾、生活压力，更好地认识自己和社会，挖掘潜能，促进人格健全、个人成长与发展的过程。预防性干预有三种方式：①普遍性干预，主要是面向广大普通人群，针对某些可导致整体人群发病率增加的危险因素，进行心理教育或宣传性干预；②选择性预防干预，是针对那些虽然还没有出现心理问题或障碍，但其发病风险比一般人群要高的个体，实施预防性干预；③指导性预防干预，是指对有轻微心理障碍先兆或体征的人群实施干预。

2. 健康促进　是指针对正常心理范畴内的不健康心理状态，如认知歪曲、负性情绪、行为偏差等，进行有针对性的干预，消除心理问题并促进健康，使个体或人群恢复到正常健康状态的过程。

3. 危机干预　是指对处于急性心理危机状态的患者，进行有效的干预，以化解危机状态，避免损害或危险。目前国际通用的危机干预模式为6步法：①确定问题；②保证求助者安全；③给予支持；④提出并验证可变通的应对方式；⑤制订计划；⑥得到承诺，如求助者向医护人员保证和承诺不会再轻言自杀。

4. 障碍性心理干预　是指为各种有心理障碍或心理问题的患者提供心理援助、支持、干预和治疗，以减轻或消除患者的心理障碍或问题。具体来说，障碍性心理干预是护士对患者的障碍性心理问题，包括各种神经症（如抑郁、焦虑、强迫和恐惧等）、严重的心理危机及其他精神疾病，通过心理测验、心理访谈等，查明其性质和可能的原因，给予劝告、建议、教育和支持等各种形式的帮助的过程。

知识链接

心理弹性

"resilience"中文译为心理弹性、心理韧性、心理复原力、抗逆力等，其中以心理弹性应用较多。美国心理学会将心理弹性定义为个体面对逆境、创伤、悲剧、威胁或其他重大压力时的良好适应过程，即面对困难经历时的反弹能力。例如，癌症患者的心理弹性是其经历创伤后，能超越自我，展现出充满希望、乐观等正向情绪，并付诸行动、成功应对的过程。

目前，因不同学者的视角不同，对于心理弹性尚无统一的概念界定。根据其内涵，可以将心理弹性的定义分为3类：①结果性定义，是指个体面对重大压力时，适应与发展仍然良好；②过程性定义，是指个体与环境交互作用并成功应对的过程；③品质性定义，是指个人与生俱来的可被培养的内在力量，是个体面对应激或压力时积极适应并成功应对的能力或特质。

心理弹性所关注的是个体积极性的发挥，即个体经历创伤后不仅能恢复到最初状态，还可能在压力下获得成长。

（刘佳佳　周　英）

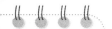

第二节　常用的心理干预技术

心理干预技术是在护士与患者建立良好关系的基础上，由经过专业训练的护士对患者进行治疗的过程中运用到的心理干预有关理论和技术。其目的是激发和调动患者改善现状的动机和潜能，以消除或缓解患者的心理问题与障碍，促进其人格的成熟和发展。本节主要介绍心理支持技术、认知干预技术、行为干预技术及精神分析疗法等临床常用的心理干预技术及其操作要点。

案例 5-2

大二女生晓兰，因为对犬的恐惧感而来寻求帮助。晓兰自述 6 岁时，有一次和小朋友出去玩耍。突然，小朋友慌忙跑开。回头时，晓兰发现一条大犬正朝着自己跑来。她刚转身想跑，却因为绊到石头而摔倒了，不能动弹。当时，晓兰看着那条大犬逐渐靠近自己，然后凑在自己身上嗅来嗅去，感到恐惧又无助。虽然当时大犬并没有伤到她，但此后她对犬表现出强烈的恐惧感。

随着年龄的增长，晓兰对犬的恐惧感不但没有缓解，反而更加强烈，只要看到犬的视频或图片，都会出现心率加快、发抖、出冷汗等恐惧反应。

治疗师了解情况后，针对晓兰恐惧犬的情况，经过与其协商，计划用系统脱敏疗法进行心理干预。

请回答：

针对晓兰的具体情况，应如何制订详细的系统脱敏治疗方案？

一、心理支持

（一）概述

心理支持，即支持性心理治疗（supportive psychotherapy），是指在与患者在建立良好关系的基础上，运用倾听、共情、安慰与鼓励、解释与指导、积极语言、暗示等各种方式，激发患者的潜在资源和能力，帮助其缓解压力，以更有效的方式应对困难或挫折，从而达到治疗目的的一种心理治疗方法。支持性心理治疗已广泛应用于临床心理护理和心理干预，如应用于心理危机、适应障碍、急性和慢性疾病、临终患者的心理干预。

支持性心理治疗是临床上最常用的心理治疗技术之一。与其他心理治疗技术相比，它对治疗设置的要求简单，具有易掌握、易操作、易推广，且行之有效的特点。支持性心理治疗技术不涉及患者的潜在心理因素或动机，主要目的是帮助患者舒缓消极情绪、合理地认识自身和环境，并支持、协助患者适应现实环境，增强安全感和自信心。支持性心理治疗技术的适用群体广泛，尤其适用于因患病而产生不良情绪的各类临床疾病患者。

（二）具体治疗技术

1. 倾听　倾听（listening）是护士接收患者传递的信息，并对这些信息进行加工，再把加工后的信息传递给患者的过程。倾听是心理干预的第一步，是建立良好治疗关系的基础。在心理干预中，倾听不仅是要听见患者说的话，还要理解他们口头言语中的含义，并做出适当的反应。倾听技术主要包括澄清、内容反映、情感反映和总结等技术。

在倾听的开始阶段，护士应以真诚、尊重、共情、接纳的态度，引导患者自由倾诉因疾病产生的感受，以及对疾病的认识、压抑的情绪和心理困扰等。在倾听过程中，护士要全神贯注，身体适当前倾，与患者保持目光交流，并及时做出必要的反应，如点头示意或言语反馈，常用"嗯""哦""是这样""然后呢"等简短词语表示对患者的关注、理解和接纳。护士在倾听过程中应保持价值观中立，不评判、不歧视患者，鼓励患者宣泄情绪。当患者表达的意思含糊不清、模棱两可时，要帮助其澄清表达的具体含义，从而获得准确信息。不要急于下结论，避免打断或臆断患者的倾诉内容，更不要干扰、转移患者的话题，或者表现出轻视和不耐烦的态度，以免降低患者的信任，影响治疗关系。

2. 共情　又译为移情、同感、同理心、投情等。共情（empathy）是指护士站在患者的角度，借助自己的知识和经验，准确而深入地理解患者的感受和体验，并反馈给对方。换言之，护士一边聆听患者的叙述，一边进入患者的内心世界，以感同身受的方式体验其主观想法与情绪，然后将护士对患者的了解传递给他（她）本人。共情是体验他人内心世界的能力，初级共情是能说出患者的感受；高级共情是能够深入地体会到患者内心的各种情感，能够理解患者的痛苦来源以及内在的动机、目的、态度和愿望等。共情的目的是使患者感到被接纳和理解，促进患者的自我探索和自我表达；鼓励患者与护士沟通，促进治疗双方彼此的理解和更深入的交流，达到助人的效果。共情的方法包括设身处地为患者着想、能够进行换位思考、对患者的体验做到感同身受。

共情并非要求护士必须有与患者相似的经历和感受，而是在了解患者的性别、年龄、文化习俗等特征后，能够换位思考，学会从患者的角度看待其存在的问题，体验其内心感受。不同的患者处于不同的疾病阶段，对护士给予共情的需求也各不相同。因此，护士对患者的共情需因人而异、因时而异。共情技术通常在患者完整表达某一问题及其对应的情绪后使用，过早共情可能干扰其表达，过晚则会降低共情的效果。在共情使用过程中，护士需要不断与患者核对共情是否准确、适度，并根据患者的反馈及时做出调整。

3. 安慰与鼓励　人们在患病后常会产生消极情绪，如悲观、紧张、恐惧、焦虑等，这些情绪会阻碍患者采取积极的治疗。此时，护士予以安慰与鼓励，可以帮助患者减缓消极情绪、增强信心、振作精神，促使患者采取积极、健康的行为，进而取得理想的治疗效果。安慰与鼓励是指护士通过言语和非言语行为向存在消极心理的患者予以理解和支持，并进行积极向上的引导过程。针对某些对疾病治疗缺乏信心的患者，护士可以采取榜样激励法进行安慰与鼓励，列举同类疾病治愈的典型病例，运用专业知识进行现身说法，让患者对医院及医生治疗充满信心，从而增强配合度、提高依从性，促进康复。

护士应态度诚恳，结合患者的具体情况合理、适度地予以安慰与鼓励。当患者有进步时，及时给予语言及非语言（如眼神、手势、态度等）的强化，以增强患者战胜疾病的勇气和信心。

4. 解释、建议和指导　患者常由于对疾病缺乏认识而产生很多疑虑或认知偏差。护士在临床实践中应对患者进行合理的解释、建议和指导，使其了解疾病的原因、性质、程度、治疗方案及预后，从而使患者消除疑惑和顾虑，配合治疗，以提高治疗及护理效果，提升患者的满意度。解释、建议和指导需要护士依据一定的理论、科学知识或个人经验对患者的问题、困惑、疑虑进行说明，从而使患者从一个新的、更全面的角度来审视自己的问题，并借助新的观念和思想加深对自身行为、思想和情感的了解，获得领悟，促进改变。在对患者进行解释时，应避免使用晦涩难懂的专业性术语，要用通俗易懂的语言，进行有针对性的解释。应多给予积极正向的解释和引导，尽可能消除和降低消极影响，减轻患者的心理负担。建议和指导也应简明扼要，使患者明确具体操作要领，引导患者自己做出合理的决定和行为，不要强迫其必须执行。

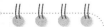

5. 应用积极语言　积极语言是指赞美、信任、给予希望的话语，能引发个体产生积极情绪，发现个体的优点及潜能，关注使人生美好的有利条件，促进个人优良品德及积极品质的形成，有利于建构积极的人际关系。护士在与患者的沟通过程中，应多使用积极语言，如亲切的问候，关心、体贴、安慰、开导以及能激发希望与信心的语言，避免使用争论、诋毁、批评、过于强势以及太直接的语言。

6. 暗示　是指在无对抗的条件下，用含蓄、抽象、诱导的间接方法对人们的心理和行为产生影响，从而促使人们按照暗示者所引导的方向行动或者思考，分为积极暗示和消极暗示。受到暗示能使人增加力量、勇气、快乐和信心的是积极暗示，反之则是消极暗示。例如，慢性疾病患者长期治疗效果不佳、病情每况愈下，手术前患者对治疗有诸多疑虑，癌症患者恐惧复发而忧心忡忡等，均可采用积极暗示，给予心理支持。

二、认知干预技术

认知干预技术，即认知疗法（cognitive therapy），是以认知过程影响个体情绪和行为的理论假设为依据，通过认知和行为技术改变个体对事件的不良认知，从而改善个体不良情绪和行为的一类心理治疗方法。合理情绪行为疗法及贝克认知疗法是两种具有代表性的认知疗法。

（一）合理情绪行为疗法

合理情绪行为疗法由美国心理学家阿尔伯特·艾利斯（Albert Ellis）创立，后来称为理性疗法（rational therapy，RT）、合理情绪疗法、理性情绪疗法（rational-emotive therapy，RET），1993 年改称为理性情绪行为疗法（rational emotive behavior therapy，REBT）。

1. 基本理论　理性情绪行为疗法的基本理论又称为情绪 ABC 理论。A 代表诱发性事件（activating event），B 代表个体对这一事件的看法、解释和评价而产生的信念（belief），C 代表特定情景下个体的情绪和行为结果（consequences）。理性情绪行为疗法认为，引起人们情绪困扰（C）的并不是外界事件（A），而是人们对事件的非理性信念、绝对性思考和错误评价等认知（B）。因此，通过改变这些不合理的认知，代之以合理、现实的信念（B），可以改善情绪困扰（C）。

2. 非理性信念　心理学家韦斯勒（Wessler）将非理性信念（irrational belief）分为三类：①绝对化要求，认为某事必定会发生或必定不会发生。例如，"我必须被赞许""我一定要出色地完成任务"。这种信念通常会由于期望值过高而引发紧张、焦虑等情绪感受。②过分概括化评价，以某一件或几件事评价自身或他人的整体价值，是一种以偏概全的思维方式。例如，"我考试不及格，我真是个废物"。这种信念通常会引起无价值感、抑郁、自责等情绪困扰。③糟糕至极的想法，将事物的可能后果推论成可怕的，甚至是灾难性的后果。例如，"我患了糖尿病，太可怕了。"这种信念通常会引发不安、恐惧、抑郁等情绪困扰。

3. 操作步骤　理性情绪行为疗法分为心理诊断、领悟、修通和再教育四个步骤。

（1）心理诊断（psychodiagnosis）：①建立良好的护患关系，帮助患者树立信心；②介绍情绪 ABC 理论，协助患者找出情绪困扰和行为失调的表现（C）以及与之对应的诱发性事件（A），并分析二者之间的非理性信念（B）；③与患者共同制订改善情绪和行为等方面的治疗目标。

（2）领悟（insight）：是指借助解释、辩论、提问等技术引导患者获得领悟而改变认知。具体包括三个方面：①引发自己情绪困扰及行为后果的是自己的非理性信念，并非事件本身；②自己应该对自己非理性信念引发的情绪困扰及行为异常负责；③只有改变自己的非理性信念，才有可能改善情绪困扰及行为异常等问题。

（3）修通（working through）：是指患者克服阻抗与移情，获得及加深领悟的过程。修通是理性情绪行为疗法的关键步骤，可采用各种方法、技术改变患者的非理性信念，并以理性信

随堂测 5-2

念取而代之，从而改善情绪困扰或行为异常等症状。常用的方法及技术包括以下几种。

1）苏格拉底式提问：又称"产婆术式"辩论技术、问答法。其特点是不直接将结论告知患者，或强迫患者接受自己的观点，而是通过逐步深入的提问引导患者得出结论。心理干预人员可针对不合理信念提问，例如："你是如何得出这些结论的""支持这个想法的证据是什么""在这种情况下，你觉得应该做什么"。通过提问、讨论、问答甚至辩论的方式揭露患者的不合理信念，并逐步引导患者得出结论。

2）理性情绪想象技术：该技术可帮助患者终止非理性信念的传播。具体步骤是：①引导患者通过想象进入困扰自己的情境中，体验身处此情境下的强烈情绪反应。②帮助患者改变这种强烈的情绪反应，并体验适度的情绪反应。③停止想象，鼓励患者讲述出现什么想法时，自己的不良情绪有所改善，并帮助患者强化新产生的信念和体验，以巩固其获得的新的情绪反应。

（4）再教育（reeducation）：是指帮助患者进一步摆脱非理性信念，并不断强化新观念，以巩固治疗效果。

4. 注意事项 ①采用理性情绪行为疗法可以减轻或消除患者的非理性信念，但难以使患者不再有非理性信念，对于有严重情绪和行为障碍的患者效果不佳。②该疗法适用于年轻、智力及文化水平较高、领悟力强的患者，而对年龄较大、文化水平低、领悟力差、过分偏执的患者效果不佳。③护士本身的非理性信念可能会对治疗产生负面影响，所以护士应不断地与自己的非合理信念辩论，从而减少自身非合理信念对疗效的影响。

（二）贝克认知疗法

1. 概念 贝克认知疗法由美国心理学家亚伦·贝克（Aaron T. Beck）于20世纪70年代创立，是通过帮助来访者修正歪曲的信念、自动化思维来改变不合理认知，进而建立理性认知，改善情绪的心理治疗方法。

2. 基本理论 贝克在研究抑郁时发现，抑郁症患者普遍存在认知歪曲现象。在患者的想象中，至少有一部分是对客观经验过分的、消极的理解，歪曲的认知与抑郁情绪有某种联系。贝克认为，心理障碍治疗的重点应该是减轻或消除功能失调性活动，同时鼓励患者观察其内在因素，即导致心理障碍的认知、行为和情感因素，改变其不良认知模式。贝克将情绪或行为问题归结为功能不良的思维或认知模式，该模式包括歪曲的核心信念、中间信念及负性自动思维。歪曲的核心信念位于认知的最深层，是个体对自我、他人及世界的根深蒂固、影响深远的信念。而负性自动思维位于认知的最浅层，是外界事件或情境刺激下自动出现在头脑中的想法，常引发负性情绪和不良行为。中间信念则是由歪曲的核心信念发展而来的，包括功能不良性的假设、态度及规则意识。

贝克认为，在人类的认知活动中，导致不良认知的常见形式有5种：①任意推断，证据不足时就草率地下结论；②选择性概括，即不了解全部情况，就以偏概全；③过度引申，过度泛化，任意扩大事件的外延；④夸大或缩小，对客观事件的意义进行歪曲的评价；⑤全或无思维，即把生活看成非此即彼的单色世界，要么全对，要么全错，没有中间状态。例如，抑郁症患者由于逻辑判断的错误，稍微受到挫折就认为自己一无是处，继而自卑、悲观、消极而抑郁。

贝克认为，个体童年时期的经历（如遭遇挫折），可促使其形成歪曲的核心信念，如"我不能胜任"。歪曲的核心信念又可以发展而形成歪曲的中间信念，如"假如我逃避挑战就不会有事""失败真可怕""如果太困难，我就要放弃"等。当个体遇到某种生活事件，如遇到一份有挑战性的新工作时，在歪曲的核心信念和中间信念的作用下，个体会产生负性自动思维，如"天哪，太难了，我肯定做不好"，由此即形成功能不良的思维或认知模式。贝克认知疗法侧重于发现、挖掘来访者的功能不良的思维或认知模式，并加以分析、修正，继而代之以合理、现实的思维方式。

3. 操作步骤

（1）识别、评价和应对负性自动思维：负性自动思维又称表层错误观念。识别负性自动思维的基本方式是，当患者出现痛苦、情绪波动或不良行为时，提问患者："你刚才在想什么"。通过一系列问题评价负性自动思维。例如："在什么情境下出现了这个自动思维？当时你有多相信它？现在呢""负性自动思维如何影响你的情绪？当时情绪强度有多大？现在呢""你当时做了什么"。对患者的一个负性自动思维进行评价后，可以引导患者做治疗笔记，总结并记录所讨论的内容。例如："能总结一下我们刚才谈论的内容吗""你觉得本周你要记住的重要内容有哪些""如果再发生相同的情境，你会怎么做"。让患者每天阅读自己的治疗笔记或在需要时查看笔记，促进患者将这些反应整合到自己的思维中。

（2）识别并矫正中间信念：当患者能熟练识别并评价自动思维后，就可以引导患者识别不合理信念。由于中间信念比核心信念更具有可塑性，因此可先引导患者识别并矫正中间信念。可以通过不断地询问"这个想法意味着什么"，直到患者用相同或相似的词语来表达信念。此信念即可能是中间信念。此外，还可以用"如果……"句型，让患者通过把句子补充完整而引出中间信念的"假设"部分；采用"关于……，有没有相应的规则"可以引出中间信念的规则部分。然后，可以通过苏格拉底式提问、行为验证技术、角色扮演等方法矫正中间信念。

（3）识别并矫正核心信念：除了使用识别中间信念的方法外，还可以寻找患者的核心信念。例如，询问患者"在这些自动思维中，你是否发现一个共同主题"。矫正负性核心信念的方法包括苏格拉底式提问、自我暴露、角色扮演、行为验证、检查优势与弊端、认知连续体等技术。

科研小提示

研究表明，根据大脑的神经可塑性，重塑或矫正信念能改变大脑神经回路。随着新的合理信念的确立，旧的不合理信念会退化、消减。

三、行为干预技术

（一）概述

行为干预技术，即行为疗法（behavior therapy），是指以行为学习理论为指导，按照一定的程序，消除或纠正个体异常或不良行为的一类心理治疗方法的总称。行为疗法始于20世纪50年代末，在随后20多年迅速发展，在心理学发展史上具有重要的意义。目前，行为干预技术的应用范围逐渐扩大，不仅在临床医学实践中应用广泛，而且已成为一个跨学科的研究领域，在临床精神病学、行为医学、心身医学和临床心理学等学科领域都有广泛的应用。

行为干预技术的理论基础主要包括三个方面：巴甫洛夫的经典条件反射理论，斯金纳的操作性条件反射理论和班杜拉的社会学习理论。行为主义学家认为，个体的行为（包括适应性行为和不适应性行为）是通过学习而获得的，也可以通过学习而改变、增强或消除。因此，要消除不适应性行为和习惯，可以通过"重新学习"的方法，使其得以改变和矫正。

（二）具体治疗技术

1. 系统脱敏疗法　系统脱敏疗法（systematic desensitization）由心理学家沃尔普（J. Wolpe）于1958年提出，可用于治疗各种焦虑症、恐惧症以及创伤后应激障碍等。这是第一个可供临床使用并具有逻辑程序的行为干预技术，并且为其他行为干预技术奠定了基础。其基本原理是：让患者循序渐进地暴露在导致焦虑的情境中，并通过身体的放松状态来抑制焦虑情绪，从而达到逐渐消除焦虑的目的。系统脱敏疗法分为三个步骤：放松训练、建立焦虑等级和具体脱敏。

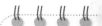

（1）放松训练：是指患者通过训练，学会有意识地控制自身的心理和生理活动，达到肌肉放松、精神轻松，从而缓解焦虑和紧张情绪。具体方法有很多种，常用的放松技术有渐进性肌肉放松训练、深呼吸放松、想象放松、正念冥想及静坐放松等，下面主要介绍渐进性肌肉放松训练。

渐进性肌肉放松训练是指导患者系统地对肌肉进行紧张和放松的交替练习，并让其体会两种不同状态下的感觉。通过训练，患者可以体验深度放松的感觉，并达到完全放松的状态。具体的训练方法是：首先让患者以舒适的姿势坐在沙发上，闭眼，缓慢调整呼吸；然后嘱患者伸出前臂，双手用力握拳，注意手部的紧张感（约 10 s），再缓慢放松双手，体验放松后的感受，保持片刻后再重复一次，从而达到双手肌肉放松的目的。用同样的方法，从双手开始，依次放松前臂及上臂、面部、颈部、肩部、背部、胸部、腹部、臀部、大腿、小腿、踝部，直至足部。患者需要反复练习 6~10 次，每次需 20 min 左右，以全身肌肉能够迅速达到放松状态为合格。

（2）建立焦虑等级：通过与患者交流，列出引起患者焦虑的具体事件，并报告对每一事件焦虑的主观程度，该程度可以用主观感觉尺度来衡量。然后依据引起患者焦虑的强度，将事件分成若干等级，一般为 1~10 级，并按照由弱到强的顺序依次排列，制定焦虑等级表，如孕妇产前焦虑等级表（表 5-1）。需要注意的是，焦虑等级表中的最小刺激引起的焦虑应足以被一两次的放松所抑制，且焦虑等级的划分一定要均匀，即相邻两个等级的事件给患者带来的焦虑感觉变化程度应是相当的。

表 5-1 孕妇产前焦虑的等级表

等级	事件
1	距离预产期 1 个月
2	距离预产期半个月
3	距离预产期 7 天
4	距离预产期 3 天
5	出现产前疼痛
6	在待产区等候
7	产前阵痛频繁
8	进入产房
9	看到医生做接生准备
10	分娩过程

（3）具体脱敏：在患者放松的情况下，嘱其从焦虑等级表中级别最低的一项事件开始想象。告知患者如果感到焦虑，就向护士示意，并停止想象，进行放松。在完全放松后，再嘱患者重新想象。每次想象的时间逐渐延长，直到患者两次想象同一情境都不再感到焦虑，即开始进入下一个等级。对每一个等级的事件都重复上述过程，直到患者可以放松地、没有焦虑地想象所有等级的事件。在完成想象脱敏后，可以使患者逐渐地进入与想象情境相应的现实情境。进行实景脱敏时，患者应该注意发现现实情境中与想象情境相对应的环境因素，以强化想象脱敏所取得的效果。

2. 冲击疗法 冲击疗法（flooding therapy）又称满灌疗法或暴露疗法，依据的是消退原理，是与系统脱敏疗法正好相反的一种治疗方法，是让患者在放松训练的基础上，直接进入焦虑等级最高的情境中，并一直停留在该情境当中，不允许逃避，使其体验到最大限度的焦虑或恐惧，随着强烈的心理和生理反应自然减退、耗竭，或主动调节、控制而达到适应，直至焦虑或恐惧消失为止。患者面对暴露场景的刺激，通常会表现出极度的焦虑和恐惧，即使没有放松过程，患者持久地暴露在该情境中，又看到自己仍然安然无恙，之前担心的事情并没有发生，恐惧会自然减退甚至消失。这种方法对于单纯的恐惧症疗效显著，且方法简单，疗程短。在实施冲击疗法前，应认真向患者介绍治疗的原理和过程，如实告知其治疗过程中可能出现的情绪体验，并进行必要的身体检查。有严重躯体疾病的患者（如高血压、心脏病、癫痫患者等）不宜接受该治疗。

3. 厌恶疗法　厌恶疗法（aversion therapy）是依据操作性条件反射中的惩罚原理创建的，常用于治疗强迫症、物质成瘾（如酒精成瘾和药物成瘾）、性心理异常等。每当患者出现适应不良行为时，立即给予一定的厌恶刺激，如轻微的电击、针刺、催吐剂或弹橡皮筋等，使患者产生痛苦的主观体验。经过反复多次操作，在适应不良行为和厌恶刺激之间建立起条件反射。每当患者欲实施不良行为时，厌恶刺激带来的痛苦体验就会出现。为了减少这种痛苦体验，患者不得不终止或放弃原有的适应不良行为，最终达到治疗的目的。

在临床护理工作中应用厌恶疗法要格外慎重，必须取得患者及家属的同意方可适度使用。因为把惩罚作为一种治疗手段，稍有不慎，就可能会给患者的身心健康造成新的损害。

4. 行为塑造法　行为塑造法（behavior shaping）是以斯金纳的操作性条件反射为理论依据，通过强化来逐步塑造和巩固某一行为的一种干预技术。该技术适用于恐惧症、多动症、孤独症、神经性厌食症、肥胖症等疾病的矫治。当患者在某种情境下出现预期行为后，立即给予奖励，使其预期行为得到强化，通过多次强化作用，即可习得新的行为。在应用行为塑造法时，首先要选择和确定目标行为，有时需要对目标行为进行分解，明确达到塑造目标行为应采取的子目标，同时确定达到每一个子目标时的有效强化物或奖励。强化物的选择要注意个体差异，最好符合患者的喜好和需要，可以有不同的形式，如口头表扬、物质奖励、积分卡等。一旦患者出现要塑造的行为，就必须立即给予强化物，直到这一行为得到巩固为止。

随堂测 5-3

四、精神分析疗法

（一）概述

19世纪末20世纪初，奥地利医生弗洛伊德创立的精神分析疗法（psychoanalytic therapy）是现代心理治疗的开端，它改变了人类认识自我的方式，至今仍然影响着精神医学与心理治疗实践。

精神分析疗法认为，患者的心理障碍是由于潜意识中存在童年期创伤性的经历或被压抑的原始欲望及本能冲动所导致的。该疗法在精神分析理论的指导下，运用自由联想、释梦、移情与反移情分析、解释等技术，发现患者压抑在潜意识中的冲突和痛苦，使患者领悟到心理问题的潜意识症结，使其焦虑的情绪得到宣泄，从而使患者能以现实的方式处理和适应各种情况，最终达到治疗的目的。

（二）具体治疗技术

1. 自由联想　自由联想（free association）是精神分析疗法中的一个关键技术，是将患者潜意识进行意识化的主要方式。自由联想是指护士创设一种安全的氛围，鼓励患者说出脑海中浮现出的任何内容，随心所欲地表达自己的感受、体验和欲望，不要有任何顾虑，也不必符合逻辑，即使某些想法是荒谬的、怪异的，甚至是不符合伦理道德的，都要勇敢地表达出来。在患者联想的过程中，护士的任务就是专注地倾听，不随意打断。通过分析患者报告的内容，找出其内在的联系，识别出患者被压抑的潜意识，并帮助患者把潜意识里的冲突逐渐带入到意识领域，从而发展患者的自我洞察力，进而达到治疗的目的。

2. 梦境分析　即释梦。在睡眠中，人们对潜意识的防御水平降低，以往被压抑的愿望、需要和情绪都会在梦境中得以呈现和表达，所以梦境分析（dream analysis）是挖掘患者潜意识内容的重要手段。

在治疗过程中，护士可能通常会要求患者对其梦境中的内容进行自由联想，目的在于解释其隐性内容。护士会与患者一起探索其自由联想的结果。对梦境要素含义的解释过程可以帮助患者将自己内心压抑的无意识内容释放出来，并重新认识这些内容及其与当前困境的关系。因此，梦境分析不仅是了解患者潜意识内容的途径，也是一种了解患者当前功能的方式。

3. 阻抗　阻抗（resistance）是精神分析中的一个重要概念，是指可能阻碍治疗过程或阻止患者接触自己潜意识层面内容的所有因素。弗洛伊德认为，阻抗的出现代表一种防御，是潜意识为了避免焦虑和痛苦，本能地阻止被压抑的心理冲突重新进入意识。患者出现阻抗时，往往正是因为触及了其心理症结，所以分析、解除阻抗是心理干预取得突破的关键环节。

阻抗的表现形式多种多样，如毫无理由的迟到、会谈中突然沉默或转变话题、通过饮水转移注意力等。护士需要帮助患者辨别阻抗、认清阻抗的实质，发泄其压抑在潜意识的情感，并通过相应的解释，最终克服阻抗。克服阻抗可以促进患者在意识层面重新认识自己，从而使心理治疗达到质的飞跃。

4. 移情　在精神分析疗法中，护士与患者的关系是其探索患者潜意识和防御的重要资源。患者早年生活经历中的重要他人，通常是父母或者主要抚养人。随着治疗的深入，患者在潜意识中将其过去对这个重要他人的情感转移到了护士身上，这就是移情。移情（transference）之所以重要，是因为移情把过去的问题和冲突带到了治疗中，护士可以在治疗的情境中解决患者过去的问题。

移情分为正向移情和反向移情。正向移情是指患者把原来的积极情感转移到护士身上，表现为把护士当成喜欢、热爱和思念的对象，患者变得更依赖护士，提前等待护士或治疗结束都不愿离开。反向移情是指患者把原来的消极情感转移到护士身上，表现为对护士感到愤怒、充满敌意，可能贬低其疗效差、不专业。护士处理移情时必须小心谨慎，使患者看到移情，并理解移情的意义，这样潜意识才能浮现在意识中。移情的修通可能需要花很长时间，需要对移情进行反复解释。

5. 解释　解释（interpretation）是精神分析疗法的关键性手段。在治疗过程中，护士通过自由联想、梦境分析、阻抗、移情分析等技术，在挖掘出患者潜意识的内容后，通过解释，可以帮助患者将潜意识冲突的内容上升到意识层面。使患者了解自身问题的深层原因，并能够重新认识自己，认识自己与他人的关系，从而获得领悟，改变不合理的认知，逐渐消除症状。

（杨志杰　高　云）

随堂测 5-4

第三节　其他心理干预技术

本节主要介绍音乐疗法和正念干预技术。音乐疗法以音乐为媒介，借助心理治疗相关技巧实施心理干预，帮助患者缓解或消除心理障碍，恢复身心健康。而正念干预技术也因其较强的可操作性，越来越广泛的应用于临床实践。

一、音乐疗法

（一）音乐疗法的概念

音乐疗法（music therapy），又称音乐治疗，是一种融合了医学、心理学和音乐理论的治疗方法。美国音乐治疗协会（American Music Therapy Association，AMTA）将其定义为：注册音乐治疗师运用临床和循证的音乐治疗方法，帮助患者实现个性化目标的过程。音乐治疗是一个系统的心理干预过程，在这个过程中，音乐治疗师利用各种形式的音乐体验，以及在治疗过程中发展起来的作为治疗动力的治疗关系，帮助患者促进心理健康。

（二）音乐疗法的类型

音乐疗法可分为四大类：接受式音乐治疗、再创造式音乐治疗、创造式音乐治疗和即兴式音乐治疗。

1. 接受式音乐治疗　是让患者通过聆听音乐引起生理及心理体验。接受式音乐治疗是最常用的音乐疗法，适用于各年龄阶段的患者。常见的接受式音乐治疗技术有以下几种。

（1）音乐放松训练：伴随音乐和护士轻柔的指导语，引导患者将身体体验与头脑中的想法相结合，进入放松的状态，从而到达缓解紧张、焦虑的目的。比较适合放松的是一种被称为"新世纪"的音乐。这种音乐没有完整的音乐结构和发展，只是一些简单的旋律碎片，没有明确或完整的情绪表达。

（2）音乐想象：是通过特定的音乐，刺激患者产生有画面感的想象，有时会伴随强烈的情绪反应，分为引导式音乐想象和非引导式音乐想象。①引导式音乐想象：由护士引导和控制音乐想象的全过程，包括音乐的选择、想象情景的设定及想象过程的发展。患者通过护士的引导语开始进行想象，引导语通常是关于美好的大自然或良好的自我体验。这种技术常用于浅层次的心理治疗，可以帮助患者减轻消极的体验、增强积极的体验，进而缓解紧张、焦虑。②非引导式音乐想象：护士不给予患者明确的引导语，把想象的主动权交给患者，让其展开自由联想，仅通过选择音乐控制想象内容的方向。这种技术常用于深层次的心理治疗，可以达到使患者宣泄痛苦情绪、认识自我的目的。音乐一般选择结构复杂、充满复杂情感特点的交响乐作品。

随堂测 5-5

（3）音乐与肢体律动：通过音乐的节奏、歌词、强弱和旋律起伏，设计符合逻辑的肢体动作，使所选音乐能最大限度地刺激患者完成指定动作。例如，选择欢快的音乐结合踝部运动设计下肢音乐律动，达到预防下肢深静脉血栓的目的；同时，配合音乐的欢快节奏，同时又可愉悦心情，改善情绪，促进患者主动运动。

（4）歌曲讨论：常用于集体治疗，以所选歌曲（护士或患者选择均可）为素材，在聆听歌曲后对音乐以及歌词的含义进行讨论。可以采用引导性或开放性话题进行讨论。该方法可以促进小组成员之间的语言与情感交流，帮助患者识别不正确的思维和行为，发现自己深层次的心理需要和问题。歌曲讨论中选取的歌曲应根据患者情况而定，尽量选择能引起患者共鸣的大众化、耳熟能详的歌曲。如年轻患者可以选择流行歌曲、抒情歌曲，老年患者可以选择经典歌曲等。

（5）运用声波振动：是通过音乐有规律的声波振动，作用于人体而达到某种治疗目的，如缓解失眠、疼痛等。研究发现，当人处于 40 Hz 的声波振动环境中时，容易进入睡眠状态。

2. 再创造式音乐治疗　是让患者亲身参与各种音乐活动形式，如乐器演奏、演唱等。再创造式音乐治疗可以帮助患者提高注意力、记忆力、认知水平、肢体运动功能和协调能力等。

3. 创造式音乐治疗　包括声乐类和器乐类创作。音乐创作是一种有效的情感表达方式，可以突破语言的局限性，能够在无意识状态下帮助患者表达想法、抒发情感。通过患者的作品，护士可以了解患者的内心感受及其在治疗过程中的自我满意度。同时，音乐创作对于患者而言，是一个思考与创新的过程，能提高其认知、理解、阅读及表达能力。

4. 即兴式音乐治疗　是让患者独自或与他人即兴创作音乐片段或完整的音乐作品。即兴式音乐治疗可以创造一个无语言障碍的治疗环境。护士可以用乐器或语言引导，也可以仅仅提供环境，让患者自由发挥。该方法可以帮助患者更好地探索自我，提高创造能力、社交能力和沟通能力。同时，通过即兴演奏生成全新的、个性化的音乐作品，也可以强化患者独立解决问题的能力。

知识链接

鼓圈治疗

鼓圈的概念源自非洲。在非洲部落里，大多数音乐都是围成圈演奏的。演奏者可以随时加入或离开，却不会影响整体的演奏效果。鼓具有独特的音色以及强有力的节奏，能够用来传递语言和信息。鼓圈音乐治疗不仅是一种音乐的集会或敲击乐器的活动，也是一种人际沟通、探索自我的体验。无论参与者是否有音乐基础，都可以参与到鼓圈活动中。参与者通过使用鼓、打击乐器等增强音乐节奏的同时，又可激发灵感与创造力，强化肢体协调与思考能力，促进团队沟通和凝聚力。因此，鼓圈音乐治疗是心理咨询师及企业培训师在团体培训和团体治疗、个体治疗中常用的方法之一。

二、正念干预技术

正念（mindfulness）一词源于佛教，随后被引入心理学领域。正念疗法的创始人乔·卡巴金（Jon Kabat-Zinn）提出了正念在心理学领域的定义："正念是一种通过将注意指向当下目标而产生的意识状态，不加评判地知觉此时此刻所呈现的各种经历或体验。"正念的操作性定义为："将注意力从觉察到不由自主的内心活动转移到当前的经验，并对此刻的经验保持好奇、开放和接纳的态度。"

（一）正念干预的核心理念

正念干预的核心是温和、系统化的正念训练，即不加批判地、有目的地觉察事物的本来面貌，全身心地感受此刻的内心体验。其核心理念包括关注当下且不加批判。正念练习包括正念饮食、身体扫描、正念呼吸、正念静坐、正念行走、正念瑜伽、正念冥想等。

（二）正念干预的分类及应用

正念干预包括正念减压疗法、正念认知疗法、辨证行为疗法和接纳承诺疗法等。

1. 正念减压疗法（mindfulness-based stress reduction，MBSR）　该疗法通过正念呼吸、觉察声音及情绪、身体感知等方式培养练习者的注意力，从而缓解日常心理压力、改善情绪及睡眠、缓解疲劳。正念减压疗法目前已广泛应用于医疗、教育、心理和运动等领域。其核心技术包括正念葡萄干练习、身体扫描、静坐观呼吸、正念瑜伽、静观练习等。

整合小提示

正念干预的起效机制研究表明，正念水平随着正念干预时间的增加而提高，能预测短期或长期干预效果的变化。

---

2. 正念认知疗法（mindfulness-based cognitive therapy，MBCT）　是在正念减压疗法的基础上，融合了认知行为治疗理论而发展形成的一种心理治疗方法。正念认知疗法主要通过改变患者对某些事物过度思考、穷思竭虑、过度担忧的倾向，以及压抑、回避、逃避事物的倾向来改善其负性情绪。正念认知疗法中的正念训练可以教会患者学习如何"练习存在"，即如何让自己的注意力从"过度思考"模式转向"存在觉察"模式，引导患者觉察头脑中的想法，并学

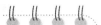

习将其放下或搁置，而不被该想法所纠结和驱使。正念认知疗法目前已广泛应用于改善焦虑、抑郁等负性情绪。

3. 辩证行为疗法（dialectical behavior therapy） 该疗法将辩证法运用于治疗过程中，强调在"改变"和"接受"之间寻找平衡，从而改变行为和管理情绪。其治疗技巧包括承受痛苦的技巧、掌握正念的技巧、调节情绪的技巧以及人际效能技巧。

4. 接纳承诺疗法（acceptance and commitment therapy） 该疗法聚焦于培养心理弹性，使人们从心态上接受自己令人烦恼的想法和感受，从而做出与自己价值观相符的行为表现。该疗法可用于治疗慢性疼痛以及抑郁症、焦虑症等精神障碍。

科研小提示

研究表明，接纳与承诺疗法能缓解乳腺癌患者的焦虑、抑郁情绪，提高其心理灵活性及创伤后成长水平。

（三）正念态度

学习和练习正念时，应注意做到以下几点，以利于达到较好的干预效果。

1. 不评价 学习正念时，要以客观的态度觉察自己当下的体验，尽可能不被自己的想法所牵制。要学习觉察自己的评价与习惯性反应，并搁置这些评价与习惯性反应。如练习正念呼吸时，头脑中可能出现"真无聊""我根本做不到"等想法。练习者要明白这些都是评价性的想法，然后提醒自己搁置这些想法，既不追随，也不对这些想法做出任何习惯性的反应，只要专注自己头脑中浮现的一切，全身心地觉察呼吸。

2. 接纳 即让自己面对并接受事情本来的面貌。即使面对癌症的诊断或者亲人离世的事实，都要尝试接受。人们往往在经历否认与愤怒后，才懂得接纳，这是自然的发展过程，也是疗愈的过程。接纳可以帮助练习者与他人及事物和谐相处。

3. 信任 在正念训练中，要逐渐培养信任自己的态度，即重视自己的感受和直觉。如练习正念瑜伽时，当身体告诉自己需要停止时，就必须尊重这些感觉，否则很容易受伤。在正念练习中，要逐渐培养对自己的信任。只有信任自己的人，才会信任他人，并发现他人善良和美好的一面。

4. 耐心 耐心是智慧的一种形式，表示可以接受人或事物按照自身的速度发展。练习正念时，尤其当练习了一段时间却毫无收获时，要提醒自己，对自己再耐心一点，不必为了所谓"更好的"未来催促现在，因为每个时刻都是生命的真实呈现。尝试让自己放下思虑，耐心地对每个瞬间开放，承接蕴含其中的圆满。

5. 无目的的练习 很多练习者在练习正念时抱着"正念能让我控制疼痛""正念能让我不再失眠"等想法。这些带着目的的练习容易让自己更关注练习的效果，进而产生评价的想法，可能会影响当下对身体的觉察。应当尝试保持对一切人和事物的觉察与接纳，觉察并接纳当下所呈现的一切。

6. 放下 放下是一种顺其自然并接纳事物本来面貌的态度。人们往往倾向于努力抓住愉悦的体验而对抗、回避痛苦的体验。当练习者觉察到内心正在努力留住和抛开某些事物和体验时，要提醒自己，放下这些行为。例如，当发现内心正在评价时，应当学习放下评价，观察内心将会如何转变。若某些事情确实难以放下，可觉察这些难以放下的感觉。只要持续觉察，无论是否能"成功"放下，正念都会不断引领练习者学习与领悟。

7. 初心 是指以初次见面的态度面对每个人或事物。在进行身体扫描、正念瑜伽或静坐等练习时，要以初心的态度来进行。生命中的每时每刻都是不同的、独特的，蕴含着各种可能

性。初心的态度可让练习者学习用全新的视角去看待每天面对的人和事物，避免受自己想法、观点和情绪的影响，逐渐学会接纳人和事物的各种可能性。

（任雅欣　高　云）

第四节　团体干预技术

团体干预（group intervention）是一种高效的心理干预方式，可以由一名护士同时为多名患者实施干预，对于改善患者的情绪状态、提高患者的治疗依从性、增强患者的康复信心具有重要的作用，广泛适用于临床护理情境。本节主要介绍团体认知行为治疗、团体艺术治疗、团体正念治疗以及支持性团体干预等护理工作中常用的团体干预技术。

一、团体干预的概念

团体干预是指在团体情境下提供心理帮助与指导，通过团体内人际交互作用，促使个体观察、学习、体验、认识和接纳自我，调整人际关系，学习新的态度与行为方式，发展良好生活适应能力的过程。

团体是根据组员问题的相似性组成的，通常由 1~2 名组长主持。团体规模视组员问题的性质而定，一般为 6~8 人。与一对一服务相比，团体干预的效果更好，因为它与人们真实生活的情景非常贴近，就像一个生活的实验室，在团体中学习到的态度和行为，改变了的情感与认知，更容易迁移到现实生活中。

二、护理相关团体干预技术

（一）团体认知行为治疗

个体的基本心理活动包括认知、情绪和行为。对事物不同的认知可使个体产生截然不同的情绪和行为表现。不良的认知可以导致个体出现负性情绪和非建设性行为。团体认知治疗是通过识别和改变患者错误的、非逻辑的负性信念而发挥疗效。认知治疗本质上属于心理教育，偏向于教的内容而非过程。在团体治疗中，护士可能无法做到细致入微地观察每个患者，所以更多地需要患者在完成家庭作业的同时能有自己的反思和探索。

实施要点　①团体规模要适当：以团体干预的具体对象以及治疗人员的资质和习惯为参考来定，通常以 6~8 人或者 8~12 人为宜。②内容要求结构化：应结合团体的治疗目标和患者的具体需要确定相应的内容和方式。③干预对象要求同质化：将具有相同或类似认知问题的患者安排在一起进行团体认知治疗，可以使治疗方案更具有针对性，团体中患者之间也更容易相互交流，产生良好的治疗效果。例如，将持有消极自我信念的抑郁症患者集中进行认知行为治疗，可以采用积极心理学的相关内容进行干预。④认知行为治疗技术的选取要恰当：常用的认知行为技术包括强化、重贴标签、认知预演、自信心训练、角色扮演、操作条件治疗、系统脱敏等。

（二）团体艺术治疗

团体艺术治疗是指应用各种艺术手段、结合心理行为治疗等技术，以纠正不良行为、促进康复为目的的心理治疗方法。该治疗方法对于团体的规模没有严格的限制。

1. 艺术形式　艺术治疗的形式多种多样，如泥塑、书画创作、拍摄视频、分享音乐、集体阅读等。例如，团体绘画可分阶段进行，给患者提供人物、场景、感受等若干个主题，从无绘画要求逐渐过渡到以点、线、图形和色彩为基础进行绘画，最后通过自由创作描绘美好未来，逐步帮助患者表达情绪、提高人际沟通能力，树立对美好生活的信心。

2. 干预要点 与患者建立信任的护患关系，调动患者参与治疗的积极性，加强团队与患者之间的熟悉感，鼓励患者勇于表达、乐于沟通，树立积极的生活态度，促进患者对自己的问题进行相互讨论和分析，以及制订个性化的艺术行为治疗方案。

（三）团体正念治疗

研究表明，以正念减压疗法为核心的一系列正念技术对于缓解抑郁、焦虑、强迫症状，改善职业倦怠和青少年手机依赖等具有良好的效果。

临床常用的团体正念减压技术包括以下几种：

1. 身体扫描 指导患者取坐位或仰卧位，将注意力集中在身体与座椅的接触面上，感受压力、温度的变化。然后嘱患者把注意力依次放在足趾、足底、踝部、小腿、膝盖、大腿、腹部、胸部、颈部、脸部和头部，感知身体的每个部位，接纳身体的任何知觉和变化。其间要求患者放松并保持专注力。指导患者回到病房后自行训练。

2. 正念呼吸 指导患者取坐位，放松身体，将注意力集中在呼吸上，随着呼吸感受空气从鼻腔进入胸腔、腹腔，再经腹腔、胸腔到达鼻腔并呼出。其间要求患者集中注意力，感知和观察呼吸。

3. 正念放松 指导患者练习面带微笑及肌肉渐进性放松。患者取半卧位，5 min 后指导其紧握拳，并注意手臂肌肉的紧张感，维持 5 s 后放松，然后指导患者依次进行肩部、背部、胸部、臀部及大腿、小腿肌肉的渐进性放松，旨在循序渐进地提高患者的敏感度，最终目的是使整个机体活动水平降低，达到心理上的放松状态，从而使机体保持内环境平衡与稳定。

4. 正念瑜伽 由瑜伽教练与护士负责指导正念瑜伽运动。首先以口头教学方式向患者讲解瑜伽动作及姿势，以音乐为背景分别演示各种姿势，可以根据患者的不同需求对运动姿势进行改良。瑜伽式可分为猫式、牛式、仰卧伸腿式、全身舒展式等。

5. 正念冥想 指导患者关注当下的思想、情绪和感觉，而不试图改变它们，伴随呼吸和意识进行静坐冥想或行走冥想等。

（四）支持性团体干预

支持性团体干预旨在对经历过不良生活事件的人群提供心理支持，促进其从创伤中释怀，自我接纳，寻找生命的意义，并通过成员间相互支持促进人际关系，提供社会支持。这类人群主要包括癌症患者（尤其是乳腺癌患者）、遭受过职业暴力的人群和自然灾害受灾人群等。

1. 相关知识教育 以癌症患者为例，团体治疗首先从进行癌症知识的健康教育开始，如癌症的发生原因和表现、治疗和护理、预后及自我管理等。

2. 支持性活动 支持性活动可由经过心理学培训的护士、社工和有过相同经历的同伴联合提供。支持性活动的内容主要包括：鼓励患者宣泄情绪，讨论患者遇到的问题；疏导患者的不良情绪，建立新的社会支持纽带；促进患者与朋友及家人的人际关系，重新认识人生的意义，制订未来的目标；提高患者的应对能力。此外，支持性活动还可结合放松训练、催眠疗法等。

（刘佳佳）

小 结

本章介绍了心理干预的概念、原则、形式及分类，支持性心理治疗、认知干预技术、行为干预技术、精神分析疗法、音乐疗法和正念干预技术等干预技术以及常用的护理相关团体干预技术，为处理和解决临床护理实践中患者的心理问题、促进患者的身心康复提供了方法学指导。

思考题

一、单项选择题

1. 心理危机干预的首要目标是

    A. 预防意外发生   B. 调整心理状态   C. 提高个体应对危机的能力

    D. 为患者制订干预目标   E. 促进个体心理健康

2. 心理干预中最常用的方法是

    A. 心理预防   B. 心理调控   C. 心理治疗

    D. 心理监测   E. 心理评估

3. 在酒中加入戒酒药物使酗酒者饮用后恶心、呕吐，通过使其产生痛苦体验而抵消饮酒引起的欣快感，从而促使患者戒酒，这种治疗技术是

    A. 系统脱敏疗法   B. 厌恶疗法   C. 阻抗

    D. 冲击疗法   E. 行为塑造法

4. 患者，女，32岁，接受精神分析治疗。嘱患者舒适地躺在沙发上，把进入头脑中的一切想法都说出来，无论这些想法是微不足道，还是怪异，都如实地说出来，这种方法是

    A. 移情   B. 自由联想   C. 释梦

    D. 阻抗   E. 解释

二、多项选择题

1. 下列关于苏格拉底式提问技术的描述正确的是

    A. 是"修通"患者不合理信念的技术

    B. 主张直截了当地告知对方应该怎么做

    C. 要依据对方的观点进一步推理，通过讨论问题、辩论的方式揭露对方认知中的矛盾

    D. 引导对方认识到自己的不合理信念，主动加以矫正

    E. 引导对方说出观点，根据对方的观点进一步推理

2. 不合理信念中"过分概括化"的特征包括

    A. 又称"以偏概全"

    B. 表现为对自己的不合理评价，即自己做错了一件事就认为自己一无是处

    C. 表现为对他人的不合理评价，即他人稍有不对就完全否定他人

    D. 以一件事的成败来评价整个人的价值

    E. 通常与"必须""应该"这类词连在一起

3. 以下属于接受式音乐治疗方法的是
   A. 音乐放松训练　　　　B. 音乐想象　　　　C. 音乐与肢体律动
   D. 歌曲讨论　　　　　　E. 鼓圈
4. 多用于集体治疗的音乐治疗方法是
   A. 音乐放松训练　　　　B. 音乐想象　　　　C. 音乐与肢体律动
   D. 歌曲讨论　　　　　　E. 鼓圈
5. 正念技术包括
   A. 身体扫描　　　　　　B. 正念呼吸　　　　C. 正念行走、正念饮食
   D. 自动思维导航　　　　E. 正念冥想、正念静坐

三、简答题

1. 简述心理危机干预的原则。
2. 简述系统脱敏疗法的具体步骤。
3. 简述精神分析疗法的治疗观点。

四、病例分析题

1. 小李，女，63 岁，已退休，即将接受心脏介入手术，经常唉声叹气，担心自己手术失败，诉说失眠、忧虑，担心麻醉和手术效果。

请回答：

护士应如何对小李进行心理干预？

2. 孙某，女，62 岁，退休教师。因"多饮、多食、多尿，体重减轻 2 个月余"被诊断为 2 型糖尿病，入院接受治疗。孙某无法接受这一诊断，认为"患了这种不能治愈的疾病，太可怕了""这也不能吃，那也不能吃，这样的日子真没意思""辛辛苦苦一辈子，不应该患这种病"。孙某整日唉声叹气，血糖控制情况不佳。

请回答：

（1）举例说明孙某不合理信念的特征。

（2）应如何通过合理情绪疗法对孙某进行心理干预？

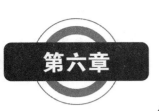

患者心理及心理护理

第六章数字资源

导学目标

通过本章内容的学习，学生应能够：

◆ **基本目标**

1. 解释患者常见的角色适应不良性行为。

2. 分析患者的各种心理需要。

3. 解释心理护理的概念和分类。

4. 分析患者常见的心理反应。

5. 列举常用的心理护理方法。

◆ **发展目标**

1. 综合运用心理护理方法对各类患者实施有针对性的心理护理，减轻或消除患者的负性情绪。

2. 建立以患者为中心的理念，具有悲悯情怀，理解、尊重和关爱患者。

希波克拉底指出："了解什么样的人患了病，比了解一个人患了什么病更重要。"护理服务的对象是患者。罹患各种疾病以后，患者会产生不同的心理反应和行为变化，而其心理行为改变直接影响着疾病的转归和预后。因此，护士掌握患者共性与个性的心理反应特征，理解和满足其心理需要，对实施整体护理，促进患者康复至关重要。

第一节 患者心理

案例 6-1

陆先生，41 岁，企业高管，例行体检时被发现患有直肠癌，需住院接受手术治疗。虽已住院，但患者仍对检查结果持怀疑态度，反复对家人说"我这么年轻，怎么可能患这种病"并问医生，"诊断清楚了吗？会不会弄错？一定要手术吗？"当得知确实需要进行手术治疗后，患者出现情绪低落、食欲减退、睡眠情况变差的表现，他认为患了癌症会造成职业生涯的中断，从此以后自己就会变成废人，甚至随时都有可能死去。

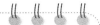

请回答：
（1）该患者的心理需要有哪些？
（2）该患者的心理反应有哪些？

一、患者与患者角色

（一）患者

从一般意义上来理解，患者就是指患有疾病的人。但这种理解存在局限性，仅仅关注了个体的生物属性，而忽略了个体的心理和社会属性。现实生活中也存在着多种情况，如某些有疑病倾向的患者，没有躯体疾病，但因频繁到医院就诊而成为患者；某些真正的患者，由于其躯体症状较轻（如轻微皮外伤）而未就诊或进行医护处理，就没有被划归为患者群体；还有一些进行例行检查的健康人群（如进行产前检查的孕妇），由于到医院检查，也被归为患者群体。由此可见，患者的范畴和内涵需要考虑个体的生理、心理和社会等多个层面。

因此，有学者将患者定义为那些寻求医疗护理的或正接受医疗护理中的人，还有人将患者定义为社会群体中与医疗卫生系统发生关系的、有疾病行为和求医行为的社会人群。

（二）患者角色

患者角色（patient role）又称患者身份，是指当一个人被确诊患病之后，便获得了患者的角色，被赋予新的角色特征，同时享有相应的权利和履行相应的义务。个体获得患者角色后，其原有的社会角色部分或全部被患者角色所替代，如患者可以因患病而减轻或不承担工作重任、家务劳动，同时获得医疗服务及同事、家人的照顾等。

1. 患者的角色特征　患者角色的行为特征主要表现为以下几个方面：

（1）原有角色退位：是指个体的患者角色获得优势或主导地位后，其原有的社会角色退居次要、服从的地位，甚至完全被患者角色所取代。

（2）自制能力减弱：是指患者被人们视为不幸、需要同情与呵护。因此，患者角色一旦获得，个体就有权利免除或部分免除社会责任，并获得更多的包容和体谅。患者大多持有"疾病超出个人意志所控制"的观点，加之疾病本身对躯体活动的影响，患者的自制能力就会出现不同程度的降低。

（3）求助愿望增强：无论个体处于健康状态时多么自尊、自强和自立，在疾病状态下，大多都会表现出强烈的求助愿望，甚至主观夸大困难或困境，期待医护人员及他人的保护和帮助，甚至出现怀疑自己的能力而过度依赖他人保护的现象。

（4）康复动机强烈：面对疾病造成的身心危害和损伤，恢复身心健康成为患者最迫切、最重要的目标。在此动机支配下，患者表现为四处求医，想方设法通过多种途径寻求快速治愈和康复，结果通常会欲速则不达。

（5）合作意愿加强：个体患病后即归属于新的人际团体，原有的社会角色减弱。为了尽快被新的团体所接纳，患者通常会有意或无意地加强与其他患者之间、与照顾者之间，以及与医护人员的合作和沟通，希望能获得新团体的支持和帮助。良好的人际关系有利于营造适宜身心康复的氛围，所以大多数患者愿意配合医护人员诊治疾病。

2. 患者角色的权利和义务　与任何社会角色一样，患者角色在享受一定权利的同时，也必须承担相应的义务。

（1）患者角色的权利：①平等享受医疗护理服务的权利；②免除或部分免除社会责任的权利；③知情同意的权利；④隐私保密的权利；⑤投诉的权利等。

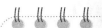

（2）患者角色的义务：①及时寻求医疗和护理帮助的义务；②遵守医疗规章制度的义务；③尊重医护人员的义务；④自我保健的义务。

二、患者角色转换问题

患者角色获得的过程就是从其他社会角色转换为患者角色的过程。在此过程中，理想的状态是尽快适应患者角色。若不能及时进行角色转换，则可导致患者出现心理和行为上的改变，表现为适应不良的不同角色模式。

1. 患者角色缺如　患者角色缺如是指患者否认自己患病，未能承担患者角色。即使有医生的明确诊断，患者本人也根本没有或不愿意识到自己患病。患者角色缺如常见于初次患病或者病情突然加重恶化时。患者由于对疾病的认识不足或缺乏相关的医护信息而不能及时地进行角色转换，如某些癌症患者否认疾病的存在而拒绝就医或采取等待、观望的态度等。

2. 患者角色冲突　患者角色冲突（role conflict）是指患者角色与其他社会角色之间的冲突，是患者在承担患者角色的过程中与其患病前所承担的其他社会角色发生冲突而出现行为不协调的表现，是患者一时难以实现角色适应的结果。例如，一位科技工作者在住院期间仍然加班至深夜，此时患者角色就与其原有的社会角色发生了冲突。

3. 患者角色减退　患者角色减退是指已经承担患者角色的人，由于情感、经济等多方面的原因，又重新承担本应免除的社会角色的责任，或者不顾病情从事力所不能及的活动，从而出现患者角色淡化的现象。这种情况会严重地影响疾病的治疗，如一位尚需继续治疗的慢性病患者由于经济条件的原因，不得不中断治疗去打工赚钱，承担养家的重任。

4. 患者角色强化　是指在患者角色向社会角色转换的过程中，患者安于患者角色的现状，或者过度认同疾病状态，不愿意退出患者角色的现象，多见于那些对自己承担正常社会角色的能力缺乏信心的个体。这类患者依赖性较强、社会适应能力较差，虽然已经进入康复期或者痊愈期，但是由于没有勇气面对现实或者害怕独立，继续停留在患者角色中，从而延续在疾病状态中的行为和生活方式。例如，某些偏瘫患者在恢复期由于担心他人嘲笑自己的形象或担心疾病复发而深居家中，不愿意力所能及地承担原来的社会角色。

5. 患者角色行为异常　患者角色行为异常是指患者在受病痛折磨而产生悲观、失望等不良心境的情况下导致的行为异常，如对医务人员的攻击性言行、偏执、抑郁、厌世，甚至自杀等。

此外，医护人员还应关注其他患者角色适应不良的表现，如患者角色假冒、患者角色恐惧等。

随堂测 6-1

三、患者的求医行为和遵医行为

（一）患者的求医行为

1. 概念　求医行为是指个体感到不适，或觉察到自己患有疾病或出现某种症状时，寻求医疗机构或者医护人员帮助的行为。

2. 患者求医行为的常见类型

（1）主动求医行为：是指当个体察觉到自己患有疾病或者经他人提示后认同自己患有疾病时，能产生求医动机，主动寻求医疗机构或者医护人员帮助的行为。这种求医行为最为常见，是大多数个体采取的求医行为类型。

（2）被动求医行为：是指个体察觉到自己患有疾病或者经他人提示后，不能产生求医动机，需要在他人催促或者帮助下才不得已去寻求医疗机构或者医护人员帮助的行为。被动求医行为常见于某些自知力缺乏、自理能力下降、就医不方便的个体。

（3）强制求医行为：是指个体虽然自知患有对本人生命构成威胁或对社会、公众具有危害

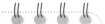

的严重疾病，却无"病感"或求医动机，也不接受他人的就医建议，需由他人或者管理机构强行送至就医的行为。强制求医行为见于某些没有自知力的精神病患者或者某些讳疾忌医的传染病患者。

3. 患者求医行为的影响因素 患者的求医行为，关系到其能否与医护人员进行密切合作，积极参与疾病的诊治。影响患者求医行为的因素可能来自患者和医护人员，也可能与社会文化背景和就医环境等有关。

（1）疾病认知：疾病认知是指对于疾病的性质、严重程度、康复进程及预后等情况的认识。对疾病的认知是否恰当是影响求医行为最主要的因素。如"病情严重但预后良好"的疾病认知，通常可促使患者主动积极就医；而"病情较轻，但预后不良或康复时间长"的疾病认知，则可能导致患者产生消极、被动的求医行为。因此，正确引导并促使个体采取恰当的求医行为就显得十分重要。例如，某些高血压患者虽然没有明显的临床表现，但在医护人员的帮助下意识到高血压可能带来的危害，也会主动就医。

（2）就医环境：就医环境主要包括医疗机构的行医理念、医疗设施、医疗水平、周边交通状况等因素。就医环境与人们的就医期望吻合与否，也是影响个体是否就医的主要因素。医疗机构具备行医理念人性化、医疗设施齐备、医疗水平高超、交通便捷的就医环境有助于患者采取主动求医行为。

（3）就医经历：就医经历主要是指能产生继发性影响的首次或以往就医过程，该过程可影响患者的再次求医行为。尤其是那些急危重症情形下的就医经历，对患者日后的求医行为影响更大。在就医经历中，患者的满意度是影响患者求医行为的主要因素。例如，首次就医时受到冷落，或经过多次就医治疗无效，或在就医过程中接受了令人痛苦的检查等经历，都会阻碍个体的求医行为。

（4）就医经费：就医经费是指就医过程中所产生的医疗费用。医疗费用的高低、患者本人所承担费用的比例、整个社会对医疗费用的价值认同与实际费用的差异等，都会显著地影响求医行为。通常，有医疗保险、无需承担高额医疗费用的个体，求医行为较主动；而需要自行承担高额医疗费用、不对所支付医疗费用产生价值认同的个体则会产生消极的求医行为。

（5）社会支持：社会支持主要包括亲友、单位同事等人际网络对个体求医行为的态度、个体的工作待遇及职业发展目标的支持程度。一般而言，亲友、单位同事等的关注和支持有利于促成个体的求医行为；若个体存在较高的职业发展目标及繁忙的工作安排等，其主动就医的积极性就会降低。例如，有的个体由于担心患者角色会影响其职业发展和社会地位，对求医行为患得患失。

（6）个体人格：个体的人格特征与其求医行为密切相关。个体是否乐观、对痛苦体验是否敏感、生存动机是否强烈等，都会显著地影响其求医行为。例如，个性多疑、胆小、怕事，对病痛体验敏感，生存动机强烈的个体，容易采取求医行为，而个性固执、刻板，对病痛体验不敏感，生存动机弱的个体，不易采取求医行为。

（二）患者的遵医行为

1. 概念 遵医行为（compliance behavior）是指个体在确诊患有疾病后，积极遵从医嘱，配合治疗的一系列行为。它反映了患者行为与临床医嘱的符合程度，以及患者对医生的医嘱或护士的健康教育、护理干预措施等遵从和配合的程度。

疾病的治愈不能单纯依靠医护人员有效的治疗手段，同时还需要患者积极参与、主动配合治疗方案的实施。良好的遵医行为有利于疾病的治疗和身体的早日康复。但遵医行为的好坏受到多方面因素的影响，包括患者内因和外部因素的影响。其中，患者内因起主要作用，与患者的个性、知识水平及生活背景等因素有关；外部因素包括医务人员的专业水平、医疗措施、医患关系、医疗条件和社会经济状况等。

2. 遵医行为的主要影响因素

（1）疾病方面的因素：疾病的种类、性质、严重程度及就医方式可影响患者的遵医行为。

主要表现为两种情况：①慢性疾病、病情较轻、症状不明显的患者，可能不就医或就医后不遵从医嘱；②对于慢性疾病或恢复期需要长期接受治疗的患者，往往不能坚持或不能按时执行医疗护理措施，从而影响其遵医行为。

（2）患者方面的因素：①患者的医学知识水平，由于患者缺乏医学知识或一知半解，往往对自己的病情缺乏正确的认识，一方面可能低估自己的病情或预后，表现为就医的积极性不高；另一方面可能高估自己的病情或预后，导致有病乱投医，急于求成，一种治疗方案未结束就自行接受另外一种治疗方案，从而影响遵医行为。②患者的心理社会特征，患者的年龄、性别、职业、社会经济地位、个性等因素可影响其遵医行为。如果患者性格急躁，则可能因为某些症状暂时不能缓解而频繁地用药或频繁地更换治疗方案；如果患者缺乏对医疗护理措施的信心，则可能会拒绝治疗；如果患者存在偏执心理，则可能会固执地认为只有某种治疗方案好，而不能随着病情的变化及时遵医嘱调整方案。

（3）医护方面的因素：①治疗和护理方案的特点，治疗和护理方案过于复杂，持续时间太长，不利于患者理解和记忆，治疗过程中选用的药物有明显的不良反应等因素，都会影响患者的遵医行为。治疗和护理方案前期的治疗效果也会影响患者的遵医行为，如果前期的治疗效果不明显，则患者容易失去继续遵从医嘱的耐心。如果患者对治疗和护理方案缺乏了解，对其有疑虑或恐惧，担心会引起疼痛或产生其他不良影响，则会影响其遵医行为。②医护人员的水平，如果医护人员的专业水平低，在操作过程中给患者造成不能忍受的痛苦，则可导致患者对医疗护理措施是否有效产生怀疑，进而影响患者的遵医行为。③医患关系，医患关系的好坏决定着患者对医护人员的信任程度，进而影响患者的遵医行为。如果医护人员的服务态度差，不能与患者进行有效的沟通，造成医患关系紧张，则可导致医疗护理措施难以顺利地执行下去。医护人员由于工作繁忙而不能与患者进行深入的、有针对性的交流，或者用专业术语对患者进行指导，则可能影响患者对医嘱的正确理解，甚至对医嘱产生疑虑和恐惧，进而影响患者的遵医行为。

（4）其他经济和社会方面的因素：如医疗费用高昂、患者工作或社会环境的限制等，均有可能影响患者的遵医行为。而患者的家属、同事、单位给予的关心、支持和监督均有利于患者的遵医行为。

知识链接

病耻感

病耻感是涉及医学、社会学及心理学等多学科的复杂问题。病耻感的概念广泛应用于健康领域，如精神疾病、艾滋病、身体残障、癌症等领域。社会学家欧文·戈夫曼（Erving Goffman）将病耻感定义为：对个体或群体明显的身体或行为特征产生负面及错误的社会态度，使其拥有者在他人眼中丧失社会信誉或者社会价值。美国学者林克（Link）提出，病耻感包含被贴标签、社会刻板印象、隔离、地位丧失和歧视五个维度。精神疾病患者存在较高水平的病耻感。精神疾病的病耻感是指精神疾病患者及其相关人员因精神疾病而产生的羞辱感和社会公众对他们所采取的歧视和排斥态度。病耻感问题对精神疾病患者的危害极大，他们会因罹患精神疾病而感到羞耻、自卑、自尊受损，回避社交、刻意隐瞒病情或者否认患病事实，甚至延误治疗，从而影响患者治疗依从性、疾病康复及生活质量。患者家属大多会产生连带病耻感，家属的病耻感会影响家庭关系及他们对患者的态度，不利于患者回归社会及家庭。降低或消除精神疾病患者病耻感的措施包括加强公众教育、消除偏见和歧视，增加与患者的接触，保护患者的权益等。

四、患者的心理需要

患者作为一种特殊的社会角色，既有正常人群的一般需要，也有与疾病有关的特定心理需要，其主导心理需要会随着疾病进程而发生相应的改变。由于患者的需要是否得到满足可直接影响他们的情绪及行为，因此，医护人员应了解和满足患者的心理需要。患者的基本心理需要包括以下几方面。

（一）安全需要

安全需要是患者最重要、最基本的需要。患病后，患者认为其生命受到威胁，接受侵入性诊疗手段可增加其不安全感。服药后产生明显的不良反应或者发生手术意外、交叉感染或医疗差错事故等，均可动摇患者的安全感。因此，为了满足患者的安全需要，医护人员要取得患者的信任，对住院患者进行健康宣传教育，减轻患者对疾病的恐惧感。医护人员应加强责任心，在实施诊疗护理的过程中，严格执行查对制度，杜绝差错事故的发生，使患者在心理上获得安全感，提高治疗依从性。

（二）信息的需要

患者住院后，特别是初次住院者，需要了解医院的规章制度、医护人员的技术水平、医疗设备配置情况，以及自身疾病的诊断、治疗、预后及医疗费用等相关信息。另外，患者由于住院而出现人际隔离和信息隔离的现象，也需要了解家庭、单位及社会的动态信息。因此，护士对新入院患者要主动介绍医院规章制度、环境及设施，主管医生及责任护士，以及疾病与治疗相关知识。在治疗过程中，允许并鼓励患者参与治疗和护理决策，提升其自我价值感和控制感。为家属及朋友前来探视提供方便，尽量满足患者的信息需求，使其主动配合治疗及护理。

（三）和谐环境、适度活动与刺激的需要

住院患者基本与外界隔离，被束缚在狭小的病房里，每天重复着进餐、睡眠、治疗"三部曲"，大多备感单调乏味、度日如年。和谐的环境、适度的活动与刺激有助于转移患者的注意力，减少负性情绪的产生。因此，护理人员应根据患者的病情和病房的客观条件，安排适当的娱乐活动，如读报、下棋、看电视、听音乐、开展趣味性活动、举办健康讲座等，丰富住院生活，有助于调节和改善患者的心境，促进康复。

（四）爱与归属的需要

患者在患病前承担着多种社会角色，爱与归属的需要能从多方面得到满足，但住院后与家人分离、不能回归岗位，爱与归属的需要会变得更加强烈。患者需要得到亲人和朋友更多的关爱，同时也会为自己不能像健康时那样施爱于亲人而失落。因此，护士应建立良好的护患关系，并帮助患者建立和谐的病友关系，使患者感受到被重视、被关爱；鼓励亲朋好友勤探视、多慰问；搭建病友交流的机会，介绍患者加入患者俱乐部，营造温馨和谐、相互帮助的人际氛围，帮助减轻患者的负性心理反应，满足其爱与归属的需要。

（五）尊重的需要

尊重的需要是指患者对自身尊严与价值的追求，包括自尊和被他人尊重两个方面。由于疾病导致患者某些器官功能受损、体象改变、生活自理能力部分或全部丧失，可使其自尊受损。慢性疾病终末期患者、晚期癌症患者、失能患者、残障患者等对尊重的需要尤为强烈。他们希望得到医护人员的理解与尊重，医疗自主权和知情同意权得到维护，隐私得到保护。患者对他人如何看待自己极为敏感。若患者对尊重的需要不能得到满足，则可能会产生自卑、无助、不满或者愤怒等负性心理，甚至导致医患关系、护患关系紧张，医疗纠纷增多，患者就医满意度下降，影响社会和谐。因此，医护人员应当尊重患者的人格、个人习惯及宗教信仰，使用礼貌和尊重的称呼，保护其隐私权，尊重其参与治疗方案的决策权，给予人文关怀和积极的心理支持，指导患者适应疾病带来的体象改变，协助其自理生活，帮助其感受到自我价值与尊严。在

与患者沟通的过程中应注意细节，如主动与患者打招呼，态度和善，在交谈过程中保持眼神接触，不向他人透露患者的敏感信息并注意谈话环境的隐私性；注意根据患者的心理状态及疾病情况做好病情告知工作；在治疗与护理过程中，应根据不同科室患者的治疗及检查部位做好空间隐私和身体隐私的保护，注意拉好床帘或关门，必要时用治疗单或衣物遮挡患者的隐私部位，维护其自尊。

五、患者的心理问题

在疾病状态下，患者的生理功能发生改变，也会引发心理问题，如出现认知、情绪、意志行为及人格等方面的问题。过分强烈的心理反应如果超过机体的调节能力，则可引起恐惧、焦虑、抑郁、无助等负性心理，影响患者的康复。医护人员应掌握患者的心理反应，给予有针对性的心理干预，促进其身心康复。

（一）认知方面的改变

患者在认知方面的变化主要表现为感知觉异常、记忆异常和思维异常。

1. 感知觉异常 个体处于健康状态时，往往对自己的身体状况不太注意，当处于疾病状态时，注意力则由外部转向自身，由此可导致感知觉的能力、指向性、选择性等属性发生变化。常见的感知觉异常表现为以下几种情况：

（1）感受性提高或降低：感受性提高主要表现为对外界刺激反应敏感，外界正常的声、光、温度等刺激都可引起患者的强烈反应，使其难以耐受，并伴有烦躁等消极情绪。患者对自身体位、卧床姿势、枕头高低、被子轻重等都有明显的感觉，甚至还会产生心率、呼吸、皮肤温度等主观感觉的异常。而感受性降低则表现为对外界刺激反应迟钝，如对食物的香味感觉迟钝，食之无味。

（2）时间知觉异常：患者可出现对时间的错误判断，由于久住病房，患者可能分不清上午和下午；或者表现为对时间快慢的判断错误，大多数患者会觉得度日如年。

（3）空间知觉异常：如有的患者感觉自己的床头桌晃动，或感觉病房太小等。

（4）幻觉：个别患者在高热、手术、应用特殊药物后可能会产生幻觉。

2. 记忆异常 由于受到疾病等应激事件的影响，患者的记忆力常有不同程度的受损，包括遗忘或者部分记忆错误等。如患者不能回忆或不能正确叙述自己的病史、不能记住医嘱，甚至对自己刚刚做过的事情也不能记住。记忆异常可对患者配合治疗和护理产生不利的影响，护理人员应予以关注。

3. 思维异常 在疾病状态下，患者的思维能力常会受到损伤，以逻辑思维能力受损最为明显，表现为分析、判断能力下降，做事要么瞻前顾后、犹豫不决，要么不假思索、草率决定。临床上，患者表现为敏感，对事物的判断缺乏依据，胡思乱想，惶恐不安，不信任他人；听到他人低声细语，就以为是在说自己病情严重或无法救治，总觉得医护人员和家属对自己隐瞒了重要病情；对他人的好言相劝半信半疑，甚至曲解原意；疑虑重重，担心误诊，怀疑服用或注射的药物弄错；有的患者仅凭自己的一知半解，就毫无根据地推断治疗、判断预后。

（二）情绪反应

患病后，患者的情绪反应最为突出。由于疾病类型、转归以及患者个性特征不同，所以其情绪反应也有差异。最常见的情绪反应为焦虑、抑郁、恐惧、愤怒等，这些负性情绪会给患者带来痛苦，影响其身心功能、疾病康复以及生活质量。因此，临床上应加强患者的心理护理。

1. 焦虑 是个体感受到威胁或者预期可能发生不良后果时产生的不适感和忧虑感，是患者最常见的情绪反应。患者主要表现为对未来过分担心，精神紧张，有一种惊恐的感觉，觉得似乎就要发生可怕的事情；烦恼的念头经常浮现，感到忐忑不安，不能安静，不得不频繁地走动，有时突然感到惊慌失措。研究表明，适度的焦虑对人体是有利的，可以提高警觉水平，提

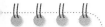

高应对刺激的能力，保持自我稳定；但过度而持久的焦虑则会对身心健康不利。

临床上，患者产生焦虑的原因包括：①疾病初期，患者对病因、疾病性质和转归不了解，可导致焦虑；②当患者不了解某项检查的必要性、可靠性和安全性时，常会产生焦虑反应；③准备接受手术治疗的患者，常因担心手术风险而焦虑，表现为坐卧不安，食不甘味，夜不能寐；④医院环境的不良刺激也会使患者产生异乎寻常的恐惧和焦虑，使患者觉得自己面临巨大的威胁；⑤与家人分离，牵挂亲人及担心治疗会加重家庭经济负担，也会引起焦虑反应；⑥某些疾病的临床表现，如甲状腺功能亢进症、更年期综合征患者常伴有焦虑。

根据引起焦虑的原因不同，可将患者的焦虑类型分为期待性焦虑、分离性焦虑和阉割性焦虑。①期待性焦虑是指患者感到即将发生重大事件但又不能确定时的不安反应，常见于未明确诊断、初次住院、等待手术、疗效不显著的患者等。②分离性焦虑是指患者由于住院不得不与自己的家人、同事以及熟悉的环境分离，离开了维持心理平衡和生活需要的环境和条件，由此而伴随的负性情绪。依赖性较强的儿童和老年患者较容易产生分离性焦虑。③阉割性焦虑是一种自我完整性破坏和受到威胁时所产生的心理反应。最易产生这类反应的是手术切除某脏器或肢体的患者。

对于焦虑的患者，医护人员应给予理解和尊重，以取得患者的信任；给予患者积极的心理支持，耐心倾听患者的诉说；协助患者对即将发生的事情做出符合现实的描述；在实施各种诊疗与护理前，做好解释工作，消除患者的疑虑，使其积极配合；应用认知疗法，引导患者正确认识发生疾病与情绪反应的原因，采取积极的应对方式；指导患者通过放松训练减轻焦虑。

知识链接

分离性焦虑

分离性焦虑是儿童与依恋对象（常为父母）分离或离开其熟悉的环境时产生的一系列消极情绪体验，可以表现为哭闹叫喊、不讲道理，有时还会伴有恶心、呕吐、头痛、头晕的躯体症状。按照美国精神障碍诊断与统计手册（Diagnostic and Statistical Manual of Mental Disorders，DSM）-5规定，当这种情绪发展为与年龄不相符的过度焦虑时，即为分离性焦虑障碍。研究显示，儿童时期分离性焦虑的普遍发生率为4.1%~5.1%。与健康儿童相比，住院患儿对家长的依赖性更强，分离性焦虑的情绪反应更为突出，发生率显著增高，并具有不可预知性。

2. 恐惧　是个体生命受到明确的威胁或发生危险时所产生的紧张情绪反应。患者常有恐怖、惧怕、坐立不安、哭泣、颤抖、警惕、易激动等反应。恐惧与焦虑不同，焦虑时危险尚未出现，而恐惧时个体已经意识到危险的现实存在。恐惧对正常人而言是一种保护性防御反应，但持久和过度的恐惧可导致患者应对能力降低，不利于疾病的康复。恐惧情绪产生时，患者可伴有自主神经兴奋症状，表现为心率加快、血压升高、呼吸急促、肢体颤抖、烦躁、易激动等，甚至出现逃避行为。临床上以儿童、手术和癌症患者出现恐惧心理最为常见。

引起患者恐惧的常见原因有：①医院特殊的氛围；②有一定危险的侵入性检查与治疗，如外科手术、放射治疗、骨髓穿刺术、腔镜检查等；③医院内紧张的抢救情景。

医护人员要了解患者的个性特征及其产生恐惧的原因，以精湛的技术及和善的态度服务患者，消除患者对治疗与护理的疑虑。针对患者的具体情况，采用解释、安慰、保证和积极暗示等心理支持技术，减轻患者的恐惧。对可能发生恐惧的情景提前告知患者，如进行头颈部CT、MRI等，要告知检查的过程。鼓励患者表达自己的感受；采用行为治疗技术，指导患者通过冥想、深呼吸等，缓解恐惧、紧张的情绪。

3. 抑郁　是由患者现实的或预期的丧失而导致的负性情绪反应，其典型心理特征是情绪低落。作为病理性情绪，抑郁是指显著而持久的，同时可引起心理功能下降和社会功能受损的消极情绪状态。抑郁多见于危重症患者或者疾病预后不良、病程迁延、久治不愈、长期遭受病痛折磨的患者。处于疾病急性期的患者有许多需要立即做决定的事情，如是否住院治疗等。急性期过后，患者即开始考虑疾病对自身的不利影响，抑郁就可能成为一种延迟反应。另外，患者的性别、年龄、个性及家庭社会因素等也会影响抑郁的发生。抑郁更常见于女性、有抑郁家族史、酗酒或处于应激状态的患者。

患者抑郁情绪的表现方式是多种多样的。轻者可表现为心境低落、愁眉不展、唉声叹气、郁郁寡欢、自我评价低、孤僻少语、对周围事物的兴趣降低；严重者可出现悲观、失望，对生活丧失信心，甚至出现自杀意念或行为。生理方面可能伴有食欲和性欲减低、睡眠减少、自主神经功能紊乱等。抑郁的程度受到疾病性质及严重程度的影响，同时也受到患者个体的人格特征、社会文化背景等因素的影响。

产生抑郁的原因包括：①危重患者常易产生抑郁情绪，如器官摘除、截肢或预后不良、疾病复发的患者。②病情不见好转反而加重的患者常有抑郁。③易感素质者易产生抑郁，这些患者性格内向、孤独、易悲观，缺乏信心，总认为将来会比现在更糟糕。④病理生理因素，如分娩或绝经期的激素水平变化等，均可引起抑郁。⑤某些疾病目前暂无有效的治疗方法，尽管尝试过多种治疗方法，仍然疗效不佳，患者长期饱受疾病折磨，非常痛苦，逐渐丧失信心，进而产生抑郁情绪。

对于抑郁患者，医护人员要给予关爱，鼓励其倾诉，并耐心倾听患者的诉说，理解其痛苦与忧伤，帮助其宣泄负性情绪；鼓励患者参加适当的娱乐活动，以转移其注意力；帮助患者寻求社会支持；采用积极的心理暗示，通过解释、引导，改变其负性认知，增强其战胜疾病的信心；评估患者自杀的可能性，必要时进行严密监护，请心理医生进行干预，防止自杀悲剧的发生。

4. 愤怒　是指个体因追求目标愿望受阻，感受到挫折时出现的一种负性情绪反应。患者表现为焦躁、烦恼、敌意、仇恨、自制力下降、易激惹和行为失控等。患者在疾病诊治的不同阶段都可能出现愤怒情绪。在疾病初期，当患者得知自己患有严重疾病时，大多会产生不正确的认知，认为患病对自己不公平，是上天对自己的惩罚，从而产生怨恨、愤怒的情绪；在疾病诊治过程中，当患者治疗受挫、病程迁延、对医护人员态度不满时，也可能导致愤怒情绪。患者愤怒时导致的攻击行为可以指向外界，也可以指向自身，可能引发医患、护患冲突，或者造成患者的自我伤害。

导致患者愤怒的因素主要有：①不良的医院环境因素，医疗环境受限或医院管理混乱等。②社会支持系统不足、社会偏见等社会因素；③患者患有无法治愈的疾病。④医患、护患之间的冲突，是造成患者愤怒的主要原因。医护人员为患者摆脱病痛做出了许多努力，但在诊治中也可能给患者带来痛苦，若个别医护人员对患者不够尊重、沟通不良，则患者可能将治疗效果不佳归因于医护人员无能、责任心不强，进而引发医患、护患冲突，使医护人员成为患者宣泄愤怒情绪的目标。

为了预防和消除患者的愤怒情绪，医院应加强科学管理，提高医疗护理服务质量。医护人员应理解患者的愤怒反应，冷静对待患者的攻击行为，同时使患者认识到强烈愤怒情绪反应的危害；鼓励患者学习和掌握情绪控制的方法，采取正确的发泄方式；医护人员应强化人文关怀意识，提供热情周到的服务，主动解释与引导，避免患者产生愤怒情绪。

（三）意志行为的改变

治疗过程也是患者为达到康复目的而进行意志活动的过程。疾病本身及诊疗过程带来的痛苦不适、生活方式的改变等，会导致患者的意志行为发生改变。

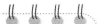
1. 意志变化　大多数患者表现为意志减弱，缺乏主动性、积极性，对事对人变得盲从、被动，缺乏主见，甚至接受某些迷信说法；有的患者稍遇困难便动摇、妥协，失去对治疗的信心；有的患者缺乏自制力，情感脆弱，易激惹等。但某些患者则表现为意志增强，出现病态的自信和固执行为，多见于躁狂等精神疾病患者。

2. 依赖心理　患病后，患者往往依赖心理增强，情感脆弱，希望家人时刻陪伴，或以患病为借口而逃避某些责任，获得某些权利，表现为安于患者角色，怀疑自己的能力。在患病初期、患者角色转换过程中产生的依赖心理是必要和正常的心理反应，有利于疾病的治疗和康复。但患者往往对自己日常行为和生活自理的自信心不足，事事依赖他人，变得被动顺从和情感脆弱，而且要求周围人更多的呵护和关爱，这种严重的依赖心理对患者的康复不利。过度依赖会使患者失去参与康复的主动权，放弃患者的基本职责，难以树立战胜疾病的信心。医护人员应尽量发挥患者在疾病过程中的积极性和主动性，鼓励患者增强意志，对严重依赖的患者应进行必要的干预。

3. 退化心理　是指患者患病后使用原本已放弃的行为或幼稚的行为来处理当前遇到的困难，表现出与年龄和社会身份不相符的行为举止。其主要特征包括以下几方面。

（1）高度的自我中心：即只从自己的角度出发理解事物，认为一切事物和有关人员都是为自己而存在的，坚持饮食要满足自己的要求，并要求他人陪伴自己，替自己照料一切生活琐事，情绪较易激惹。

（2）兴趣狭窄：患者对环境和他人的兴趣减低，只对与自己有关的事物感兴趣。

（3）依赖他人：患者像儿童一样依赖他人的照顾，即使自己能做的事情也不愿意做，而是等待他人来照护。患者情绪不稳，反复无常，有时思维丧失逻辑性与现实性，以致产生许多不合理的恐惧和幻想。

（4）对自身状况全神贯注：患者总是想着自己的身体情况，对身体功能的轻微变化也特别敏感，对自己的饮食、睡眠等情况非常关心。

对意志行为减退的患者，护理人员不应迁就其过度依赖行为，应鼓励患者增强意志，发挥在疾病转归中的主观能动性，促进疾病康复。

（四）人格特征改变

人格是个体在环境和遗传因素的交互作用下形成的稳定而独特的个性特征和行为模式。一般而言，人格一旦形成即不易改变，不会随着时间和环境的变化而变化。但这种稳定性是相对的，某些疾病特别是慢性迁延性疾病、毁容、截肢等可改变患者原有的反应和行为模式，导致人格特征的改变。

患者首次患病后，自我概念常会发生改变。临床上主要表现为自信心和自尊下降、自我评价低。患者由于受到疾病的打击与折磨，对身心恢复和维持健康的能力缺乏信心，对自己的社会生活能力不自信，常常自我否定，有孤立无助和依赖感。自我概念对患者的心理和行为起着重要的调控作用，患者某些负性情绪反应和消极行为的根本原因可能是自我概念紊乱。护理人员应鼓励患者充分表达内心的感受和想法，指导患者正确地评价自我，适应和接受自身的改变。

（厉　萍）

第二节　心理护理

案例 6-2

高某，男，71 岁，退休教师，因"脑梗死"入院。目前患者意识清晰，发音含糊，情绪低落、沉默寡言，曾不顾保姆阻拦，坚持下床如厕，险些跌倒。高先生住院前身体健康，自己做家务，热衷社区活动。老伴身体不好，儿子在外地工作，无人陪伴。他听人说"老年人 73 岁是个坎儿"，自认为此次患病命不久矣。住院期间，他又听陪护人员说"脑梗死患者十人患病九人瘫"。他想到以后生活不能自理，觉得活着没有意义，整天忧心忡忡。

请回答：

（1）高先生的心理护理诊断有哪些？

（2）如何按照心理护理程序为患者实施心理护理？

一、心理护理的概念及目标

（一）心理护理的概念

心理护理（mental nursing）是指以心理学的理论和技术为指导，以良好的人际关系为基础，消除或缓解患者的不良心理状态和行为，促进疾病好转和康复的护理方法。准确评估患者的心理问题，制订有针对性的心理护理措施，是护士实施有效的心理护理的前提和关键。良好的护患关系是实施心理护理的基础，取得患者的信任和积极配合，才能保证心理护理的质量。此外，护患关系的其他要素，如患者亲属、医生及其他工作人员与患者之间的关系也可影响临床心理护理实施的效果。在实施心理护理时，护士要充分调动这些方面的促进作用，避免干扰作用的影响。

1. 有意心理护理和无意心理护理　根据护士实施心理护理的意识差异，可将心理护理分为有意心理护理和无意心理护理两种形式。

（1）有意心理护理：也可称为狭义的心理护理，是指护士自觉地运用心理学的理论和技术，通过心理支持、认知干预、行为干预、音乐治疗等心理干预技术和方法对患者进行心理护理。它是一种有目的的心理干预，需要一定的心理学理论知识和规范化的操作模式作为支撑，护士应具有自觉、主动进行心理护理的意识，且接受过专业化培训。

（2）无意心理护理：也可称为广义的心理护理，是指护士不拘泥于具体形式的、可积极影响患者心理活动和行为的一切言谈举止。在护理工作中，无论护士自己是否主动意识到，只要是对患者心理状态产生积极影响的所有行为和言语，都可以发挥心理护理的效应。护士可以通过良好的言谈举止向患者传递理解、支持，使患者产生轻松、愉快的情感体验。无意心理护理更强调护士的个人修养和职业素质，要求护士经常自省，并调控在患者面前的言谈举止，使之成为促进患者身心康复的催化剂。

2. 个性化心理护理和共性化心理护理　从患者心理问题的特征来看，可以将心理护理分为个性化心理护理和共性化心理护理。

（1）个性化心理护理：护理目标明确，针对性强，主要是解决某一个患者个性化的心理问

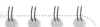

题。护士在准确了解和评估患者对身心健康有明显危害的不良心理状态的基础上，为患者制订并采取个性化的心理护理措施。如车祸截肢患者面临严重的心理问题，需要护士有针对性地为其实施心理护理，才能减轻其不良心理状态。

（2）共性化心理护理：主要是解决患者共性的心理问题，如门诊患者、手术患者、传染病患者的心理护理。护士掌握每一类型患者心理问题的共性和规律，就能对其可能发生的心理问题进行预防性干预，起到事半功倍的效果。

但作为患者个体而言，其心理问题往往既有个性问题，又有共性问题；既包含普遍规律，也体现个体特性。如重大传染病疫情下，隔离点人群、疑似患者、确诊患者及患者家属均可能存在一定的心理问题，他们既有疫情下人群普遍存在的焦虑、恐慌等心理问题，也有与个人具体情况、性格特征、家庭状况密切相关的个性心理问题。因此，护士既要把握患者心理的一般规律，又要根据不同人群、不同文化层次、不同人格特征等进行评估，实施个性化的心理护理。

（二）心理护理的目标

心理护理的目标可分为阶段性目标和最终目标。阶段性目标是护士与患者建立良好的护患关系，进行有效沟通，使患者在认知、情绪、情感和行为等方面逐步发生有益的改变。心理护理的最终目标是促进患者的发展，提高患者的自信心，使患者完善自我意识（自我认知、自我体验、自我调节），建立和谐的人际关系，更好地适应现实环境。

1. 营造良好的心理氛围　为患者提供安静、舒适的医疗环境，运用良好的语言和非语言沟通与患者建立信任、友好的护患关系。护士应理解、接纳患者的情绪，尊重患者的态度和信仰，认真倾听患者的诉说，安抚患者的情绪，解决患者的问题，增强其安全感和信任感。良好的心理氛围是做好各项护理工作的基本前提。

2. 满足患者的合理需要　需要是否得以满足会影响患者的情绪。了解和分析患者的不同需要，是心理护理的基本要求。当护士及时、恰当地了解到患者的需求并予以解决时，患者会感到舒适和满足，有助于缓解消极情绪，促进康复。

3. 调节患者的情绪状态　及时、准确地识别患者的负性情绪，采取有效的措施减轻或消除负性情绪，是心理护理的关键，也是心理护理的主要工作内容。

4. 提高患者的适应能力　心理护理的最终目标是提高患者的适应能力，帮助患者改善人际关系，强化其社会支持系统，协助患者尽快适应社会角色和生活环境的改变，最终帮助患者达到有利于治疗和康复的最佳身心状态。

二、心理护理的程序

心理护理程序是指按照护理程序的工作方法实施心理护理的过程，通过心理护理评估、心理护理诊断、制订心理护理计划、实施心理护理和心理护理评价五个步骤完成对患者的心理护理。心理护理程序贯穿护理工作的全过程，是整体护理的重要组成部分，是一个综合的、连续的、动态的和具有决策及反馈功能的完整过程。

（一）心理护理评估

心理护理评估是根据心理学的理论和方法对患者的心理状态进行全面、系统和深入的客观描述。心理护理评估是心理护理程序的第一步，评估的对象可以包括患者本人及家属。通过心理评估的方法全面地收集与患者心理状态有关的信息，并对这些信息进行分析、整理，确定患者现存或潜在的心理问题，形成心理护理诊断。

1. 建立良好的护患关系　良好的护患关系是保证护理工作顺利进行的前提，是全面收集患者资料，做出正确护理诊断的基础，贯穿于心理护理的全过程。建立良好的护患关系，应注意以下两点：①进行有效的沟通，护士运用言语沟通和非言语沟通技巧，注意语言修养，使用

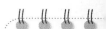

文明用语、安慰性用语、治疗性用语、规范性用语，与患者建立信任、融洽的关系。护士还应合理运用面部表情、目光接触、恰当的手势、合理的人际距离、触摸等技巧，促进与患者的沟通。②遵循心理护理伦理三原则，即不损害患者的身心健康、不违背患者的主观意愿、不泄露患者的个人隐私。只有这样，才能取得患者的信任与配合。

2. 收集资料　一般采用临床观察法、访谈法，如通过观察患者的表情、动作，倾听患者或其亲友的叙述等心理评估方法，获得患者的相关资料，包括患者的一般资料、心理功能、社会功能、心理社会因素等方面的资料。另外，在条件允许的情况下，还可以采用个案分析法、心理测验法、现场实验法、问卷调查法等方法收集患者的心理健康状况相关资料，把握患者心理问题的特点。

3. 整理分析资料　对收集到的资料进行归类、整理，分析问题的性质、严重程度以及可能的原因。通过分析，可以初步了解患者的心理健康状况，为形成心理护理诊断做好准备。

（二）心理护理诊断

心理护理诊断是在心理评估的基础上对所收集的资料进行分析，从而确定护理对象的心理健康问题及引起心理健康问题的原因，是护士为达到预期目标制订心理护理措施的基础。

1. 确定患者的基本心理状态　首先应确定患者心理状态的性质，是愉快、平静、焦虑、抑郁、恐惧，还是愤怒；哪些是积极的，哪些是消极的；然后，确定患者消极心态的基本强度，以轻度、中度、重度进行区分，要实事求是，既不可轻视，也不宜夸大。以临床最常见的焦虑为例，根据心理学的原则，焦虑具有双重作用，适度的焦虑对个体具有保护作用，是建立心理防御机制所必需的，能够使个体的学习能力提高。但过度的焦虑，则会危害个体的身心健康。因此，在实施心理护理时，应先了解患者是否处于焦虑的情绪状态，再考虑是否需要对患者的焦虑状态进行干预。而不能没有差别地对患者进行干预，这样往往不能获得良好的干预效果，不能为心理护理的实施提供可靠的依据，更无法建立心理护理效果的评价指标。

2. 分析患者心理护理诊断的主要原因和影响因素　分析患者出现不良心理状态的主要影响因素，可以提高心理干预对策的针对性。这些影响因素主要包括以下几个方面：①疾病自身的特性，对患者自理能力、生活质量及预后影响较大的疾病，如截肢、截瘫、恶性肿瘤、器官功能衰竭等，可使患者出现比较严重的心理问题。②对疾病的认识程度，某些患者对疾病认识不足或存在某些误解，也会加重其心理负担。③患者的经济、社会状况，当个人及家庭无法承受疾病所带来的经济负担时，也会加重患者的心理压力。④患者的性格，个体患病、遭遇意外时产生的心理反应强度及其应对方式，也与其性格特征有密切关系。有的患者虽然病情并不严重，但可能产生很强的情绪反应；有的患者虽然病情严重，但能保持良好的心境。性格外向的患者善于发泄自己的情绪，有利于调节负性情绪；性格内向的患者，常终日闷闷不乐，容易加重其负性情绪。

3. 常用的心理护理诊断　护理诊断定义与分类（Nursing Diagnoses Definitions and Classification, NANDA)-I 系统是目前国际上应用最为普遍的一套护理诊断系统。NANDA-I 于 2013 年将护理诊断的定义修订为"护理诊断是关于个体、家庭或社区对健康状况 / 生命过程的反应，或对反应敏感性的临床判断。"护理诊断是护士为达到预期结果选择护理措施的基础，这些预期结果是应由护士负责的。据此，我国学者认为，心理护理诊断是对个人生命过程中心理、社会、精神、文化方面的健康问题反应的陈述，这些问题属于心理护理职责的范畴，能用心理护理的方法加以解决。

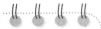

NANDA 和 NANDA-I

NANDA-I 最初名为北美护理诊断协会（North America Nursing Diagnosis Association，NANDA）。该组织是于 1973 年在美国圣路易斯召开的关于护理诊断分类的第一次全美大会上成立的。随着全球越来越多的护士加入护理诊断制定的工作，北美护理诊断协会于 2002 年扩展为国家化组织，更名为 NANDA 国际公司（NANDA-I），之后也不再使用"北美护理诊断协会"这个名称，但因为其在护理领域中的地位，所以仍旧保留了"NANDA"。NANDA 被更多地作为一种标志，而不是一个缩写。NANDA-I 是指护理诊断分类系统（Nursing Diagnoses Definitions and Classification），是以北美护理诊断协会之名建立的一套由美国护理学会及国际标准组织认可的标准护理术语分类系统。

NANDA-I（2018—2020 年）共收录了 244 条护理诊断。根据我国国情，筛选出了 10 个易被我国广大护理工作者理解和接受的心理护理诊断。其定义、特征及相关因素主要包括以下几方面。

（1）焦虑（anxiety）

1）定义：是指对不舒适或害怕的不安感，伴有自主神经反应。刺激来源往往是非特异性或未知的。个体预感受到威胁或将要发生危险，并采取措施应对这种威胁。

2）特征：①生理方面，肌肉紧张、发抖、面色潮红、出汗增多、声音颤抖、口干、血压升高、心率加快、腹痛、腹泻、尿频、尿急等。②行为表现，失眠、烦躁、不能静坐、过度警觉、环视四周、缺乏眼神交流、不相关的行为增多、担心生活事件的变化。③情绪方面，痛苦、忧虑、易怒、恐惧、困扰、无助、后悔、慌乱、神经质、过度谨慎、关注自我。④认知方面，注意力、感知力、学习能力、问题解决能力下降，健忘、思维中断，容易指责他人。

3）相关因素：紧张性刺激、感受到当前状况甚至是死亡的威胁，出现未被满足的需求，与生活目标或价值观冲突。

（2）恐惧（fear）

1）定义：是指患者面临某种具体而明确的威胁或危险时出现的相应心理体验和行为反应。

2）特征：①生理方面，厌食、恶心、呕吐、呼吸困难、面色苍白、瞳孔扩大、出汗增多、血压升高。②行为方面，出现攻击行为或回避行为、警觉性提高、易冲动。③情绪方面，忧虑、畏惧、恐慌、烦躁、兴奋、自信心降低。④认知方面，学习能力、问题解决能力下降，工作效率降低。

3）相关因素：恐怖性刺激、不熟悉的环境、语言障碍、对威胁的习得性反应、与支持系统分离。

（3）哀伤（grief）

1）定义：是指患者或家属实际、预期或感知到某种丧失时出现的生理、心理体验和行为反应。

2）特征：患者的活动水平、行为模式、免疫功能、神经内分泌功能、睡眠型态均可能发生改变，还可能出现愤怒、指责、无望、分离等情绪困扰，保持对逝者的怀念，感到内疚；也有的个体能从丧失中寻找意义，或可促进个人成长。

3）相关因素：预感到或已经面临重要他人死亡或重要物品丧失。

（4）否认无效（ineffective denial）

1）定义：是指有意识或无意识地否认某事件的内容或意义，以减轻焦虑和（或）恐惧，可损害健康。

2）特征：否认对疾病、死亡的恐惧，未感知到症状或症状的相关性，延迟寻求健康照护甚至拒绝健康照护，采用专业人员不推荐的治疗方法，谈论痛苦事件时采用鄙视的观点或姿势。

3）相关因素：过度应激、受到不愉快现实的威胁、焦虑，害怕死亡、害怕分离、害怕丧失自主性，应对策略无效，缺乏情感支持和控制感。

（5）绝望（hopelessness）

1）定义：个体发现受限、无替代或无个人选择的主观状态，无法为自己调动能量。

2）特征：言语减少或沮丧，食欲减退、主动性减低、对刺激的反应减少，被动、参与照护不足，远离说话者、情感淡漠，睡眠型态改变。

3）相关因素：长期承受较大的压力、长期活动受限、社交隔离，对精神力量或价值观失去信念。

（6）体象障碍（body image disturbance）

1）定义：对自身身体外貌特征的感受与评价混乱。

2）特征：身体部分缺如、身体功能改变、身体结构改变，对自我身体的看法改变；注重过去的仪表、功能、优势及成就；隐藏身体部位，避免看到或触摸自己的身体，对身体改变有消极感受；评估身体和环境空间的关系的能力改变；生活方式、社交方式改变，害怕与他人互动承认或监测自己的身体行为；专注于改变、专注于丧失，拒绝承认改变。

3）相关因素：自我感知改变、精神信仰不一致、文化不一致。

（7）有自杀的危险（risk for suicide）

1）定义：是指容易出现自我造成的威胁生命的伤害。

2）特征：①行为方面，态度、行为明显改变，贮存药物，在重度抑郁状态下突然出现精神愉快的反应；立遗嘱或更改遗嘱，放弃财产。②心理方面，内疚、物质滥用。③情境方面，丧失独立性、自主性。④社会方面，哀伤、无助、绝望、孤独、社交隔离、重要关系丧失、家庭生活不和谐、缺乏社会支持。⑤语言方面，主诉死亡的意愿、有自杀的威胁。⑥其他，慢性疼痛。

3）相关因素：躯体疾病、终末期疾病、精神障碍。

（8）精神困扰（spiritual distress）

1）定义：是一种与通过联系自我、他人或外部世界，由负性事件或生理不适等引起的痛苦体验。

2）特征：①情绪、行为反应，焦虑、恐惧、疲乏、哭泣、失眠，质疑身份，质疑生活的意义，质疑痛苦的意义。②联系自我，愤怒、内疚，感到不被接纳、不被关爱，缺乏勇气和感知生活的意义，应对策略无效。③联系他人，关系疏远，与支持系统分离，拒绝与重要他人互动。④联系艺术、音乐和自然，既往表达创造的方式减少，对自然和阅读精神读物不感兴趣。⑤联系比自己更强大的力量，愤怒，有痛苦、绝望、被抛弃感，无法自我反省，无法体验卓越的事物。

3）相关因素：紧张性刺激、焦虑、抑郁、孤独、疼痛、低自尊，物质滥用，体验关爱障碍、社会关系疏远、对他人的依赖增加，社会文化剥夺，与周围环境的关系改变，与支持系统分离，宗教仪式、宗教行为改变。

（9）情绪调节受损（impaired emotion regulation）

1）定义：是一种以情绪或情感波动为特征的心理状态，包括一系列情感、认知、躯体和（或）心理问题由轻到重的表现。

2）特征：绝望、易怒、退缩、烦躁不安、悲伤、思维奔逸，过度内疚、过度自我意识、

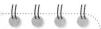

过度自责，自尊感降低，精神运动性焦虑不安、精神运动性迟滞。

3）相关因素：焦虑、孤独、疼痛、物质滥用、食欲改变、体重改变、警觉过度，社交隔离、社交功能受损，反复出现自伤或死亡的想法。

（10）照顾者角色紧张（caregiver role strain）

1）定义：是指为家人或重要他人完成照顾责任、期望和（或）行为困难。

2）特征：①照顾活动，难以完成照护所要求的任务、担心未来提供照护的能力、专注于照护常规活动、担心被照顾者的健康问题、担心无法提供照护时被照顾者的健康状况。②照顾者的生理状况，疲乏、头痛、高血压、胃肠不适、体重改变、皮疹。③照顾者的情绪状况，愤怒、易怒、沮丧、缺乏耐心、神经质、躯体化，睡眠型态改变，缺乏满足个人需求的时间，应对策略无效。④照顾者的社会经济状况，社交隔离、拒绝职业晋升、工作效率降低、休闲活动改变。⑤照顾者与被照顾者的关系，照护患病的被照顾者困难，对与被照顾者关系的变化不确定或感到哀伤。⑥多重家庭作用，担心家人。

3）相关因素：①被照顾者，依赖、有问题行为、物质滥用、无法预知病情发展、健康状况不稳定、强烈要求出院回家、对照顾需求增加。②照顾者，躯体疾病、紧张性刺激、有不切实际的自我期望、无照顾经验、应对策略无效、精力不足、缺乏隐私、缺乏创造性、无法充分满足自己和他人的期望、缺乏社会资源。③照顾者与被照顾者的关系，相互依赖、被照顾者期望不切实际、虐待关系、暴力关系。④照顾活动，全天照顾的责任、缺乏时间、缺乏帮助、缺乏休息，提供照顾的物理环境不良、缺乏提供照顾的设备。⑤多重家庭作用，家庭隔离、家庭适应或应对无效、家庭功能障碍。⑥社会经济情况，获得帮助、社会资源、支持有困难，缺乏社会资源、社会支持、交通工具。

4. 心理护理诊断的组成与陈述

（1）心理护理诊断的组成：

1）名称：是对护理对象心理健康问题的概括性描述。

2）定义：是指对心理护理诊断名称清晰、正确的描述。

3）诊断依据：即做出该诊断的临床判断依据。

4）相关因素：是引起患者心理健康状况改变或导致心理问题的原因或情境。

（2）心理护理诊断的陈述结构：心理护理诊断的陈述结构包括三个部分，即患者存在的或潜在的心理社会问题（problem，P）、原因（etiology，E）、症状或体征（symptoms or signs，S），简称 PES 公式。

（三）制订心理护理计划

心理护理计划是针对心理护理诊断提出的护理问题而制订的适用于个体的具体心理干预措施。护理计划的内容及步骤应包括：心理护理诊断排序、确定预期目标、制订心理护理措施，以及护理计划的书写。

1. 心理护理诊断排序　是将所列出的心理护理诊断按照重要性和紧迫性依次排序。一般情况下，对患者生命威胁最大的问题排在最前面，其他问题依次排序。护士应根据问题的轻重缓急，与患者共同协商、确定问题的首优、中优和次优顺序。①首优问题：是指那些对生命威胁最大，需要立即采取行动予以解决的问题，如自杀。②中优问题：是指那些不直接威胁生命，但对患者的身心造成痛苦，严重影响患者健康的问题，如焦虑、恐惧引起的反常情绪和行为。③次优问题：是指那些在个人发展和社会适应方面所遇到的困难，如角色调试、社会适应等。首优、中优和次优问题的顺序在护理过程中不是一成不变的，随着患者病情的变化，这些问题的顺序也有可能发生变化。首优问题得以解决后，中优或次优问题就可能上升为首优问题。

2. 确定预期目标　预期目标是指患者接受心理护理后能够达到的状态或行为的改变，是评价心理护理效果的标准。护士应与患者共同制订心理护理的目标，包括短期目标和长期目标。心理护理的短期目标是指在数小时或数天内（一般在1周以内）能达到的目标；长期目标是指需要相对较长时间（一般超过1周）才能实现的目标。目标的主语应该是患者或患者的一部分；目标的谓语应是主语将要完成且能被观察到的行为，同时还要描述该行为将要达到的标准，如时间、距离、速度和次数等。行为标准应具体化，可观察、可测量、可评价，避免使用含糊、不明确的词句（如了解、降低、增强、尚可等）。例如，"焦虑程度降低"，应根据具体情况描述为"1周内患者焦虑自评量表（SAS）测验标准分低于50分"。

3. 制订心理护理措施 制订心理护理措施时，应遵循以下几个原则：

（1）心理护理措施要具有科学的理论依据：护士应以心理护理的理论为基础，结合个人的知识和技能，根据患者的实际情况，选择和制订恰当的心理护理措施。

（2）心理护理措施要与医疗和其他护理工作协调一致，不发生冲突。

（3）心理护理措施要有针对性：应当针对患者的主要心理问题、心理问题的主要原因和影响因素，结合预期目标制订心理护理措施，体现个体化的心理护理服务。

（4）心理护理措施要明确、具体、切实可行：心理护理措施不能泛泛而谈，太过抽象，要具体、详细、可操作。心理护理措施要切实可行，不仅要考虑患者的病情、愿望和耐受能力，还要考虑护士的数量、专业水平及医院设施的实际情况，不能好高骛远。

（5）鼓励患者及家属参与制订心理护理措施：患者和家属参与制订心理护理措施有助于他们理解心理护理措施的意义和功能，更好地接受、配合心理护理活动，从而取得最佳的心理护理效果。

4. 护理计划的书写 心理护理计划的书写为护士实施心理护理提供指导，并可作为评价心理护理工作的依据。但各医疗机构心理护理计划的书写格式不尽相同，一般包括护理诊断、预期目标、护理措施和效果评价四个方面。

（四）实施心理护理

实施心理护理是指实现心理护理目标，执行心理护理计划，解决护理对象心理问题的过程。所有心理护理诊断都要通过采取各种心理护理措施得到解决。实施心理护理是心理护理程序中的关键步骤，要提前做好准备。

1. 继续收集资料 实施心理护理的过程需要继续收集患者的资料。护士在与患者沟通交流，实施心理护理的过程中，可以进一步了解其生理、心理反应，有利于全面、准确地判定患者的情况，从而修改和补充心理护理计划的内容。

2. 采取心理护理措施

（1）心理护理的实施方法：护士应按照心理护理计划，独立或与其他医护人员共同合作，对患者进行心理护理。具体实施方法包括：①准备，审阅计划，分析实施计划所需要的心理护理知识与技巧，明确要做什么、由谁去做、怎么做、何时做，并安排实施计划的人力、物力和时间。②执行，在执行心理护理计划时，要充分发挥患者及其家属的主动性和积极性，与其他医护人员相互协调配合，运用心理护理的理论和技术。根据患者的情况，区分问题的轻重缓急，合理分配时间和精力，同时密切观察患者的反应。对某些措施有异议时，应及时通过讨论达成一致。

（2）选择合适的心理护理技术：心理护理虽然可以借鉴心理咨询和心理治疗的理论和技术，但在工作方式、时间安排等方面又与心理咨询和心理治疗有所不同。护士在实施心理护理时，应根据不同的情况选择合适的心理护理技术，才能取得良好的效果。①根据心理问题的层次选择心理护理技术：对于仅仅是由于缺乏某些方面的知识或存在认知错误而引起的心理问题，通过健康教育、心理支持等技术，改变患者不正确的认知后，往往即可缓解其心理问题。对某些由于缺乏足够的社会支持或应对不良而引起的心理问题，需要采用行为疗法、认知疗法等专业的心理知识和技术，促使患者建立正确的认知方式和应对方式，获得足够的社会支持，从而恢复心理平衡。对于以人格问题为主要因素的心理行为问题，则需要更为系统的心理治疗程序，需要由具备专业技能的护士承担。②结合患者的具体情况选择心理技术：在临床护理工作中，虽然可以选用已被证实能有效改变相应心理行为问题的技术，但要充分考虑个体的接受性和主动性。例如，认知疗法广泛应用于临床护理实践中，并能取得良好的效果。但是该疗法的治疗效果往往受到患者的教育水平以及参与程度的影响。因此，在实际工作中，还应该根据患者的情况，做出适当调整。③结合临床护理工作的特点选择心理技术：为确保心理护理的有效进行，在实施心理护理前，护士应做好相应的准备工作，与患者建立平等、信任的关系，向患者介绍需要注意的问题，强调配合的重要性。在护理过程中，应鼓励患者表达自己内心的想法与感受，并根据患者的反应和心理状态的变化，适当调整具体的护理方案，将心理技术与临床护理结合起来。

（3）注意事项：心理护理的实施效果会受到很多因素的影响。因此，要做好心理护理，需要注意以下问题：①建立良好的护患关系，这是心理护理取得成功的关键。护士要通过恰当的语言、表情、态度和行为与患者建立融洽、友好、信任的护患关系，在此基础上，通过心理学的方法和技术，影响患者的情绪和认知，改变其不良的心理状态和行为，促进患者的治疗和康复。②尊重患者的人格，被他人尊重是个体的基本需求，无论患者的性别、年龄、职业、文化程度、经济水平、社会地位如何，护士在实施心理护理时，都应一视同仁、真诚热情、措辞得当，尊重患者，才能取得其信任和配合。③充分发挥患者的主观能动性，要调动患者的主观能动性，鼓励其主动参与生活料理，防止其过度依赖护士和家人。当患者取得进步时，应积极给予鼓励和肯定。在分析患者问题、制订护理计划时，也应尽可能让患者参与，积极采纳患者的反馈和建议，以取得患者的配合。④争取家属和亲友的配合，良好的社会支持，能给予患者安慰和鼓励，因此，在护理患者的过程中，也应对其家属和亲友进行辅导，使之了解自己在解决患者心理问题过程中的重要作用，为患者的治疗和康复提供良好的社会支持。⑤保密，为患者提供心理护理时，常涉及个人隐私、人际关系和家庭矛盾等问题，患者一般是在充分信任护士的前提下才会诉说和讨论此类问题，护士必须严格保密，不随意讨论、泄露患者的信息。⑥创造舒适的环境，护士可以根据病房的具体条件，尽可能提供安静、温馨、舒适的环境，使患者心情舒畅，避免不良刺激的影响。

3. 记录　采取各种心理护理措施后，应及时、准确记录治疗的效果和患者的反应，以便于其他医护人员了解患者的心理状况和心理护理的实施情况，也可作为心理护理工作效果的评价依据，还可为心理护理科研提供数据资料。

4. 完善心理护理计划　在心理护理的实施阶段，护士应每天书写记录心理护理的执行情况，并根据患者的情况，对效果不显著的心理护理措施加以修改。对部分实现或未实现的心理护理目标进行调整，并对证据不足的护理诊断进行重新确认，进一步修订和完善心理护理计划，以确保其针对性、实用性和客观性。

（五）心理护理评价

心理护理评价是对患者接受心理护理后产生的认知、情绪和行为变化的鉴定和判断，是心理护理程序的最后一步。心理护理评价应贯穿整个心理护理的全过程，因为患者的变化是随时发生的，护士应根据评估结果及时进行相应的调整，并制订新的心理护理措施，以最大限度地满足患者的需要。心理护理评价具体包括以下几个步骤：

1. 建立评价标准　应选择能验证预期目标是否实现的评价标准，该标准要具体、可观察、可测量、可比较。

2. 收集资料，对照检查　护士通过观察法、访谈法、问卷法和心理测验法等评估方法收集患者各类主观和客观资料，对照评价标准及各项评价指标，检查预期目标实现的程度及各项工作的达标情况。

3. 评价目标实现情况　根据预期目标实现的程度不同，可将目标实现情况分为目标完全实现、目标部分实现和目标未实现三种情况。在实施心理护理后，护士应根据患者的情况变化衡量并判定目标实现的程度。

4. 分析问题的原因　根据目标实现程度的评价结果进行分析。如果目标尚未实现或部分实现，则要探讨其原因，找到问题的症结所在。可按照心理护理程序的顺序，从以下几个方面分析：①收集的资料是否全面、准确；②护理诊断是否正确；③预期目标是否合理；④护理措施的制订是否恰当，执行是否有效。此外，还要考虑环境、其他医务人员的因素以及患者是否配合等。

5. 重新审定心理护理计划　心理护理计划不是一成不变的，需要根据患者的情况变化而不断调整，及时重新审定心理护理计划。对已经实现的目标和已经解决的问题，应停止采取措施；对仍然存在的问题，需要进一步评估，继而决定继续执行原计划或重新修订原计划；对出现的新问题，在收集资料的基础上，应做出新的心理护理诊断、制订相应的心理护理目标与计划，实施下一个循环的心理护理，直至最终使患者达到最佳的心理健康状态。

随堂测 6-2

三、心理护理的常用方法

（一）支持性心理治疗

护士通过解释、安慰与指导等，使患者感到被关心、被支持，从而使患者获得安全感，进而与患者建立良好的护患关系。通过有效倾听、积极关注和共情等，使患者感到被理解、被尊重，愿意与护士进行沟通，诉说自己的痛苦和困难，能在一定程度上缓解患者的负性情绪。

（二）心理健康教育

通过心理健康教育，可以使患者了解自己的情绪状态，学会积极的应对方式，改变不合理的认知，能够进行一定的心理调节和反思，从而提高患者的心理适应能力。

（三）心理干预

1. 行为干预　护士通过评估，可以确定患者需要矫正的目标行为，然后制订相应的矫正措施，指导其进行训练，进而改变其不良行为，如不正确的饮食习惯、睡眠习惯以及不利于疾病康复的其他不良行为方式和习惯。可以采用的方法有系统脱敏疗法、正强化技术、示范法、行为契约技术、放松训练等。

2. 认知干预　通过评估、诊断的过程，可以确定患者存在的认知问题，并进行认知调节，进而改变其情绪和行为，常用于纠正患者对所患疾病的发生、治疗、预后和转归等方面的认知错误。

在为患者实施心理护理时，需要根据实际情况综合应用多种技术，如暗示疗法、音乐疗法、心理剧、积极心理干预技术、团体心理干预等。同时，还应注意护士的技术、医院的医疗水平和管理制度、病房的环境，以及患者家属、其他医务人员或应激事件等，均有可能影响患者的心理状态。因此，护士在进行心理干预时，应全方位考虑和运用这些积极因素，提高心理护理的成效。

（许　燕）

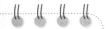

小 结

本章的主要内容包括患者角色的基本概念以及角色适应不良的常见表现，患者求医行为和遵医行为的相关知识，患者常见的心理需要和心理问题，以及心理护理的基本流程，旨在帮助护士综合运用心理护理的理论和技术，分析患者存在的心理问题，采取针对性的心理护理干预措施，促进患者的心身康复。

思考题

一、单项选择题

1. 贯穿心理护理程序始终的环节是
   A. 心理护理评估   B. 心理护理诊断   C. 心理护理计划
   D. 心理护理实施   E. 心理护理评价

2. 患者高某，肝癌晚期，绝望、愤怒。护士小王在为高某实施心理护理时发现其意志消沉、有自杀的想法，关于小王的做法正确的是
   A. 应及时告知家属和医护人员
   B. 不可告知家属，以免家属担心
   C. 应遵循保密原则，为其保守秘密
   D. 可以告知家属，但不可告知医护人员
   E. 可以告知医护人员，但不可告知家属

3. 患者女，47岁，宫颈癌患者，患病后自觉将不久于人世，常常独自呆坐，无声哭泣，泪流满面，抑郁自评量表（SDS）评分为65分。对该患者心理护理目标的描述最准确的是
   A. 1周后患者抑郁程度减轻
   B. 1周后患者情绪明显好转
   C. 1周后患者的心理健康状况恢复
   D. 1周后患者SDS测验标准分低于55分
   E. 1周后将患者的SDS测验标准分降至55分以下

4. 张某，男，52岁，即将进行胆囊切除术。患者得知消息后，心神不宁、感到害怕、烦躁不安、失眠，并出现血压升高、四肢酸软等症状。该患者首优的心理护理诊断是
   A. 恐惧   B. 情绪控制失调   C. 焦虑
   D. 无望感   E. 悲伤

二、简答题

1. 患者常见的角色适应不良表现有哪些？
2. 患者的求医行为类型有哪些？
3. 制订心理护理措施时，应遵循哪些原则？

三、病例分析题

李先生，43岁，副总工程师，2个月前出现咳嗽但无痰，自认为身体好，未就医，自行购买并服用镇咳药后，咳嗽持续约2周后好转。1个月前，李先生感冒后再次出现咳嗽，且伴有

左侧轻微胸痛，在家人的督促下到当地医院就诊，被诊断为肺癌，但李先生及其家人都认为这是不可能的，一定是医院误诊。2周前，李先生主动到上级医院就诊，诊断结果与当地医院一致，并于1周前被收入院治疗。此时，刘先生因担心手术风险而焦虑、恐惧，情绪低落，几乎放弃了他原来的所有责任和义务，有时变得很依赖他人，有时脾气暴躁，并不时地对家属和医护人员发脾气，容易激惹。

请回答：

1. 患者常见的心理问题有哪些？
2. 如何按照护理程序对患者进行心理护理？

第七章　临床各类常见患者的心理护理

导学目标

通过本章内容的学习，学生应能够：

◆ **基本目标**

1. 叙述孕产妇、儿童患者、老年患者、慢性疾病患者、康复期患者及临终患者的心理特点。

2. 解释影响孕产妇、儿童患者、老年患者、慢性疾病患者、康复期患者及临终患者心理变化的因素。

3. 复述孕产妇、儿童患者、老年患者、慢性疾病患者、康复期患者及临终患者的心理评估方法及内容。

◆ **发展目标**

1. 识别孕产妇、儿童患者、老年患者、慢性疾病患者、康复期患者及临终患者的心理问题，灵活运用心理干预方法实施心理护理，促进患者身心康复。

2. 秉持以患者为中心的理念，在临床护理中自觉践行人道、博爱、奉献精神，提高患者的身心健康水平及满意度。

不同年龄、不同疾病的患者，在生理、心理、社会文化及个人经历等方面存在着不同程度的差异，所以其患病后的心理反应也不同。护理人员应掌握各类患者相应的心理特点，提供恰当的心理护理。

第一节　孕产妇的心理特点与心理护理

妊娠与分娩是育龄期女性自然生理过程，然而受生理、家庭、社会等因素的影响，孕产妇可能出现内分泌功能失调和一定程度的心理问题，不利于母婴健康。针对孕产妇进行心理护理干预，可以改善其不良情绪，有利于孕产妇自身健康和胎儿发育。

案例 7-1

小陈，女，38 岁，本科学历，银行职员，G_2P_0，流产 1 次，目前妊娠 24 周，口服葡萄糖耐量试验：空腹血糖 6.0 mmol/L。诊断为妊娠糖尿病。近来，小陈整日忧心忡忡，担心疾病是否会影响宝宝，担心自己是否会再次流产，将来能否顺利分娩，以致食欲减退、睡眠不佳，经常半夜独自哭泣。

请回答：

（1）影响小陈心理反应的主要因素有哪些？

（2）如何对小陈进行心理护理？

一、概述

孕育生命是育龄期妇女的一种自然、正常的生理现象，但对孕产妇而言，也是一次复杂的生理变化和心理应激过程。妊娠可使孕妇发生一系列妊娠反应，如恶心、呕吐、食欲缺乏、便秘等，严重者甚至需要入院治疗。高龄、有既往病史（如高血压、糖尿病、反复流产等病史）的孕妇，还会面临妊娠合并症、并发症等高危妊娠以及妊娠不良结局的风险。随着新生命的到来，产妇的家庭角色、家庭关系发生变化，其原有的生活方式也会发生改变，她们会面临潜意识的内在冲突和初为人母的情绪调整。这些变化都容易导致孕产妇出现心理障碍。孕产妇不良的心理表现不仅会诱发自身的心身疾病，使不良妊娠结局的发生率增高，还会影响新生儿的身心健康。因此，护士应关注孕产妇心理健康，帮助孕产妇以良好的心理状态度过围生期。

二、孕产妇的心理特点及其影响因素

（一）心理特点

1. 欣喜 在得知妊娠后，大部分孕妇会出现喜悦之情，并与丈夫、父母、朋友分享怀孕的消息。特别到妊娠中晚期，活跃的胎动和强有力的胎心，使孕妇感受到"孩子"的存在，更加表现出对胎儿的喜爱。此外，孕妇还会积极学习分娩、照护婴儿等方面的知识，购买婴儿用品，为孩子起名字等，出现"筑巢反应"。

2. 矛盾心理 意外妊娠者，可能因为工作、家庭、经济压力等原因暂时不想生育，也可能因为没有做好充分的孕前准备或者妊娠前服用过药物、患病、饮酒、吸烟、接触过致畸因素等原因，担心胎儿不健康，进而可能出现爱恨交加的矛盾心理。

3. 焦虑 包括产前焦虑和产后焦虑，以产前焦虑多见。孕妇常会担心胎儿畸形、流产、早产、死胎等，特别是曾有高危妊娠史，或有妊娠合并症、并发症的孕妇，会更加担心能否顺利度过妊娠期，表现为紧张、坐立不安等。

4. 抑郁 包括产前抑郁和产后抑郁，以产后抑郁多见。主要表现为心情压抑、淡漠、孤独等，严重者可出现绝望、自杀或杀婴的倾向。

5. 孤独 有的孕产妇家属对胎儿、新生儿表现得尤为爱护，忽视了对孕产妇的关心、体贴，使孕产妇觉得备受冷落，进而产生孤独情绪。

（二）影响因素

1. 年龄 年龄偏小的孕产妇，由于其生理、心理及社会适应等方面的发展尚未成熟，在孕产妇角色的学习和适应方面可能会遇到许多阻碍，容易产生心理问题。高龄孕产妇虽然心理

随堂测 7-1

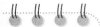

及社会适应等方面的发展比较成熟，但是生理功能下降，妊娠并发症、妊娠不良结局的发生率高于一般育龄期孕产妇，其心理压力可能更大。

2. 文化程度　较高的文化程度是孕产妇心理健康的保护因素。文化程度较高的孕产妇，面临妊娠、分娩时更能采取积极的应对策略，能主动学习孕产期相关知识，掌握孕产期的注意事项，同时也能客观看待家庭及生活中出现的问题，主动寻求解决方法，其心理健康水平相对较高。

3. 个性特征　与性格外向、稳定的孕产妇相比，性格内向、不稳定的孕产妇出现心理障碍者更多。性格内向的孕产妇会把大部分注意力放在自身以及与自身相关的事物上，不愿意自我表露或向他人倾诉，负性生活事件对其产生消极影响较大。性格不稳定的孕产妇在面对应激源时，自我调适时间较长，寻求社会支持的能力较弱，更容易产生心理问题。

4. 躯体因素　孕产期罹患妊娠并发症或合并症、传染性疾病、感染等，不仅会影响孕产妇健康，而且可能导致不良妊娠结局，危害母婴健康。

5. 社会因素　孕产期经历负性生活事件、社会支持水平较低等，均易导致孕产妇产生情绪困扰等心理问题。

三、孕产妇的心理护理

（一）孕产妇的心理评估

应根据孕产妇对生育的认知状况、情绪及行为表现评估其心理状况，了解影响其心理问题的因素，从而采取具有针对性的护理措施，促进孕产妇亲子关系的建立以及母亲角色的完善。

（二）孕产妇的心理护理

1. 营造温馨的环境氛围　例如，使用粉红色、粉蓝色等暖色调的墙面；走廊两旁布置孕产期相关知识展板，如孕期须知、母乳喂养方法、产后注意事项等；摆放适量鲜花、绿植，粘贴宝宝健康、快乐的照片等，可以在一定程度上缓解孕产妇的紧张、焦虑情绪。

2. 加强孕产期知识宣传教育　孕产期知识缺乏是导致孕产妇出现心理问题的重要原因。因此，护士应主动向孕产妇普及孕产期相关知识，纠正其错误认知；教授孕产妇育儿知识及技能，提高其育儿胜任感。对于性格内向、不稳定的孕产妇，护士在进行健康宣传教育时，要注意措辞，避免使用胎儿畸形、流产、早产等敏感字眼，以免对孕产妇心理造成不良刺激。

3. 增加孕产妇社会支持　告知孕产妇家属家庭支持的重要性，尤其是丈夫的支持和鼓励，从而使孕产妇减少孤独感，树立战胜困难的信心。指导孕产妇家属除了需要在生活上关心、体贴孕产妇外，还要注意沟通，积极倾听其内心的感受和想法，帮助其消除心理困扰。

4. 采用心理干预技术，缓解孕产妇的心理压力

（1）支持心理技术：鼓励孕产妇主动表达其内心的感受、想法，诉说其心理困扰；可以使孕产妇释放压力，减轻心理负担；通过倾听，可以使护士了解孕产妇的心理需要，从而有针对性地予以安慰、关心和鼓励，提供心理支持。

（2）放松技术：可以采用渐进式肌肉放松疗法、呼吸放松法、想象放松法，降低交感神经的兴奋性，帮助孕产妇缓解紧张和焦虑心理。

（3）积极心理暗示：应当给予孕产妇积极的心理暗示，如反复强调"您一定会是一个好母亲"，肯定和鼓励孕产妇的积极行为，帮助孕产妇树立信心，促进其适应母亲角色。

（4）示范法：鼓励孕产妇与具有积极、良好行为的孕产妇交流并学习这种良好行为，从而以积极的心态应对心理压力。

（5）音乐治疗：可以采用音乐放松训练、音乐想象、歌曲讨论等方式帮助孕产妇减少不良

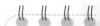

情绪反应。

（三）产后抑郁症患者的心理护理

1. 概念　产后抑郁症（postpartum depression）是指既往无精神障碍史，产后出现以情绪低落、精神抑郁为基本特征的一种精神障碍，多在产后 2 周内发生。据报道，国外产后抑郁症发病率为 3.5%~33.0%，国内发病率为 3.8%~16.7%。80%~90% 的产后抑郁症患者可通过专业治疗康复，且预后较好。

2. 相关因素　导致产后抑郁症发生的原因有很多，包括生理、心理、遗传及社会因素等。

（1）生理因素：分娩后性激素水平迅速下降或持续低水平是引起产后抑郁症的重要原因。孕晚期孕妇体内的雌、孕激素水平达到峰值，分娩后，雌、孕激素水平迅速下降或持续低水平，使产妇出现海马功能异常，容易引起抑郁症状。另外，产妇的产前身体健康状况对产后抑郁症的发生也有很大影响。有妊娠合并症或并发症的产妇更容易发生产后抑郁症，且不良孕产史次数越多，越容易发生产后抑郁症。

（2）心理因素：抑郁情绪与个性特征有密切的关系。性格内向的个体，受到外界刺激后，常会有排斥感或选择逃避，从而产生不良情绪，久而久之就会产生抑郁情绪。相反，性格外向的个体，在遇到问题时往往可以及时向身边的亲人、朋友倾诉，及时释放不良情绪，从而在一定程度上避免抑郁症的发生。此外，对于初产妇而言，需要适应新生命到来给生活带来的一系列变化，而实际担任母亲角色与理想情况也存在着一定的差异，加之产后与外界接触较少，所以容易产生抑郁情绪。

（3）遗传因素：有精神病家族史，特别是产后抑郁症家族史的产妇，产后抑郁症发病率较一般人群高。

（4）社会因素：产后抑郁症与社会支持情况存在着密切的联系，获得足够的社会支持能有效减轻产妇的产后负性情绪。孕期及分娩前后的负性生活事件，如离婚、失业、亲人离世、新生儿疾病等，可以使产妇发生产后抑郁症的风险增加。另外，低龄、非意愿妊娠、低文化水平等因素也可使产妇发生产后抑郁症的风险增加。

3. 临床表现

（1）情绪低落：心情压抑、沮丧，表现为孤独、不愿见人或伤心、流泪，甚至焦虑、恐惧、易怒，常于夜间加重。

（2）自我评价过低：认为自己不如他人，产生自责、自罪心理，或表现为对身边的人充满敌意、戒心，夫妻关系、家庭关系不和谐。

（3）创造性思维受损：主动性降低，表现为反应迟钝，注意力难以集中，工作效率和办事能力降低。

（4）缺乏信心：觉得生活没有意义，表现为厌食、睡眠障碍、易疲倦、性欲减退，严重者甚至绝望，出现自杀或杀婴的倾向，有时处于意识错乱或昏睡状态。

（5）躯体症状：头晕、头痛、恶心、胃部灼痛、呼吸和心率加快等。

4. 诊断　美国精神病学会在《精神障碍诊断与统计手册》第 5 版（*The Diagnostic and Statistical Manual of Mental Disorders*-5，DSM-5）中提出：在产后 2 周内出现下列症状中的 5 条或 5 条以上，但至少有 1 条为"情绪抑郁"或"对全部或多数活动明显缺乏兴趣或愉悦感"，即可诊断为产后抑郁症。具体症状包括：①情绪抑郁；②对全部或多数活动明显缺乏兴趣或愉悦感；③体重明显下降或增加；④失眠或睡眠过度；⑤精神运动性兴奋或阻滞；⑥疲劳或乏力；⑦遇事皆有无意义感或自罪感；⑧思维能力减退或注意力涣散；⑨反复出现死亡的想法。

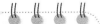

5. 心理护理

（1）预防为主：评估产妇的心理健康状况，了解其生育史、既往病史、个性特征、家族遗传史、家庭关系等影响其心理的因素。对存在危险因素的产妇高度重视，及时予以心理疏导，缓解其不良情绪，避免发展为产后抑郁症。

（2）健康教育：对产妇进行产后康复指导以及育儿指导，提高产妇的自我效能感以及育儿胜任感，增强其自信心，从而减轻其焦虑水平。研究表明，对存在危险因素的产妇进行健康宣传教育，能有效减少产后抑郁症的发生。

（3）焦点转移：了解产妇的兴趣爱好，引导其关注自身喜好，鼓励其做一些力所能及的活动，如养花、阅读、绘画、听音乐、做瑜伽等，将其注意力转移到愉快的事情上。一方面可防止不良情绪的泛化蔓延，另一方面可以通过参与活动增进其积极情绪体验。

（4）家庭支持：产后抑郁的女性内心会有一种无助感。心理学家分析，这种无助感可能是幼年被忽略的阴影的重现。应指导产妇家属多给予产妇关心、支持和鼓励，使其感受到来自家人的重视，觉得自己和孩子在家人心中占有同等重要的位置，从而减少无助感。家庭支持不仅对产妇自身有积极作用，还可以增进夫妻感情，促进家庭关系和谐、融洽。

（5）心理干预：可对产褥期心理障碍的产妇进行支持性心理治疗、放松训练、认知行为治疗、音乐治疗、正念干预等心理干预方法。对病情严重者，需请心理科医生或精神科医生给予药物治疗。

（6）安全防护：对于严重产后抑郁症产妇，要警惕潜在的自伤、自杀、伤婴，甚至杀婴行为，加强安全防护，避免发生危险。

知识链接

男性配偶产后抑郁

产后抑郁不仅见于产妇，产妇配偶也会发生男性配偶产后抑郁。据报道，国外男性配偶产后抑郁发病率为 7.7%~25.6%，国内发病率为 10.8%~47.3%。其相关因素包括生理因素、心理因素、遗传因素、社会因素以及产妇患产后抑郁症。男性配偶的多种激素水平在产妇分娩后会发生变化，如睾酮、皮质醇、血管升压素水平会出现不同程度的下降，而雌激素、催乳素水平则可出现不同程度的升高，从而影响男性的消极情绪。此外，大量研究表明，产妇患产后抑郁症是其配偶产后抑郁发生的主要危险因素。男性配偶产后抑郁不仅会对自身产生危害，还会对儿童成长与发展产生不容忽视的影响。研究证实，男性配偶产后抑郁与儿童难养型气质相关，可导致其孩子的语言缺陷多动障碍及行为障碍发生率增高，使儿童患精神疾病的可能性增加。因此，将产妇配偶产后抑郁的预防纳入孕产期保健的范畴也是十分有必要的。

（任雅欣）

第二节　儿童患者的心理特点与心理护理

案例 7-2

　　小轩，男，5岁，被诊断为肾病综合征，接受激素治疗。近期小轩开始出现体重增加、面容肥胖、多毛以及便秘，情绪低落，时常发脾气，性格变得敏感，非常关注家长的表情变化，经常询问母亲自己是不是做错了什么事，需要接受惩罚，所以才会患病，为什么不能像其他小朋友一样跑跑跳跳，吃零食和上幼儿园。患儿母亲因担心孩子病情复发而经常失眠、食欲减退，认为是自己没有照顾好小轩，才导致他患了这么严重的病。

　　请回答：

　　（1）小轩目前有哪些心理问题？

　　（2）小轩心理问题的影响因素有哪些？

　　（3）应当如何实施心理护理？

　　儿童在生理、心理、认知程度及情绪变化方面与成人有很大的差异，处于不同年龄阶段的儿童对疾病也有不同的心理反应。因此，对于儿科护理人员，做好儿童心理护理具有一定的挑战性。在执行护理操作时，护士应遵循患儿的心理活动规律，在患儿心理活动的发生、发展及变化过程中，采用最佳的心理护理措施，实施心理护理。

一、概述

　　儿童患者是指出生后至14周岁的患病儿童。按照年龄可以将患儿分为新生儿期、婴儿期、幼儿期、学龄前期和学龄期患儿。由于患儿年龄较小，对疾病缺乏足够的认识，应对疾病的能力有限，所以常会出现各种生理和心理问题。因此，儿科护士要具备儿童心理学知识，掌握儿童患者各年龄阶段的心理特点及其影响因素，在此基础上进行有针对性的护理。

二、儿童患者的心理特点及其影响因素

（一）儿童患者的心理特点

　　大多数儿童就医时有明显的消极心理反应，特别是既往有负性就医体验的患儿，而且不同年龄阶段的儿童患者心理状态差异极大。儿童患者常见的心理反应包括分离性焦虑、恐惧、排斥、自责和自卑。

　　1. 分离性焦虑（separation anxiety）　是指儿童（尤其是婴幼儿）与依恋对象分离或与其家庭分离时出现的紧张、焦虑和发展性不适。婴儿从出生后6个月起，就开始建立起一种"母子联结"的关系，在这种关系的基础上，他们感到安全并建立信赖关系。患儿由于住院而离开母亲，大都会产生分离性焦虑，3~5岁是出现分离性焦虑的高峰期。具体表现包括情绪及行为反应和躯体症状两个方面。患儿在与其依恋对象分离后，常表现出紧张、不安、忧虑、愤怒等情绪，行为表现包括哭闹、喊叫、不配合医疗护理操作和攻击行为；部分患儿会产生继发性的躯体症状，包括恶心、呕吐、头痛和腹痛等症状。

　　2. 医疗恐惧（fear）　是指住院儿童在就医过程中对医疗经历及其相关事件出现的恐惧、紧张等情绪反应。医疗恐惧包括医疗操作恐惧、医疗环境恐惧、人际关系恐惧和自我恐惧。其

中，医疗操作和医疗环境是儿童最为恐惧的内容。学龄期患儿由于认知能力得到发展，会对预期潜在负性结果的事件感到害怕。患儿进入医院后，对于可能或已经遭受的痛苦和疼痛体验会产生恐惧心理，进而产生反抗情绪，表现为拒绝住院治疗、对医护人员不理不睬、以故意喊叫或摔砸物品的方式拒绝各种诊疗措施，对前来探视的父母十分怨恨，面无表情，沉默抗拒。

3. 自卑心理（inferiority complex） 是指患儿由于某些身体或心理上的缺陷，产生轻视自己的想法，是一种有关自我认知的不良情绪体验。具有自卑心理的患儿常表现为自我评价过低、缺乏自信、敏感多疑、拒绝交友、注意力不集中以及更多的负性情绪等特点。疾病久治不愈的患儿，逐渐会丧失治愈的信心。年长的患儿逐渐能意识到严重疾病的后果，尤其是患某些疾病后，因服用激素导致外貌体型改变，或出现严重的肢体残疾，患儿更容易产生拒绝接触社会的心理，自卑心理更严重。

4. 羞耻感和罪恶感 幼儿期和学龄前期患儿容易将患病和住院视为父母对自己的惩罚，若这一观念得不到纠正，随着学龄期道德观念的建立，患儿会产生羞耻感和罪恶感，具体表现为内疚、自责、否认、逃避、内心痛苦以及认为自己无价值等心理反应。有的儿童会出现情感及行为退化，表现为已经能够生活自理的儿童出现不能自己进食、穿衣和遗尿等。

（二）儿童患者心理的影响因素

1. 年龄阶段 不同年龄阶段的儿童生理和心理发育程度不同，对于疾病的认知也有很大的差异，进而影响患儿的心理反应。婴儿期患儿对疾病缺乏认识，幼儿期和学龄前期患儿对疾病的病因不了解，常将疾病和痛苦认为是对自身不良行为的惩罚而产生羞耻感；学龄期患儿开始能够理解疾病和诊疗的程序，进而对身体损伤和死亡感到恐惧、自卑和罪恶感。分离性焦虑在任何年龄阶段都可出现，婴幼儿时期是发生分离性焦虑的高峰期，随着年龄的增长，分离性焦虑的发生率逐渐降低。

2. 疾病性质 儿童患者由于患病类型和严重程度不同，故可产生明显不同的心理反应。急性发作的疾病（如高热惊厥、急性哮喘发作等）可引起患儿强烈的情绪变化，易使患儿产生恐惧、焦虑、烦躁、抑郁和易激惹的情绪反应。长期慢性疾病（如儿童哮喘、糖尿病、免疫性疾病等）可引起患儿持久的心理问题，如焦虑、抑郁、敌对等。肥胖、残疾患儿主要表现为自卑和抑郁。白血病患儿及其他类型的癌症患儿常常出现悲伤、哭泣、易怒、恐惧和不安全感等心理反应，严重时可导致儿童产生焦虑、抑郁和自杀意念。

3. 气质类型 儿童的气质类型直接影响其心理活动和行为，是儿童心理及社会适应能力的重要预测因子。"易养型"儿童行为比较规律，具有很强的适应性，情绪处于中低强度状态，一般会对新的情境表现出好奇心和安全感；"难养型"儿童活动无规律、适应性差，属于情绪型，有更多的消极情绪，面临新的情境往往有强烈的反应，安全感较差；"缓慢型"儿童不太活跃，很少出现强烈的情绪反应，面对新的环境表现得相对平静，心境普遍比较消极，适应缓慢。某些儿童同时具有两种以上的气质特点，即混合型气质类型。

4. 教养方式 不同的父母教养方式与患儿的焦虑之间存在密切的关系。研究显示，患儿家庭存在过度保护、迁就、苛求和限制等2种以上不良教养方式时，会引发分离性焦虑。父母拒绝或控制儿童的活动，一方面会导致儿童对父母的依赖增强，使儿童出现分离性焦虑；另一方面会降低患儿的自我效能感，进而引发焦虑，使患儿出现威胁感和恐惧心理。母亲的专制行为越多，儿童的焦虑水平就越高。

5. 医院环境 儿童因患病住院而离开熟悉的亲人和生活环境，医护人员、医疗场所、医院的药品气味以及医疗操作引起的不良感受，均可导致患儿产生应激反应，进而影响其情绪和行为。对医疗环境的恐惧是学龄期儿童住院期间产生医疗恐惧的最主要因素。手术和侵入性诊疗操作可增加患儿的焦虑程度，使患儿产生恐惧心理。

三、儿童患者的心理护理

（一）心理 - 社会状况评估

儿科护士应详细评估患儿及家庭成员对疾病的认知程度，患儿的气质类型、家庭教养类型，患病后是否出现分离性焦虑、恐惧等心理变化，家庭经济情况及家庭成员的感受，以及社会支持程度等心理 - 社会状况。此外，护士还应详细了解儿童的患病经历，当前的治疗措施及疾病进展情况，既往是否存在负性就医体验等疾病相关情况。

（二）提供适宜的儿科医疗环境

陌生的环境和穿白大褂的医护人员可能使患儿感到陌生和恐惧，对医疗环境的恐惧心理会直接影响患儿的疾病诊治和康复。儿科诊疗环境设置时应考虑儿童的特点，体现出亲情、温馨、个性化的特点。具体措施包括：儿科医护人员尽量穿着色彩鲜艳的工作服，病室内墙壁颜色温馨，可粘贴一些吸引儿童的图画；治疗室内配备儿童玩具；病区内可以设置儿童乐园，以便儿童通过玩耍来宣泄紧张和烦恼情绪。此外，护士还可以将病房布置为患儿熟悉的环境，让家长准备一些患儿在家中喜欢的日常用品，如毛绒玩具、水杯、枕头、图书等，可以有效缓解分离性焦虑，提高患儿适应医院环境的能力。

（三）与儿童患者有效沟通

儿童的语言表达能力和理解能力有限，因此，要达到高效率的沟通，就需要儿科护士具备敏锐的观察能力、较强的理解能力和适应儿童特点的表达能力。新生儿的情绪反应常通过啼哭来表达，因此护士要善于观察患儿，分析哭声所表达的含义，并找出原因，从而对患儿提供相应的护理。年幼的患儿病情变化较快，护士应注意观察，留意患儿非语言行为，如表情、目光、身体姿势等，通过观察患儿的病情变化对其心理需求进行估计，并及时采取相应的护理措施。面对年龄较大的患儿，护士应积极运用儿童理解的语言，采用比喻、讲故事、做游戏等儿童乐于接受的方式进行交流和沟通，促使患儿主动参与和积极配合医护工作。同时，面对患儿表现出的困惑、恐惧、愤怒和痛苦，护士应给予充分的尊重、理解和同情，并采用引导、鼓励和保证的方法减轻患儿的不良情绪。

（四）给予患儿父母心理支持

对患儿父母提供心理支持是儿童患者心理护理的重要措施。首先，应帮助患儿家长做好入院前的心理准备，具体内容包括告知患儿住院的原因和基本的医疗护理知识，告知家长陪护和探视相关制度，介绍病室环境及日常生活事项的程序等，提升患儿家长的入院准备适应能力，减轻其紧张、焦虑的情绪。其次，应关注住院患儿家长的心理健康，提供必要的心理干预，帮助家长了解患儿病情的变化，取得家长在住院期间的配合。儿童患病后，家长会常常会面对巨大的精神压力，出现应对不良的现象。护士可以采取措施提高患儿家长的社会支持程度，减低其面对疾病时的无力感，引导患儿家长产生积极的情绪。最后，实施家庭参与式护理，引导患儿父母与医护人员共同参与患病儿童住院期间的护理，增强父母照顾患儿的自我效能感。

（五）不同年龄段患儿的心理护理

1. 新生儿期　新生儿可以通过身体接触而得到一定的刺激和安全感。抚触可以促进患儿机体分泌内啡肽，使其产生愉悦感，并刺激身体发育。每天按摩可促进早产儿体重增长，加快智力发育，改善消化功能，促进血液循环以及减少应激激素的分泌。随着婴儿感觉和运动能力的发展，他们就需要照顾者提供更多的刺激。

2. 婴幼儿期　6 月龄左右的婴儿，虽然住院期间的心理反应较轻，但非常需要母亲的爱抚。肢体接触和抚摸是婴幼儿的基本需求，这种需求常被称为"皮肤饥饿"。父母的搂抱可以使婴儿的需求得到满足，从而使儿童产生安全感。因此，护理婴幼儿患者时，应尽可能由母亲陪护。当由于疾病或其他不可抗拒原因，母亲不能陪护时，应尽量由固定的护士进行护理。护

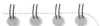
士应经常将婴幼儿抱在怀里，用亲切的目光与婴幼儿对视，温柔地对其讲话，尽可能多地轻拍、搂抱、抚摸和亲近患儿，满足婴幼儿对亲密感和对爱抚的需要。

3. 学龄前期　学龄前儿童的活动能力加强，有语言能力提高。护士可通过与患儿做游戏、玩玩具、讲故事和谈论患儿感兴趣的话题，与患儿建立相互信任的护患关系。在进行护理操作之前，护士应耐心讲解治疗的必要性，鼓励患儿勇敢地接受治疗。对患儿提出的问题应及时给予耐心的解释，并为其提供适应环境活动的机会，如情景互动、让患儿为布娃娃检查身体等。同时，应鼓励患儿宣泄与父母分离、对疾病过分担忧、对医疗护理操作恐惧等引起的不良情绪，关心、体贴、爱护患儿。

4. 学龄期　学龄期儿童好奇心强、对新事物的学习欲望强烈，但对自己的行为缺乏自控能力。护士可对学龄期患儿开展疾病知识相关健康教育，满足儿童对疾病的好奇，解答其疑惑，纠正患儿对疾病的错误认知。对年龄稍大且有活动能力的患儿，护理人员应尽可能让其做些力所能及的工作，如整理自己的物品、协助照料年龄更小的患儿等，使他们获得自我价值感。鼓励学龄期患儿与学校的老师和同学保持联络，为患儿提供学习资源，帮助患儿辅导功课，尽可能不中断学业。

知识链接

婴儿的镜像神经元

镜像神经元是一种运动神经元，它的功能是反映他人的行为，使人们学会从简单模仿到复杂模仿。婴儿从出生开始就会互动，他们不仅能够回应照料者的行为，而且能与之互动。婴儿与母亲之间有着惊人的同步性，他们之间的对视、发声、接触和微笑都是近乎一致的。3月龄左右的婴儿在母亲笑的时候也会笑，而在回应母亲表现出来的消极情绪时会皱眉甚至哭泣。这些早期的互动是天性（镜像神经元）与教养（通过模仿得到的正强化）共同作用的结果，为之后儿童共情能力的发展奠定了基础。

（倪圆圆）

第三节　老年患者的心理特点与心理护理

案例 7-3

张爷爷，72岁，既往无脑卒中发作史，近2年来逐渐出现记忆力减退，起初表现为新近发生的事容易遗忘，如经常丢落物品，找不到刚用过的物品，看书、读报后不能回忆其中的内容；近半年出现外出不知归家，忘记家属的名字，把媳妇当成女儿，说话杂乱无序，不能说出家中常用物品的名称等。张爷爷对自己这些变化感到焦虑不安，情绪不稳，甚至出现吵闹行为。体格检查未发现神经系统定位征，CT检查提示轻度脑萎缩。

请回答：

（1）张爷爷有哪些心理问题？

（2）应当如何实施心理护理？

在不同的年龄阶段，人体会发生一系列生理和心理改变。老年是生命过程中各组织器官逐渐老化和生理功能逐渐衰退的阶段。老年人一旦患病，对其生理功能的影响显著，其心理反应也会不同。掌握老年患者心理特点，有助于做好这一群体的整体护理工作。

一、概述

我国目前一般把 60 岁及以上的人群称为老年人。老年患者是指患有急、慢性疾病的老年人。进入老年期后，老年人的生理、心理和社会方面都有不同程度的衰退，应对这些变化，老年人可能会产生各种心理反应。应对能力强的老年人，可以通过与亲友联系、参加社会活动等方式调整心理状态，使自己处于心理健康的范畴内。但是，当罹患慢性疾病以及较为严重的疾病时，老年人的心理会发生较大的改变，如患有帕金森病、阿尔茨海默病、脑卒中、冠心病等疾病的老年人，常可出现抑郁、焦虑、孤独等心理问题。因此，对老年患者进行照护时，要关注其心理状态。

二、老年患者的心理特点及其影响因素

与其他成年患者相比，老年患者机体功能衰退进程加快，情感更加脆弱、敏感，在不同影响因素的作用下，出现的心理问题也各有特点。

（一）老年患者的心理特点

1. 普通老年患者的心理特点　病痛折磨、生活不便、经济压力等常使患病老年人产生不同的心理体验、心脑血管疾病、消化系统疾病、骨关节病等老年常见疾病患者，心理特点主要表现为以下几方面。

（1）焦虑：大多数老年患者由于疾病的痛苦、身体衰老变化等原因，通常更关注自己的疾病，认为患病就是与死亡接近，从而出现害怕、不安和痛苦的内心体验。尤其是在患病住院后，与家人分离，老年患者普遍存在焦虑心理。一旦病情发生变化，老年患者往往顾虑重重、焦虑不安，情绪极为不稳定，常伴有血压波动、食欲不佳、睡眠障碍和容易疲劳等表现。

（2）悲观、抑郁：随着病程的延长，对疾病无可奈何的接受感可使部分老年患者从患病初期的焦虑状态逐渐转为悲观，使原本情感脆弱的老年人更加敏感，或对周围事物缺乏兴趣、郁郁寡欢、心境低落；也有的老年人疑病症状较为突出，可出现假性痴呆等；重性抑郁老年人的自杀行为较为常见，自杀意念也较为坚决，如果疏于防范，则其自杀成功率较高。

（3）孤独：部分老年人子女不在身边，或由于代沟等原因缺乏沟通，致使其与子女关系疏离，加之患病后老年人日常活动能力下降或行动不便，使其与外界接触的机会减少、获取信息量有限，以及医院陌生的环境、单调的住院生活等，均可增加老年患者的孤独感。严重的孤独感还会使老年患者对疾病采取消极、被动的态度，变得更加冷漠、退缩。

（4）依赖感增强：多数老年患者需要他人的照顾，对家庭、子女、护理人员的依赖感增强。他们大多在心理上产生患者角色的习惯化，部分老年人变得以自我为中心，情感反应和行为表现幼稚，如明明可以忍受病痛却要大声呻吟、哭喊，以此引起照料者的注意等。

（5）疑病心理：患病后，老年人社交活动减少，常将注意力过多地集中在自身，出现感觉过敏的现象。如老年人日常出现的胃部不适、感冒甚至正常的心率、呼吸、胃肠蠕动等变化就被认为是其自身发生了严重疾病。这种具有疑病心理的老年患者对自身感受的程度常与躯体改变的程度不相符。

（6）性格改变：患病可使原本生活能够自理的老年人变成一个处处需要他人照顾的"老小孩儿"。生存的艰难可使老年患者出现性格的改变，可能由开朗健谈变得内向孤僻，也可能由大度开明变得计较挑剔。另外，某些疾病还有可能导致老年患者的脑功能减退，使原本严肃、

沉默的老年人变得易激动、易兴奋、行为不能自控等。

（7）回避：部分老年患者在患病后，为避免精神上的惊恐体验，可能会持续回避与疾病有关的事件或话题，如在独处时偶尔流泪，而在他人面前表现得若无其事，深藏自己的内心感受、不肯表露。这类心理反应可见于已经确诊肿瘤、自认为疾病不可治愈且具备独立性人格特征的老年患者。

2. 特殊老年患者的心理特点

（1）认知障碍老年患者：可表现为感知觉、记忆、语言、思维、解决问题及推理等方面能力障碍，上述表现可以单独存在，但多数是相伴出现。认知功能缺损可使患者的自理能力降低，因此，护理人员应特别关注认知障碍老年患者的心理特点，做好心理护理，发挥其残存功能。

1）记忆减退：常见于痴呆、遗忘等老年患者，可表现为不同程度的记忆力减退，如现实生活中刚做过的事想不起来，不能回忆起自己或亲人的名字等短时、长时记忆受损等表现。

2）感知障碍：常见于痴呆、遗忘、谵妄等老年患者。患者可出现不同程度的时间、空间感知异常，分不清上午或下午、白天或黑夜，容易迷路；部分老年患者在住院期间可出现幻觉，如看见故去的亲人、输液时看到输液架上的异物等。

3）言语障碍：痴呆、遗忘、谵妄等常使老年患者出现言语障碍。患者可在发音、言语连接、言语流畅、言语速度以及词语表达、口语和非口语交流方面出现障碍，如找词困难、用词不当、表达不清、胡言乱语、说话赘述不得要领等。

4）人格改变：老年患者（如痴呆患者）可出现以往的兴趣爱好转移、个性改变、不检点行为等精神行为异常表现；部分老年患者还可表现为主动性降低、活动减少、孤僻、自私、对周围环境兴趣降低、对他人缺乏热情，敏感多疑等。

（2）瘫痪老年患者：部分老年人由于脑卒中、关节退行性改变、骨折等，导致其长期行动不便或失去行动能力，从而使其心理压力增加。

1）抑郁、焦虑：瘫痪初期，老年患者可有失落、悲伤、不明原因的哭泣、情绪波动等表现。但随着病程的延长，疾病的痛苦、行动的不便、对家人照料的依赖等，可使部分老人出现焦虑、抑郁。抑郁比焦虑更为多见，抑郁常与疾病预后不良、丧失治疗的信心、缺乏社会交往等相关，焦虑则与生活压力相关。

2）无能和自卑感：瘫痪致使老年人行动不便，加之老年人表达能力减退、社会交往减少等，照顾者不仅要提供生活照护，还要帮助老年患者表达需求等，且部分照顾者事无巨细，强化了老年患者"我做不到"的观念，导致老年患者感受不到自我价值，进而增加了无能和自卑感。

3）绝望感：长期卧床的老年瘫痪患者能够获取的外界信息日益减少，心理老化速度加快；长期患病可使患者认为自己是家人的累赘，容易产生焦虑、抑郁、痛苦等不良情绪，往往会失去生存的愿望，久而久之便产生悲观、绝望的情绪。

随堂测 7-3

（二）老年患者心理状态的影响因素

1. 疾病本身　疾病本身可对患者的心理产生一定的影响，如脑动脉硬化导致脑组织供血不足，脑功能减退，记忆减退加重，甚至还会造成痴呆等；脑卒中等可导致老年人偏瘫或卧床不起，生活部分或完全不能自理，以致产生悲伤、孤独等不良情绪。

2. 年龄　随着年龄的增长，人体各器官系统及其功能逐渐衰退，衰弱发生率显著增高，抗应激能力降低。疾病、生活事件等更容易使老年人出现不同程度的心理反应。如老年人会出现视力、听力减退及肌力减弱等，这些都会给老年人的生活和社交活动带来不便，使老年患者产生焦虑、孤独等心理。

3. 人格特征　与乐观、开朗的老年患者相比，内向、悲观更容易出现心理问题。积极、乐观的心态有利于认知功能的发展，而悲观、抑郁情绪可加速认知功能的衰退，特别是注意力和记忆减退更为明显。

4. 经济与社会保障 缺乏独立的经济来源或可靠的社会保障，是老年患者产生心理困扰的重要原因。一般来说，缺乏经济收入、社会地位不高的老年患者容易产生自卑心理，他们处事小心、易伤感，遇到子女抱怨时，常会产生消极情绪。

5. 医源性因素 入院期间，医院的环境、医务人员的态度和技术水平，都会在一定程度上影响老年患者的心理活动。医院环境越好、医务人员的技术水平越高，越能增加老年患者的安全感，减轻老年患者的焦虑；医务人员态度越差，患者越容易产生悲伤、孤独等不良情绪。

6. 遭受照顾者虐待 失能、认知障碍或痴呆的老年患者对照顾者的依赖度高，应注意避免受到照顾者虐待。

三、老年患者的心理护理

（一）心理评估

护士可以通过访谈、观察、问卷调查等方法评估老年患者的心理健康状况，如是否存在焦虑、抑郁、认知障碍等，并了解老年患者的一般情况（如年龄、文化程度等）和心理问题的影响因素（如对疾病的了解及接受程度等）。

（二）心理健康教育

使老年人能够正确认识及对待疾病，并理性看待疾病造成的影响是对老年患者进行心理健康教育的重点。可以利用各种言语信息、社会支持系统充分帮助老年患者改变错误认知，调节负性情绪，使老年患者以理性、乐观、坚强的心态对待疾病，能够积极投身于疾病康复训练中，促进身心健康。例如，举办健康教育讲座、发放心理健康教育宣传手册等。

（三）心理护理措施

1. 焦虑的心理护理 焦虑心理通常在老年患者突发疾病入院时较为突出。护理人员在接触老年患者时，应注意自身的形象、语言、操作、适度的身体接触等细节，使老人感受到亲切、安全、可信赖。通过与老年患者的接触、交流和观察，尽快弄清引起其焦虑的真正原因，如老年患者关心疾病是否能够治愈、是否会发生躯体功能障碍、是否会面临死亡、是否会给家人造成负担等。护士可以通过耐心的交流，为患者减轻精神负担，如介绍疾病的相关知识、主管医生的专业负责、患者近期出现的好转迹象、同类患者预后良好的病例等，以减轻患者的焦虑情绪。

2. 孤独的心理护理 对于刚入院的老年患者，护理人员可向其介绍医院环境、同室病友，鼓励病友间相互交流、相互帮助，营造轻松、友好的病房氛围，尊重患者的生活习惯，协助其排忧解难。长期患病的老年患者常由于躯体功能障碍、与外界交流减少、活动范围有限而产生孤独情绪，护士应向老年患者的家人和照顾者解释其心理状态与生理功能密切相关，请家属理解和关心患者。在病情允许的情况下，应增加老年患者与外界接触的机会，通过晒太阳、收听广播、观看娱乐节目等方式调整老年患者的孤独情绪。

3. 遗忘的心理护理 对轻度遗忘的老年患者，应鼓励其多进行室外活动，如散步、园艺等，延缓大脑功能的退化；对中、重度遗忘和痴呆的老年患者，照顾者应尽量不让其离开视线范围，注意环境与人身安全的管理。此外，还可对有遗忘表现的老年患者进行认知、回忆训练及肢体功能锻炼，如陪患者看带有图片的认字卡、数字卡，拿出老年患者年轻时喜欢的衣服、物品、照片，播放老年患者喜欢的歌曲，陪老年患者进行搭积木、推球等活动，训练患者的协调性，提升脑功能。

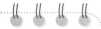

知识链接

尊严疗法对老年人轻度认知障碍的影响

尊严疗法是由加拿大学者哈维乔·奇诺（Harvey M. Chochinov）等提出的一种治疗方法，是为严重疾病患者或疾病晚期患者设计的谈话疗法。其问题提纲凸显患者的自我连续性、角色维护、自豪感的维持、抱有希望等重要信息，可以引导并帮助患者回忆对自己有意义重大的经历。这种回忆可以使患者产生重新找回曾经的渴望和冲动，从而转移他们对疾病的关注，使其采取更加积极的态度面对疾病。

研究表明，尊严疗法能充分调动患者的注意力、想象力及语言表达能力，锻炼逻辑思维与形象记忆，改善患者的认知功能，还能有效缓解疾病给患者造成的心理压力，减轻焦虑、恐惧和敌对等负性情绪。

4. 依赖的心理护理　老年患者的依赖心理常与其自身机体活动受限以及照顾者细致、周到的护理有关。照顾者应鼓励老年患者进行一些力所能及的活动，并对其进步及时给予肯定和表扬，让老年患者感受自身的价值，增强主动行为的信心，进而减轻依赖心理。

5. 疑病的心理护理　对主观感觉异常、过度敏感的老年患者，不要强硬训斥，应耐心解释其目前的身体状况，帮助其纠正错误认知。同时，应引导老年患者多与外界交流，将注意力从自身转移到外界环境，鼓励其以乐观、轻松的心态面对生活。

6. 回避的心理护理　忌讳谈论疾病的老年患者，大多数性格刚毅、不愿将内心的感受向他人倾诉，但其心理压力巨大。护理人员可采用接纳、承诺等方法，即通过接纳、认知解离、体验当下、以自我为背景、明确价值及承诺行动等过程，帮助老年患者增强心理灵活性，提高对疾病的接受度。鼓励患者放松心情，增加社交，减少对疾病的关注度，以缓解心理压力。

7. 抑郁、绝望的心理护理　抑郁情绪常见于长期需要照顾、与外界联系较少的老年患者。对生活的信心与乐趣的丧失，可使老年患者产生绝望感，甚至出现自杀行为。护理人员可对老年患者实施意义疗法：①收集信息，与患者建立信任关系，重点了解患者的情绪状态、性格等；②引出话题，当患者想要表达情绪或抒发感情时引出主题内容，鼓励患者讲述其患病以来的心路历程，以宣泄不良情绪，正确认识生命的意义；③正向引导，鼓励患者表达对现在或未来的愿望和担忧，护理人员及家属应尽全力满足患者的愿望和需求。通过意义疗法，可以使老年患者珍惜生命，认识生命的意义，达到内心世界的平静。

知识链接

老年人虐待

2002 年 WHO 发布的预防老年人虐待的《多伦多宣言》，将老年人虐待定义为：在本应充满信任的任何关系中发生的一次或多次致使老年人受到伤害或处境困难的行为。失能老人在生活起居方面依赖性更强，被虐待的可能性也更大。国际上一般将老年人虐待分为身体虐待、精神虐待或心理虐待、物质虐待、疏于照料及性虐待。老年人虐待行为多种多样，包括侮辱老年人，打、推、敲击、约束老年人，强迫其进食，未经同意的性接触，恐吓、辱骂、严厉命令，强迫老年人贡献资产，不及时提供食物、药物，不及时帮助其清洁身体，不与老年人聊天，不回应老年人的需求等。虐待老年人的后果严重，可导致老年人精神痛苦，自信、自尊丧失，恐惧、焦虑、抑郁、孤独以及自杀倾向；现有健康问题恶化；身体受伤，如骨折，甚至终身伤残；药物及酒精依赖、免疫系统功能降低、营养不良，生活质量下降，医疗费用上升，死亡风险增高，严重影响老年人的晚年生活。此外，虐待老年人还可影响家庭、代际关系及社会和谐。

防止老年人虐待的措施包括：建立健全防治老年人虐待的法律法规体系；加强对照顾者的社会支持，减轻照护负担；倾听老年人述说，掌握老年人虐待的表现；鼓励老年人加强与亲友、社会组织之间的联系；弘扬尊老、爱老的美德；建立老年人虐待事件受理热线电话、成立专门机构；定期举办防止老年人虐待的相关知识讲座；发挥医护人员在防止老年人虐待中的重要作用。

（李淑杏）

第四节　慢性疾病患者的心理特点与心理护理

案例 7-4

张某，男，33 岁，连续数日熬夜到凌晨 3 点才入睡，发病当天早晨 6 点起床时突发言语模糊伴右侧肢体无力入院，诊断为脑卒中。躺在病床上的张某想不通自己为何这么年轻就患脑卒中，认为只有老年人才会患脑卒中。医生告知疾病可能会复发，这是令他感到最害怕的。张某是家庭的主要经济来源，父母年迈尚需照顾，女儿也刚出生。朋友们都为他发生了脑卒中而感到震惊，有的朋友开玩笑说他患了老年病，这让张某心里很不舒服。张某想尽快恢复到以前的健康状态，但是他收集的信息基本上都适用于老年人，医院没有针对年轻患者的宣传手册和康复指导训练，这让他有一种无力感。

请回答：

（1）张某目前有哪些心理问题？

（2）应当如何实施心理护理？

慢性疾病已经成为我国城乡居民死亡的主要原因，且死亡率和患病率持续上升。慢性疾病的病程往往较长，患者需要承受长期的病痛折磨，在病程迁延的进程中往往会产生极为复杂的心理活动。因此，对慢性疾病患者进行心理护理时，必须掌握其疾病特点，将心理护理与生理护理相结合。

一、慢性疾病

慢性疾病是指病程长达 6 个月以上，且无特效药物治疗的非传染性疾病。它具有起病缓慢、病程长、病程迁延或反复发作、疗效不显著等特点。慢性疾病患者在承受长期疾病折磨的同时，心理健康往往也会受到严重的损害。因此，护理人员应了解慢性疾病患者的心理特点及其影响因素，并为其提供有针对性的心理护理，这对维持患者的身心健康及提高生活质量十分重要。心血管疾病、糖尿病、肿瘤及慢性呼吸系统疾病是我国慢性疾病防控的四大重点疾病，

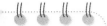

因此，本节重点介绍高血压、脑卒中、冠心病、糖尿病和慢性阻塞性肺疾病患者的常见共性心理特点及其影响因素（肿瘤患者的心理护理详见第八章第一节）。

二、慢性疾病患者的心理特点及其影响因素

（一）慢性疾病患者的心理特点

1. 抑郁　抑郁是慢性疾病患者最常见的心理问题之一。很多慢性疾病尚无可以治愈的特效药物，治疗效果欠佳，患者需长期与疾病共存，由此可产生持久的心境低落状态，典型患者的抑郁心境有晨重夜轻的节律变化。在心境低落的基础上，患者可出现自我评价降低，思维迟缓、精力减退、郁郁寡欢、闷闷不乐、悲观失望、对日常活动丧失兴趣并逐渐丧失原有的兴趣爱好，严重时患者可出生自杀意念和行为。同时，患者还容易出现失眠、头痛等类似神经衰弱的伴随症状。

2. 焦虑和恐惧　慢性疾病患者常常同时存在焦虑和恐惧心理。长期患病使患者劳动力部分或完全丧失，工作、家庭、经济状况和社交活动等均受到不同程度的负面影响，进而使患者产生对原有社会角色地位的强烈丧失感，伴发焦虑、紧张和恐惧情绪。患者主要表现为精神运动性兴奋，如紧张、恐惧、坐卧不宁、来回走动、过分担心治疗效果，害怕得不到及时救治，对疾病格外敏感和关心，急于弄清疾病的来龙去脉，希望主动把握病情，常伴有头痛、疲乏、眩晕和入睡困难等身体不适问题。

3. 敏感、多疑　慢性疾病的病因复杂、病程长、病情反复迁延，患者常缺乏安全感和不信任他人，变得敏感、疑虑重重，严重时可出现被害妄想。具体表现为听到他人低声交谈，就以为是在谈论自己的病情，怀疑自己病情加重；对护理人员和亲友的好言相劝将信将疑，甚至曲解他人的意思；质疑医护人员的治疗方案，怀疑其用药、输液出错，因而出现抗拒治疗、自行更换药物等行为。

4. 角色强化　是指长期患病使患者在社会角色转换过程中过分认同疾病状态，不愿意退出患者角色的现象。角色强化对慢性疾病患者具有双重影响，一方面可使患者在心理上适应疾病，在行为上配合治疗和护理，这对患者长期疾病管理具有积极作用；另一方面由于患者角色免除了患者原本应该承担的社会责任和义务，使患者从中"继发性获益"而不愿意摆脱患者角色，理所当然地享受医护人员和家人的照顾，这可导致慢性疾病患者情感脆弱，自理能力下降，疾病自我管理效能感降低，进而对疾病的治疗与康复产生不利影响。

5. 病耻感　慢性疾病和不可治愈疾病患者的病耻感可增加，特别是中青年慢性疾病患者更容易产生病耻感。病耻感主要表现为三个方面：①感知病耻感，是指慢性疾病患者自身具有不被理解的特征，如疾病导致生理功能或认知受损时，臆测大部分人歧视患此病的人，是一种恐惧、害怕的心理。②实际病耻感，是指患者因患病而实际遭受过不公平对待或被他人贬低、排斥。③内在病耻感，是患者将感知病耻感和实际病耻感整合内化的结果，最终表现为自责、恐惧、羞愧、自我否定等心理问题。

6. 主观感觉异常　长期患病可使患者角色强化而过分认同疾病状态，导致其注意力转移并集中在自我，从而容易出现各种主观感觉异常。主要表现包括：感觉异常敏锐，过度关注自己，甚至能听到自己的心跳、呼吸、胃肠蠕动的声音；感受性提高，对声、光、温度、湿度等外界刺激变得敏感；空间和时间知觉异常，如病情迁延不愈的患者常觉得时间过得缓慢，觉得度日如年，久病卧床的患者会感觉到房间或床铺摇晃、转动。

7. 疾病获益感　是指个体从疾病或创伤等生活事件经历中感知到个人的、社会的、心理的以及精神上的益处，是一种认知和行为适应过程。慢性疾病患者在经历艰难的疾病适应过程后，逐渐接受现实，自我鼓励并调整心态，开始进行主动训练，可以促进康复。同时，患者会反思自己的不健康生活方式，对生活有新的思考，对生命有更深刻的认识，会更加热爱生活，

随堂测 7-4

珍惜家人和朋友，不再以自我为中心。疾病获益感能够引导患者从疾病中感知益处，获得创伤后成长，帮助其更好地适应与疾病共存的状态，有利于提升生活质量。

（二）慢性疾病患者心理的影响因素

影响慢性疾病患者心理变化的因素可以概括为疾病相关因素、个体因素和环境因素三个方面。

1. 疾病相关因素　包括疾病类型、疾病进程和治疗方案。

（1）疾病类型：不同的慢性疾病本身对患者产生的影响有所不同，故可引发各种心理反应。脑卒中具有高致残率和高病死率的特点，可导致生理和认知功能降低，更容易使患者产生抑郁心境和病耻感。冠心病是一种身心疾病，冠心病患者容易出现急躁易怒、焦躁不安的心理问题。糖尿病和高血压患者由于需要长期控制生活方式，较易导致患者角色强化和敏感多疑。此外，各类慢性疾病还可导致患者产生不同的症状反应，疼痛、失眠、呕吐、呼吸困难、疲乏等症状常使患者产生焦虑、抑郁等负性情绪。

（2）疾病进程：患者的情绪常会随病情变化而发生改变。病情好转时，患者会高兴、满足；病情恶化时，患者会悲观、失望。患病初期，患者会对疾病产生强烈的恐惧感和焦虑情绪，否认患病的事实，随后情绪会逐渐缓和，患者会逐步适应疾病。但进入康复期后，如果康复效果不理想，患者会有挫败感，变得敏感、情绪化、暴躁易怒，甚至感到绝望，并产生自杀意念。

（3）治疗方案：临床上通常根据患者的具体情况选择合适的治疗方案，但某些治疗方案可导致剧烈疼痛、严重的药物不良反应或需要完全改变患者原有的生活方式，由此可对患者的心理产生不同程度的影响。

2. 个体因素　包括年龄、性别和人格特征等。

（1）年龄：不同年龄阶段的慢性疾病患者对疾病的理解程度不同，相应的心理反应差异也较大。儿童患者年龄小，对疾病认知水平较低，不能正确看待疾病与自身的关系，容易出现自卑、自责和负罪感等心理问题；中、青年慢性疾病患者在家庭和社会中扮演着重要角色，患病会对其家庭、职业和人际关系等多方面产生影响，导致其情绪反应强烈且不稳定，容易产生更严重的抑郁、焦虑、病耻感等心理问题；老年慢性疾病患者躯体功能出现退行性改变，常同时患多种慢性疾病，加之情感脆弱、自尊心强，更容易出现角色强化、敏感多疑和强烈的孤独感，对疾病产生恐惧感和不确定感。

（2）性别：与男性相比，女性的心思更为细腻，在面对疾病时其心理活动变化更为丰富，更容易出现精神和躯体问题。与男性患者相比，女性慢性疾病患者抑郁发生率更高。女性脑卒中患者急性期、恢复期的抑郁患病率均高于相同年龄段的男性患者。女性糖尿病患者的病耻感体验更强。

（3）人格特征：人格特征不同的患者面对慢性疾病时出现的心理反应不同。性格乐观、坚强独立的患者，具有长期与疾病抗争的勇气和毅力，能够从疾病中获得成长，积极寻找希望，努力提升生活质量，因而较少出现消极情绪反应；而性格内向、悲观、消极、压抑的患者，则更容易出现不良心理反应和行为表现。

3. 环境因素　包括医院环境、家庭环境和社会环境等。

（1）医院环境：慢性疾病患者长期反复住院，可使原有的生活和工作习惯被打乱。对医院环境的不适应可导致患者产生恐惧、焦虑和抑郁情绪。医护人员的言行、态度、谈话内容、诊疗与护理质量，以及能否及时提供专业指导等，都会影响慢性疾病患者的心理状态。

（2）家庭环境：家庭在缓解个体心理应激和矛盾冲突中具有不可替代的作用，拥有良好的家庭功能有助于减轻慢性疾病患者的内心冲突和负性情绪。而家庭成员的亲密度、情感表达和娱乐性水平越高，患者可以得到家人的关注、关心和支持就越多，其内心矛盾越少，自我管理水平越高。

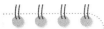

（3）社会环境：是指由患者与亲人、朋友、同学、同事、邻里、医护人员和社会工作者等构成的社会支持系统。慢性疾病患者可以从社会支持系统中得到精神上和物质上的支持和帮助。良好的社会支持能够有效改善患者的焦虑、抑郁情绪，提升个体心理弹性，促进创伤后成长。而亲友少、人际关系不佳的患者，获得的社会支持较少，则难以有效应对患病带来的压力，从而出现更多的心理问题。

三、慢性疾病患者的心理护理

慢性疾病患者心理护理的总体原则是紧紧结合其病程长、难治愈、易反复发作的特点，兼顾慢性疾病患者及其照顾者两个方面，采用心理护理和生理护理相结合的方式，改善患者的负性情绪，帮助其树立长期治疗慢性疾病的决心和信心。具体护理措施包括以下几个方面。

（一）心理护理评估

心理护理评估包括详细评估疾病的类型、严重程度和进展情况，评估患者有无疼痛、失眠、呼吸困难、心悸、认知障碍等症状；了解患者当前的治疗方案、治疗依从性及治疗效果；详细评估患者的心理状态和个体社会支持情况。

（二）建立良好的护患关系

良好的护患关系是进行有效心理护理的基础和前提条件。建立良好的护患关系有利于增强患者对治疗和护理人员的信任。对于住院患者而言，护士是每天接触最多的人，护士的行为、态度、语言和非语言沟通都会影响慢性疾病患者的情绪反应。首先，护士应面带微笑，使用热情的语调与患者打招呼，理解患者因患病入院而产生的焦虑、恐惧、怀疑等复杂情绪，消除患者的陌生感。其次，护士应具有专业修养和较强的护理操作技能，以提升患者的安全感；最后，护士应积极、主动地评估患者未被满足的需求和心理状态，为患者提供有针对性的心理支持。

（三）创建支持性环境

支持性环境包括医院环境、家庭环境和社会环境三个方面。

1. 医院环境　支持性的医院环境对疾病康复具有积极的意义。护士应做到：第一，保持医院环境干净、整洁、安静、色调柔和、空气清新，以及温、湿度适宜，为患者创造舒适的住院环境；第二，对患者的饮食起居予以关注和照顾，对患者进行有针对性的饮食指导并提供治疗性的就餐环境。第三，为不同年龄段的慢性疾病患者提供有针对性的疾病指导和康复手册，帮助患者获得同伴支持，在同龄患者身上找到认同，减少孤独感。第四，根据慢性疾病患者空闲时间多的特点，组织健康促进活动，如欣赏音乐、绘画、打太极拳、练习瑜伽以及团体游戏等。

2. 家庭环境　支持性的家庭环境对患者长期疾病管理和心理健康调节具有关键的作用。首先，护士应进行全面的评估，详细了解患者及其家属的生理、心理状态，家庭基本情况以及对相关慢性疾病知识的掌握程度。其次，根据评估结果，确定健康教育的内容和形式，为患者及其照顾者进行综合健康教育。此外，护士还应积极推进医院-社区-家庭一体化慢性疾病延续性护理模式，通过电话随访、家庭访视、微信平台等方式为出院患者提供连续的护理，特别是在进行家庭访视时，应再次评估患者及其照顾者的心理状态及需求，动态调整居家慢性疾病护理方案，强化照顾者教育培训、提升其照护能力、减轻照顾负担。

3. 社会环境　支持性的社会环境包括社会大环境和工作场所环境两个方面。首先，政府可通过设置健康促进主题公园、健康标识、定期举办慢性疾病宣传日活动等方式，在全社会范围内提升公众对慢性疾病的认知，发动全员参与慢性疾病防控。其次，在工作场所加强宣传慢性疾病预防和控制相关知识，改变大众对慢性疾病的错误认识。关注患者重返工作岗位的需求，增加就业机会，提高慢性疾病患者再就业率和社会参与度。最后，通过开发慢性疾病患者

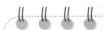

信息采集和管理系统、健康管理 APP、电子健康档案和电子病历等对慢性疾病患者进行有效的管理。

（四）调整疾病认知

慢性疾病患者的负性情绪通常是由于对疾病的错误认知导致的。调整认知可以帮助患者消除不合理信念，以正确认知代替错误的认知，达到减轻或消除负性情绪的目的。调整认知主要通过认知疗法和理性情绪疗法实现。具体措施包括：①帮助患者明确自己所持有的不合理信念，以及由此产生的不合理情绪，理清两者之间的关系。②帮助患者梳理合理的信念，找出正确的疾病认知。③使用正确的疾病认知代替错误的疾病认知，并不断地进行练习，从而逐渐改变或放弃错误的疾病认知。

（五）情绪疏导

如果患者的负性情绪长时间得不到宣泄，不仅会演变为严重的悲伤、绝望心态，还可能诱发病情加重。情绪疏导可以帮助慢性疾病患者具有或提高有效控制负性情绪的能力。具体方法包括以下几个方面。

1. 主动沟通　护士应主动与存在负性情绪的患者进行病情沟通，在沟通过程中评估患者负性情绪的类型及严重程度。

2. 鼓励倾诉　护士应鼓励患者向亲人、朋友、医护人员、专业心理咨询师倾诉内心的压力和痛苦。在患者倾诉的过程中，护士应耐心、认真地倾听，与患者保持目光接触，尽量不要打断患者。

3. 宣泄不良情绪　护士应指导患者学习除倾诉之外的情绪宣泄方法，如积极心理暗示、放松训练、正念减压疗法等，以改善不良情绪。慢性疾病患者可以选择其中一种方法进行反复练习，直至完全掌握。

（倪圆圆）

第五节　康复期患者的心理特点与心理护理

案例 7-5

张某，50 岁，大专文化程度，2 个月前因出血性脑卒中入院紧急进行蛛网膜下腔血肿清除术，目前已于康复中心完成初步康复并返回家中。张某神志清醒，但留有左侧肢体偏瘫后遗症，生活及康复训练需要依靠家人及保姆的帮助才能完成。以往乐观、喜欢与人交往的他，现在整天闷在屋里不出门，郁郁寡欢，不与他人交流。睡眠、食欲欠佳，每晚要服催眠药才能入睡，近来身体迅速消瘦。对于保姆、家人的细心照顾，他始终保持沉默、面无表情。对于以往自己最爱的女儿，他也视若不见。他不愿自己刷牙、洗脸，甚至不愿用健侧手进食。在保姆及家人的劝说下，他才勉强配合肢体抬高康复训练，但不愿出门练习站立及走步。

请回答：

（1）张某目前存在哪些心理问题？

（2）应当如何对其实施心理护理？

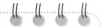

康复是患者改变因损伤或疾病带来的生理、心理、社会功能影响的重要过程。处于不同康复时期的患者，其心理表现存在差异，照护者应针对其心理特点予以心理干预，帮助其接受和适应疾病，挖掘其潜能，使其重新回归家庭和社会。

一、康复

康复是指通过物理治疗、言语训练等各种康复措施，改变因疾病、创伤、残疾等因素给患者带来的影响，预防或减轻患者的功能障碍，尽量使个体功能达到最大化的过程。康复期患者是指在康复团队的帮助下，努力消除或减轻因疾病、创伤、残疾等因素造成的生理、心理、社会功能影响的一类患者。常见的康复对象包括肢体残疾康复者、言语残疾康复者、听力残疾康复者、精神残疾康复者等。康复团队除应针对患者的病、伤、残等进行物理康复训练外，还要进行积极的心理干预，从而使患者达到最佳的身心康复。

二、康复期患者的心理特点及其影响因素

（一）康复期患者的心理特点

根据患病时间及康复场所，可将康复期分为三期：一期即患者急性患病，入院开始接受医疗、护理干预的时期，此期常被称为院内早期康复期；二期即疾病急性期过后，患者病情趋于稳定，此时患者多数被转入康复中心或社区等接受院外治疗，这个时期称为院外早期康复期，通常是疾病康复的核心期；三期是指患者长期在院外场所（如家庭、社区等）进行康复，逐步回归家庭、社会，这个时期称为院外长期康复期。

1. 院内早期康复期患者的心理特点　医院内早期康复期患者多处于疾病急性期，此期患者多集中于急诊或外科重症监护病房（intensive care unit，ICU）、冠心病监护病房（cardiac care unit，CCU）、神经外科、神经内科等临床科室。患者的心理反应以急性患病及早期临床治疗后的心理特点为主，如情绪休克、患者角色行为缺如、认知障碍、焦虑等应激表现。

（1）情绪休克：突如其来的病、伤、残等因素，使患者的生理、心理和社会状况发生改变，意识清醒的患者对于突然来袭的重症可出现情绪休克。情绪休克是一种心理防御反应，表现为对于外界环境反应平淡、麻木、淡漠、无动于衷，可见于突发残疾、体象改变、行动不便等患者，如平素健康的年轻运动员因不慎摔伤导致脊髓损伤而截瘫，患者心理常无法承受，进而出现情绪休克。部分脑部疾病（如脑卒中等）造成脑组织损伤、脑代谢水平改变，可使患者出现脑功能抑制表现，而这种脑部症状常与个体的心理反应（如情绪休克）相混淆，护理人员需细心观察。

（2）恐惧：伤、残或疾病造成运动障碍、体象改变时，患者常会担心预后、对未来工作和生活的影响、给家庭造成的经济负担等，并产生恐惧心理。

（3）急性认知障碍：部分患者在急性患病入院后，可出现急性认知障碍，表现为意识模糊、思维混乱、注意力减退、幻觉、睡眠障碍等。认知障碍常与疾病本身导致的脑功能障碍、高龄、手术麻醉、酗酒、环境变化、缺氧、性格内向等因素相关。

2. 院外早期康复期患者的心理特点　疾病急性期后，患者病情趋于平稳，即进入院外早期康复期。此期为康复的核心期，可经历数周至数月。此期患者对康复的期望值往往较高，希望尽早回归家庭和社会。部分康复期患者能够在康复团队的帮助下积极参与康复训练，获得理想的康复效果。因此，照护者应重视这个时期，使患者由被动康复模式逐步转变为积极、主动参与的康复模式。

在院外早期康复阶段，部分患者由于康复难度大、康复效果不显著、个人性格、社会因素等影响，可出现认同延迟、抑郁、焦虑、悲观、情感障碍等负性心理问题。患者在负性情绪的干扰下，可能会出现康复中断的情况，或继而产生新的病损。

（1）认同延迟：疾病造成残疾后，患者会丧失部分或全部行动能力；疼痛、躯体功能障

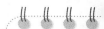

碍、康复治疗过程中可能引起的不适，可使患者对于治疗处于否认、半否认状态，出现认同延迟。例如，患者把残疾和与其有关的康复治疗都看成是不良刺激，以回避自己认为是惩罚的各种活动，而不愿意参加康复治疗。

（2）抑郁：抑郁是康复期患者较常见的心理反应之一。患者可表现对周围的人和事都缺乏兴趣，不与他人交流、失眠、久睡等，这些表现多见于偏瘫等存在运动障碍和语言障碍的患者。部分患者的抑郁心理与疾病本身有关，如部分生理功能恢复良好的脑卒中患者，抑郁症状却十分明显，这与疾病引发的大脑情感控制神经环路受损等生理因素相关。

（3）焦虑：焦虑常与抑郁伴发，患者表现为对周围的事物缺乏耐心、反应过度、紧张度增高、急躁、易激惹等。在康复进展缓慢、引起不适或效果不显著等情况下，患者更容易产生焦虑情绪。

（4）悲观：康复时间长、效果不明显，以及治疗带来的经济和生活负担等，可使患者产生悲观、忧郁心理，表现为精神淡漠、沉默寡言、对康复和未来的生活缺乏信心等，甚至产生放弃康复的想法或自杀意念等。

（5）情感淡漠、情绪不稳定：康复期患者长期处于医院或家庭等康复场所，能获取的外界信息有限，可出现情感淡漠等情感障碍表现。患者常将注意力聚焦于自身，一切以自我为中心，而对外界反应麻木、迟钝，无动于衷。部分康复期患者可由于疾病本身的影响而出现淡漠、情绪失控、情感脆弱等表现，如脑卒中院内康复期患者常有过度大哭、大笑、对于亲人淡漠等表现，疾病带来的这些情感障碍常可持续至院外康复期。

3. 院外长期康复期患者的心理特点　经过疾病急性期、院外早期康复期的各种心理变化和康复训练，大部分患者能够接受残疾、体象改变等现实，在认知、行为上逐渐适应新生活。但是，部分患者由于长期住院及依赖他人照顾，对照顾者产生依赖心理，康复依从性低，不能正确评价自我，不愿重返社会。

（1）依赖：康复期患者的生活、康复训练常需要照顾者协助完成，长期的帮助可使患者产生过度依赖心理，凡事依赖他人完成，有的患者生活独立性极低，甚至如儿童一般。例如，言语障碍患者不愿练习语言表达，习惯用手势指导照顾者帮助其表达意愿；偏瘫患者不愿用健侧手自行完成进食、如厕等日常行为；运动障碍者不愿主动使用辅助器械自行进行康复训练等。研究表明，伴随患者依赖感的增强，其生活质量可降低，死亡风险增加。

（2）自卑：院外长期康复期患者多为日常生活自理能力有限、活动能力障碍的"残疾人"，存在活动不便、言语障碍、体象改变等问题，面对熟悉的人或健康人时，部分患者可产生命运不佳、与他人差距过大等心理落差，进而产生自卑心理。自卑心理可在整个院外康复阶段长期存在。

（3）社交障碍：部分患者在长期康复过程中，与外界交往减少，加之体象改变等原因，可逐渐产生社交障碍。在与他人交往中产生过度紧张、敏感心理，不能正常回归社会。如年轻乳腺癌患者在乳房切除术后，虽然肢体功能逐渐康复，但自我评价较低，对他人毫不相干的话语、眼神、动作等极度敏感，进而产生社交焦虑。

随堂测 7-5

（二）康复期患者心理的影响因素

康复期患者的心理状态可受疾病本身、个人认知、社会支持系统等因素的影响。

1. 疾病类型　疾病本身是影响患者康复期心理状态的重要因素。疾病的类型、严重程度不同，对患者的生活质量、残疾程度、康复难度、康复时间长短、经济压力等影响也不同。另外，某些疾病本身（如脑卒中、颅脑损伤等）也可使患者产生一定的认知和情绪障碍。

2. 疾病认知　个体认知评价可直接影响康复者的心理状态。理性认识水平高的人群康复心理状况相对稳定，而宿命观等消极认知，可使康复者产生较大的心理波动，康复意志薄弱。

3. 人格　不同个性、人格特征的患者，对于疾病的认知、康复态度、康复意志均不同，其康复期心理状态也不同。如心胸狭隘、懦弱的患者或癔症患者康复意志相对较弱，康复期易出现动摇、负性心理，导致康复进展缓慢或失败。

4. 康复环境　康复的各个时期所处的环境，如康复人员的态度、治疗环境、康复设备等可影响患者的心理状态。

5. 社会支持系统　各个康复时期，照顾者与患者的互动等因素对患者的心理状态有直接影响。例如，患者配偶、照顾者的积极干预对脑卒中康复期患者的负性情绪有明显的缓解作用。另外，康复工作者、社会康复保障系统、社会交往人员也会影响康复期患者的心理状态，如政府、社区等为残疾患者提供的支持水平，可直接影响康复期患者的安全感，进而影响康复的进行。

三、康复期患者的心理护理

康复期患者的心理护理目标是促进患者身心全面康复、减少不良心理因素对康复目标或过程的影响。心理护理的意义是减轻患者的不良情绪，提高治疗和康复依从性。

（一）院内早期康复期患者的心理护理

患者进入医疗机构，开始接受医疗、护理干预，即进入院内早期康复期。此期患者的心理状态主要受疾病本身引起的身体功能、生活状况改变以及相关治疗和护理的影响。

1. 提供适宜的环境　患者突发疾病进入医疗机构后，病房环境、急救设施、病友的病情变化等可使其产生陌生感和紧张感，应利用屏风遮挡等维护患者适度的私密性，减少环境中的不良刺激因素，保持住院环境安静、舒适、光线适宜。

2. 采取关爱的态度　护理人员对待患者应态度和蔼、亲切，用言语及身体语言带给患者安全感及信任感。护理操作应轻柔，应注意满足患者的基本生活、生理需求，尽量减轻患者的不适感。

3. 提供疾病信息　刚进入医疗机构，疾病的转归和预后往往是意识清醒患者最关心的问题之一。应向患者讲解疾病相关知识、列举良好预后的同类病例，使患者建立康复的信心，积极配合康复及护理。

4. 加强心理支持　可以采用倾听、解释、指导、鼓励等支持性心理治疗方法给予强有力的心理支持，关注患者的心理变化。对于严重创伤造成体象改变、治疗后遗留有严重残疾、经济状况不佳的人群应重点关注，防止其因产生极端情绪而造成不良事件发生。

5. 利用社会支持系统　可以通过提供探视机会，增加患者与家属、亲人等社会支持系统的联系。鼓励亲友对患者予以情感、心理支持，以利于增强患者康复的信心，配合治疗和护理，并积极投入长期康复训练。

（二）院外早期康复期患者的心理护理

渡过院内早期康复期治疗后，患者病情平稳，即进入院外早期康复期。此期患者多处于康复机构或社区康复中心，这是患者真正回归社会前的过渡时期。帮助患者理性认知、坚持康复、重建信心是此期心理护理的重点内容。

1. 提供心理支持　应全面做好患者生活及心理调适的健康宣传教育，消除其不良情绪对康复工作的干扰。可采用积极心理支持技术，增强患者心理承受能力，使其正确对待伤残，重建生活的信心。对被动、悲观的患者，应结合其病情特点、帮助其挖掘自身优势、列举同类积极康复的病例，帮助其改善负性心理。

2. 建立良好的康复环境　环境是影响患者行为习惯的重要因素，温馨、安全的环境可直接或间接影响患者康复的信心及积极性。如康复空间开阔、空气清新，辅助器具使用、拿取便利，康复活动具有趣味性和良好的社会属性等，都是促进患者康复的良好环境因素。

3. 积极指导康复　应帮助患者认识经过康复治疗可能达到的最佳恢复程度，制订阶段性康复目标，设定适当的活动量和活动难度，充分调动患者参与康复的主动性。向患者解释康复过程的长期性、缓慢性，减少患者在康复过程中因急于取得康复效果而产生的心理落差。耐心指导康复，对患者在康复过程中取得的进步及时给予肯定、鼓励，减少其康复中断行为。

4. 行为疗法 在进行康复训练的同时，可以结合放松训练、暗示、生物反馈疗法等支持性心理治疗方法，以减轻患者的焦虑等不良情绪反应，促进康复顺利进行。

5. 利用社会支持系统 此期患者处于康复训练核心期，从"需要他人做"逐步过渡到"自己做"，照顾者在这个过程中的用心参与尤为重要。现代康复护理模式强调"参与""主动"护理，即在确保康复对象安全的前提下，充分发挥患者及陪护者主动参与的积极性，确保陪护者对疾病的理性认知，主动对患者提供心理支持，耐心陪伴、支持，合理鼓励患者做力所能及的活动，对于避免患者护理依赖的形成以及积极配合康复训练具有重要作用。

（三）院外长期康复期患者的心理护理

此期患者主要在家中或社区进行长期康复，应关注患者的心理状况，增强其心理适应能力，使其树立生活的信心，帮助其重返家庭及社会。

1. 延续性康复护理 对于有需求的患者应开展延续性护理，如采用家访、护理门诊等方式，对患者家庭康复环境和设备、康复强度和目标等给予详细的指导，对患者回归家庭、社会过程中出现的心理问题及时加以干预，促进其康复。

2. 增加信息获取量 经历患病、集中康复阶段，患者获取外界信息受到不同程度的影响。可通过书籍、网络、电视、广播等方式，增加其社会信息获取量，为其回归工作和生活奠定一定的基础。

3. 加强社会联系、增强信心 在患者病情和外界环境允许的情况下，应鼓励并协助患者外出，或通过手机、网络等方式，加强其与朋友、亲人的沟通、交流。在辅助器具或照顾者帮助下，鼓励患者适度参与养花、养鱼、简单家务等生活细节，提高其生活参与感和成就感。适当安排娱乐活动，帮助其释放负性情绪、转移注意力，增强对生活的信心。

（关持循）

第六节 临终患者的心理特点与心理护理

生老病死是人类自然发展的客观规律，临终是生命过程的最后一个阶段。护士在患者即将到达人生终点之时应了解临终患者的生理及心理反应，实施有效的临终护理，可以提高其临终生命质量，维护其尊严。

案例 7-6

患者李爷爷，60岁，反复胃痛10余年。此次再入院，经检查发现肿瘤已扩散至肝、结肠、直肠等处，腹部包块逐日增大。患者不能进食，极度衰竭，仅靠输血、输液支持。患者表现平静，常与家属沟通，安排处理自己的后事。患者妻子无法接受患者的病情，非常悲痛，经常在病房外痛哭。

请回答：

（1）上述案例中患者李爷爷的心理状态处于哪个阶段？

（2）应当如何帮助患者家属正确面对患者的死亡？

（3）应当如何帮助患者及其家属减轻心理压力？

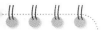

一、临终患者

临终患者是指在现有医疗条件下，病情不可逆转、不可治愈，生存期＜6个月的患者。面临死亡的临终患者除承受身体的痛苦外，在社会、心理等方面还存在很多难以表达的需求与痛苦。但受传统文化的影响，临终患者家庭内部不愿过多地讨论死亡相关事件，因此，护理人员适时、恰当、全面的护理对缓解患者及其家属的痛苦至关重要。

二、临终患者的心理特点及其影响因素

（一）临终患者的心理特点

临终患者通常会因病痛、无用感、生命即将结束而感到痛苦。大多数临终患者的心理活动变化可分为以下五个阶段。

1. 否认期　患者最初得知自己患有绝症时，通常是否认的态度，第一个反应就是"不，这不会是我患病，那不是真的"。患者会认为医生的诊断错误，或者把患者名字搞错了，不承认自己病情严重，缺乏思想准备，总希望有治愈的奇迹出现，以摆脱死亡。有的患者不仅否认自己病情恶化的事实，还谈论病愈后的设想和打算。否认是个体的一种心理防御机制，源于极度的焦虑，以试图阻止威胁性事实进入意识，保护自己的精神不至于过度痛苦。

2. 愤怒期　当疾病信息被证实后，患者知道生命岌岌可危，开始埋怨自己的命运，产生"为什么是我？这不公平"的愤怒反应。主要表现为悲愤、烦躁、拒绝治疗，甚至对周围的人有敌对心理，或谴责医生无能，借以发泄自己对疾病的反抗情绪，这是患者自怜、强烈求生的愿望及无助的心理表露。这种愤怒的情绪有双重作用。从积极方面看，愤怒的患者可能会积极、主动地去寻找最合适、有效的治疗方法，这些行为可能给患者提供实际的帮助。研究表明，愤怒的患者比冷漠的患者生存时间更长，生活质量更高。但患者的愤怒情绪也会产生消极的影响，可导致患者与周围的人疏远，社会支持减少，甚至亲人也会放弃对患者的情感支持。

3. 协议期　患者逐渐意识到愤怒情绪对自身不利，于是由愤怒期转入协议期，心理状态表现得平静、安详、友善、沉默不语，设法阻止死亡的到来，以延长生存时间。患者开始与死神讨价还价，一种表现是对神灵许愿，祈求神灵保佑、宽恕，出现"如果让我好起来，我一定……"的心理；另一种表现是与医务人员协商"如果我现在……能不能多活……时间"。这一阶段，患者对治疗的态度积极，非常合作和顺从，只要能治愈疾病，就不惜一切代价尝试。有的患者还会自告奋勇地参加某些新药的临床试验。此期患者接受并配合治疗，要求生理上得到舒适、周到的护理，希望能延缓死亡的时间。

4. 抑郁期　患者身体状况日益恶化，知道自己生命垂危，逐渐产生抑郁情绪，表现得极度伤感，可产生强烈的失落感和无望感，开始认为"好吧，那就是我"。临床表现为悲伤、退缩、情绪低落、沉默、哭泣等，这是患者放弃的反应。抑郁期从某种角度来看是不可避免的，甚至是必需的，是临终患者从生活中脱离的一种过程。抑郁意味着患者的放弃，不再为生存而挣扎，而是保存仅有的能量，用一种安全、享受的方式度过余下的时间。此期患者极度沮丧、麻木、消沉，并急于安排后事，留下遗言。大多数患者不愿多说话，但又不愿孤独，希望多见一些亲戚、朋友，希望得到更多人的同情和关心。

5. 接受期　这是临终患者生命的最后阶段。有的患者表现得平静、淡漠，产生"好吧，既然是我，那就面对吧"的心理，逐渐接受即将死亡的事实，并努力理解和实现自己生命的意义。患者内心十分平静，对死亡已有充分的准备。逐渐接受死亡的患者会从周围世界收回自己的情感，参与活动越来越少。这种接受的态度有助于患者安排后事，更从容地应对死亡。但不可否认，对死亡的接受也意味着绝望，可使患者生存期缩短。有的患者经过相当痛苦的与疾病斗争的过程，已经精疲力竭，可能会感到死亡是一种解脱。

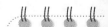

上述五个心理反应阶段，各期时间长短因人而异，有的患者可以始终停留在否认期。

（二）临终患者的心理影响因素

1. 人格特征　人格特征可影响个体的认知水平、应对方式和社会支持情况。因此，不同人格特征的临终患者，对临终这个重大打击的承受能力不同，应对策略也不同，其心理和行为反应也会存在差异。

2. 疾病程度　临终患者随着治疗的进行和病程的发展，其病情也会发生变化。病情加重时，经受病痛对身体和精神的双重折磨，患者会悲观、绝望，丧失信心；而病情稳定时，痛苦减轻，患者心情会有所好转，又会燃起生存的希望。

3. 家属态度　如果家属对临终患者治疗与照顾的态度积极、主动，饱含亲情与关爱，则会给患者带来欣慰和满足感，有利于提高患者的生活质量；反之，家属放弃的态度则会使患者感到绝望、无助，加重痛苦的程度，进而加快死亡的步伐。

4. 认知水平　患者的认知水平可影响其对临终的应对策略。患者对疾病的不同认知、理解及接受程度等，在临终期会呈现出不同的情感及情绪状态。

三、临终患者的心理护理

（一）心理评估

当医生已经确定患者生命即将终结时，是否将真实情况告知患者本人，这一直是护士面临的难题。如果患者不知道死亡的真相，就无法安排自己生命的最后阶段。那么如何告知患者，才不至于使患者陷入得知真相后的消极心理？能否向临终患者透露实情，以及何时以何种方式告知患者，需要护士经过详细的评估来决定。具体评估内容包括以下几方面：

1. 认知水平　可以根据临终患者的言行举止和文化程度等，对其认知水平进行判断。认知水平较高的患者护患沟通较容易，有利于告知诊断。

2. 人格特征　可以运用观察、访谈、心理测验等方法对临终患者的人格特征进行判断。性格外向的患者应对危机的能力较强，相对容易接受现实。

3. 疾病程度　患者病情加重时，没有足够的精力进行沟通和交流，更无法经受得知诊断后的沉重打击。因此，护士要与医生进行沟通、协商，了解患者的病情和治疗计划。待患者病情稳定时，再告知疾病的诊断结果。

4. 家属态度　应了解家属对于告知患者实情的态度，尊重家属的意愿。如果家属对告知诊断缺乏理解，医生和护士一般应执行保护性医疗制度，暂时不予告知。

（二）心理健康教育

对于临终患者的心理健康教育属于死亡教育。死亡教育（death education）是引导人们科学、人道地认识和对待死亡的教育，可以使人们认识到生、老、病、死是生命的自然现象，是一个人完整生命过程的必然组成部分。死亡教育可以缓解临终患者的心理压力和精神痛苦，减轻、消除其失落感或自我丧失的恐惧感，使其认识到生命的价值和意义，建立适宜的心理适应机制，从而安然地接受死亡的现实，安宁、舒适地走完人生的最后旅程。

死亡教育的内容包括：

1. 克服怯懦思想　主要是通过调动患者的主观能动性，使其正确认识疾病、配合治疗，克服怯懦思想，鼓起勇气，树立战胜疾病的信心。

2. 正确地对待疾病　告知患者疾病可危及人类健康和生存。和疾病作斗争，某种意义上来说也是和死亡作斗争。积极的心理活动有利于提高机体免疫力，乐观的态度、充足的信心是战胜疾病的重要条件。

3. 树立正确的生命观　告知患者生与死是人类自然生命历程的必然组成部分，死亡是整个人生旅程中的一个阶段，是人类不可抗拒的自然规律，应该勇敢地正视死亡。

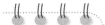

4. 对死亡做好充分的心理准备 应加深患者对死亡的认识，使其逐渐接受死亡的现实，珍惜剩余的时光，采取积极的人生态度，使自己的余生过得更为健康、更有意义。

（三）心理护理措施

临终期是人生旅途的最后一站，为临终患者提供心理护理，使他们的生命得到尊重，可以减轻患者的痛苦，提高其生活质量，使其平静、安详、有尊严地走完人生的最后一段旅程。

1. 对可告知的临终患者进行诊断告知

（1）告知诊断前的准备：护士既要具备较强的人际交往能力、敏锐的观察力及判断力，还要有丰富的专科护理知识。护士要与患者和谐相处，保持关系融洽。在征求主管医生同意，取得家属支持后，应选择在患者病情相对稳定、情绪平稳且具有交往意愿及能力时告知。

（2）告知诊断的方法：包括主动告知和被动告知。主动告知是有计划地选择合适的时间、地点直接与患者交谈。应当营造轻松、和谐的氛围，灵活运用语言技巧，发挥参与人员各自的优势，并随时注意患者的反应。被动告知是在患者谈论自己的病情时，通过语言、表情、手势等非语言信息沟通手段，诱导患者逐渐了解自己的病情，或证实患者的猜测。

（3）告知诊断后的持续护理：告知诊断后，要密切关注患者的反应，防止意外发生。要与患者有足够的交流时间，并随时为其提供必要的帮助。尽量减轻患者的痛苦，使患者感到舒适，合理安排其生活，增加生活的情趣。尊重患者的权利，协助患者完成其心愿。

2. 为临终患者提供心理支持

（1）情感性触摸与陪伴：许多患者害怕孤独地面对死亡，希望有人陪在身边，对患者的情感性触摸超过语言的力量，如安静地陪在病床边，轻柔地按摩、握手、轻抚额头等，使患者直接感受到关爱、温暖和安全。

（2）专注倾听与无条件的接纳：护理人员面对患者的各种情绪表达，需要有同理心，并探索其情绪背后的需求和意愿，指导患者亲属陪伴患者，并对其沮丧、愤怒、恐惧、悲伤等情绪予以宽容。患者感受到被了解和理解，才能获得力量。

（3）共情：面对临终患者及其家属，护理人员要站在对方的立场设身处地地思考，了解并理解患者及家属的内心感受，以共情的心态表示接受，使患者及家属能感受到理解和关爱，更愿意说出自己内心的真实感受和想法。

（4）生命回顾：根据患者的状态及心理反应，选择合适的时机，帮助患者回顾以往的生命历程，再次重温人生各个阶段的故事，重新诠释自己一生的追求及其价值与意义。在回顾过程中，使患者经历自我实现、希望与信念、安宁与舒适，获得支持及与亲人的理解，实现"四道人生"（道谢、道歉、道爱、道别），实现从病痛缠绕的困苦中重新定义真正的自我，寻求生命的意义和价值。

（5）社会支持：应争取多方团队的支持，如宁养、社工志愿服务、社区、慈善团体等的关心与援助，满足患者的宗教及灵性需求等。了解患者的家庭关系，协助患者达成"爱与被爱""宽恕与被宽恕"的愿望。

3. 对不同阶段临终患者的心理护理 大部分患者的临终过程呈渐进性，时间长短不一。护士应根据临终患者的心理特点，积极创造条件，在做好生理护理的同时，加强心理护理，使患者在心理上得到最大限度的支持和安慰。可采取多种心理干预方法解决临终患者的心理问题，如支持疗法、人际关系疗法、小组支持疗法、认知行为疗法、意义疗法、悲伤疗法、人生回顾法及叙事疗法、尊严疗法等。

（1）否认期的心理护理：对处于否认期的患者，护士应当给予理解和支持。首先，不要破坏患者的心理防御机制，不要强求患者面对现实，应劝说家人顺应患者的内心需要，这既是对患者的尊重，也可以使患者在心理上得到一定程度的安宁；其次，护士应根据患者对自己病情的认识程度，耐心地倾听患者诉说，使之消除被遗弃的感觉，从而缓解其心灵创痛。应当让患者时刻感受到护士的关怀，并循循善诱，引导患者逐步面对现实。

（2）愤怒期的心理护理：对处于愤怒期的患者，护士应宽容、大度，对患者的愤怒表示理解，不要记恨患者的攻击，更不能予以反击。要充分理解患者的愤怒是源于内心的恐惧与绝望，是宣泄内心的不愉快。此时对患者要更加真诚和体贴，对情绪激动的患者应予以疏导，必要时辅助用药，帮助其平息愤怒情绪。在此阶段应多陪伴患者，保护患者的自尊，尽量满足患者的心理需求。

（3）协议期的心理护理：处于协议期的患者，试图以合作、友好的态度推迟死亡期限，尽量避免死亡的命运。此时，护士可以选择恰当的时机与患者进行生命观念、生命意义等问题的讨论，了解患者对于生与死的态度及其当前的想法，同时也可以有针对性地安慰患者，并且尽可能满足患者的各种需求，努力为患者减轻疼痛，使患者身心感到相对舒适，创造条件让患者安宁、舒适地度过生命的最后时光。必要时可以使用药物，以控制症状，减轻患者的痛苦。

（4）抑郁期的心理护理：护士对处于抑郁期的患者应详细评估其抑郁情况，予以同情和照顾，允许患者自由地表达哀伤情绪。同时，鼓励患者家属多探望和陪伴，使患者有更多的时间和亲人在一起，尽量帮助患者完成他们未尽的事宜，顺利度过抑郁期，防止自伤、自杀等行为的发生。

（5）接受期的心理护理：处于接受期的患者，能够理性地思考即将到来的死亡，对自己的身后之事也能够理性地安排。此时，护士应该尊重患者的选择，让家属继续陪伴患者，不过多打扰患者，为他们提供舒适的护理，以保证患者临终前的生活质量，使患者在良好的护理服务中安详、肃穆地告别人间，安然地走向生命的终点。

随堂测 7-6

四、临终患者家属的心理护理

（一）心理健康教育

临终患者家属往往比患者本人更难接受死亡的事实。在临终者死前及死后的一段时间内，死者的亲人通常会经历异常艰难和悲伤的过程，若不能顺利度过这个过程，其身心健康将受到极大的损害。护士应帮助家属认识到死亡是生命自然运转的过程，是人生中的客观规律，临终是人类成长的最后阶段。应当使家属对患者疾病的现状、病情发展和治疗做到心中有数，尽早接受亲人死亡是不可避免的事实，从对死亡的恐惧与不安中解脱出来，建立相对良好的心理状态，减轻悲伤程度，缩短悲伤过程。对家属的心理健康教育内容包括以下几方面：

1. 接受死亡现实，理性选择治疗方案　面对即将走到生命尽头的患者，大部分家人已经黯然接受这个无奈的事实，但有的家属仍无法接受现实，对医疗效果抱有不切实际的期望。为了能与患者家属达成共识，相互配合做好患者的临终关怀，医护人员要反复与其沟通，解释患者的病情，使其对治疗的期望值回到正常范围，配合医师制订治疗方案。

2. 缩短悲伤过程，积极满足亲人心愿　在家属接受患者治愈无望，即将死亡的事实后，对于家属所表现出的痛苦和哀伤，护士要表示真诚的同情和理解。护士要与家属真诚地交流，让他们知道虽然面对即将到来的死亡已不可避免，但与其一味地悲伤，不如平静下来多陪伴患者，了解患者的所忧所虑，为患者了却心中的遗憾，并尽量尊重患者的意愿，做好对丧葬事宜等的安排。

3. 正视亲人离世，顺利度过居丧期　居丧反应是指失去亲人后产生的情感、生理和行为反应，是个体最具威胁、恐惧的情感体验。近 80%~90% 的居丧者可产生悲伤反应，大多数居丧者的负性情绪短期内可消失，但当这种负性情绪持续过久、过强时，就有可能变成病态，同时伴发相应的生理反应，如疲劳、无力、憋气等。当亲人死亡后，家属最初的反应是麻木和不知所措，继之而来的是撕心裂肺般的悲痛。此时，护士对家属进行心理健康教育的最佳方式是

"此时无声胜有声"。对于失声痛哭者，护士不能劝阻，而应为其提供一定的时间和场所，使其能够自由痛快地哭出来；而对于表面坚强者，护士要作为一个好的听众，运用倾听技巧，鼓励其倾诉，使其毫无保留地宣泄内心的痛苦。通过护士的健康教育，向患者家属提供心理支持，可以使家属宣泄内心的悲伤情绪，帮助他们尽快理性地面对亲人离世的事实，减轻危机事件对家属心理产生的冲击，使其顺利度过居丧期。

（二）提供心理支持

在患者即将离开亲人时，家属的情绪反应是巨大的，尤其是在突发性疾病患者临终前，由于家属缺乏心理准备，其情绪反应也可能与患者一样，会经历否认期、愤怒期、协议期、抑郁期及接受期五个时期。患者家属或照顾者，常会因无能为力、无望、自责而痛苦。护士应妥善疏导患者家属的悲伤情绪，给予精神上的支持和安慰，以减轻他们内心的痛苦。应向家属讲述与死亡有关的知识，帮助他们直面现实，关心、重视患者生命最后阶段的生活质量，珍惜家人最后在一起的时间，并帮助患者亲属按照患者的愿望，安排身前和身后有关事宜。通过正念干预提升照顾者的觉察力，使其认识到在照护患者过程中自己的压力、无助、无用感、无奈以及不自觉的逃避行为，积极面对现实，以悲悯之心，带给患者理解、温暖、友善及关怀。

科研小提示

临终患者心理评估应在安宁疗护的早期开始，采用开放式或提问式，以识别患者精神痛苦的征象，了解患者及家属对死亡相关讨论的准备情况。

知识链接

晚期癌症患者家庭临终护理的研究进展

近年来，有研究提出社区护理与家庭照护相结合的临终护理模式。在这种模式下，家庭为患者提供基础护理、生活照顾、精神安慰和其他帮助，社区医疗机构为患者提供治疗性照顾，并对家属进行健康教育和心理支持，组织社会志愿者进行资金筹集和志愿服务，充分调动社会力量，给予患者及其家庭全方位的援助。家庭临终护理也更注重：一是培养专业的家庭临终医护人员，健全家庭临终护理模式，为患者和家属提供全面、专业的照护与支持；二是逐步将家庭临终护理纳入医疗保险范围，加大对家庭临终护理的政策和财力支持，普及和推广家庭临终护理；三是加大宣传力度，帮助人们更新思想观念，从单纯注重"优生"到注重"优逝"；四是发扬中华传统美德，宣扬孝道。

（李淑杏）

小 结

本章介绍了孕产妇、儿童患者、老年患者、慢性疾病患者、康复期患者及临终患者的心理特点及其影响因素，以及心理评估和心理护理措施，为有效开展心理护理提供了科学的方法。

思考题

一、单项选择题

1. 婴幼儿期住院治疗的儿童患者最常见的心理反应是
   A. 分离性焦虑　　　　B. 医疗环境恐惧　　　　C. 自卑情结
   D. 负罪感　　　　　　E. 悲伤

2. 患病儿童在预知进行手术治疗时产生的恐惧属于
   A. 医疗操作恐惧　　　B. 医疗环境恐惧　　　　C. 人际关系恐惧
   D. 自我恐惧　　　　　E. 自卑情结

3. 老年女性，65 岁，自入院以来，一直沉默寡言，闷闷不乐，有时偷偷流泪，情绪极度低落，这位老人的主要心理问题是
   A. 焦虑　　　　　　　B. 抑郁　　　　　　　　C. 孤独
   D. 愤怒　　　　　　　E. 回避

4. 下列关于老年患者的心理护理，描述**不正确**的是
   A. 鼓励老人放松心情，正视疾病，并积极与外界交往
   B. 鼓励病友相互交流、相互帮助，尽可能创造一个轻松、友好的病房氛围，尊重老人的生活习惯
   C. 介绍疾病的相关知识，减轻患者的焦虑
   D. 为避免老年人发生意外情况，禁止其外出
   E. 适度对遗忘症老年患者进行认知、回忆训练及肢体功能锻炼

5. 下列关于慢性疾病患者抑郁状态的表现，描述**不恰当**的是
   A. 丧失治疗的信心和生活的热情
   B. 自信心和价值感降低
   C. 忧心忡忡，闷闷不乐
   D. 听到他人低声细语，就认为是在谈论自己的病情
   E. 严重者会有自杀倾向

6. 患者表现为悲愤、烦躁、拒绝治疗，甚至对周围的人有敌对心理，或谴责医生无能，借以发泄自己对疾病的反抗情绪，此时患者的心理状态处于心理反应阶段的
   A. 否认期　　　　　　B. 愤怒期　　　　　　　C. 妥协期
   D. 抑郁期　　　　　　E. 接受期

7. 临终患者心理状态的影响因素最主要的是
   A. 疾病程度　　　　　B. 人格特征　　　　　　C. 年龄
   D. 家属的态度　　　　E. 医护人员的态度

8. 下列关于临终患者的心理护理描述**不正确**的是
   A. 护士应该尊重患者的选择，让家属继续陪伴患者，不过多打扰患者，为他们提供舒适的护理，以保证临终前的生活质量
   B. 护士应该减轻患者的痛苦，保持患者的舒适，合理安排其生活，增加生活情趣。尊重患者的权利，帮助患者完成其心愿
   C. 护士应帮助临终患者正确认识疾病，使其积极配合姑息治疗，激发患者潜在的生存意识，提高机体的抗病能力
   D. 护士要注意说话谨慎，帮助患者正确面对死亡的态度，使其接受现实

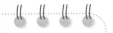

E. 护士对处于接受期的患者，仍频繁与其交谈，打扰其休息

二、多项选择题

1. 刘女士，32岁，G^1P^0，G^{37+}。产检发现胎儿脐带绕颈1周，其余指标正常。刘女士近来整日忧心忡忡，担心能否顺产。以下心理干预技术中可以帮助刘女士缓解不良情绪的是

    A. 支持性心理治疗　　　　B. 放松训练　　　　　　C. 积极心理暗示

    D. 示范法　　　　　　　　E. 音乐治疗

2. 影响老年患者心理状态的因素包括

    A. 人格特征　　　　　　　B. 疾病本身　　　　　　C. 医院的环境

    D. 可获得的社会支持　　　E. 年龄

三、简答题

1. 简述儿童患者常见的心理特点及具体表现。

2. 简述老年患者的心理特点及心理护理要点。

3. 简述慢性疾病患者的心理特点及其主要表现。

4. 简述影响慢性疾病患者心理反应的因素。

5. 患者康复过程中的心理影响因素有哪些？应当如何对院外早期康复期患者提供心理护理？

6. 简述临终患者否认期的心理特点及心理护理要点。

四、案例分析题

1. 患者李大爷，76岁，腰背部弥漫性疼痛6年，诊断为"骨质疏松症"，未遵照治疗方案正规服药，也未在饮食方面加强营养。1天前不慎摔倒导致髋骨骨折，遂入院治疗。李大爷有一个儿子，因工作繁忙，很少来医院探望。李大爷自住院以来，闷闷不乐，夜间失眠，担心疾病预后不良给家人增加负担。

请回答：

此时护士应如何对李大爷进行心理护理？

2. 患者黄某，男性，63岁，退休教师，诊断为肝癌晚期，肿瘤已发生脑转移、骨转移，伴随重度疼痛症状，消瘦、长期卧床。患者现阶段常表现为沉默、独自一人哭泣。

请回答：

（1）患者的心理反应处于哪个阶段？

（2）护士应如何对患者进行心理护理？

 导学目标

通过本章内容的学习，学生应能够：

◆ **基本目标**

1. 解释肿瘤患者、手术患者、器官移植患者、急危重症患者、传染性疾病患者、危机事件后创伤患者、自杀患者的心理特点和心理护理方法；复述自杀行为的征兆和特点。

2. 说明肿瘤患者、手术患者、器官移植患者、急危重症患者、传染性疾病患者、危机事件后创伤患者、自杀患者心理反应的影响因素。

3. 灵活应用心理干预的方法做好上述患者的心理护理。

◆ **发展目标**

1. 识别上述患者的心理问题，综合应用心理干预方法减轻或消除患者的心理问题，促进身体康复。

2. 构建以患者为中心的护理服务理念，提高共情及人文关怀能力，珍爱生命，维护患者的尊严。

在临床各类患者中，肿瘤患者、外科手术患者、器官移植患者、急危重症患者、传染性疾病患者、危机事件后创伤患者和自杀患者，由于他们所患疾病严重、特殊或突发，甚至危及生命，对患者而言是重大应激事件，可引发多种心理问题，因此，心理护理格外重要。护士应能识别患者的心理问题，运用心理护理知识和技术进行心理护理，促进其心身康复。

第一节　肿瘤患者的心理特点与心理护理

人们通常将肿瘤与不治之症和死亡联系在一起，往往"谈癌色变"。在肿瘤的发生、发展和转归过程中，心理社会因素起到一定的影响作用，正确认识肿瘤患者的心理特点，准确识别其心理问题，实施有针对性的心理护理，能够促进其康复、提高生活质量。

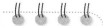
案例 8-1

王先生，56 岁，公司中层管理者，在单位体检时发现肝部阴影，被诊断为肝癌。当医生告知诊断时，王先生感到大脑一片空白，很久说不出话，拿着诊断结果呆呆地坐了一下午。"我戒酒 10 年了，怎么可能患肝癌？"王先生不能接受这个事实，第二天就开始奔走于各大医院请专家复查，可是各家医院的诊断结果都是肝癌。王先生感到前所未有的恐惧和愤怒，想不通自己勤勤恳恳工作，踏踏实实做人，为什么会患绝症，觉得老天真是太不公平了。确诊肝癌后，王先生的生活发生了很大的变化，每天早晨都没有心情锻炼，茶饭不思，夜晚常常辗转难眠。他整日愁眉不展，唉声叹气，有时以泪洗面，认为自己快要死了，对家人的关心和安慰表现漠然，不予理睬，常常因为一点小事就大发脾气。在医生和家属的建议及劝说下，王先生进行了各种治疗。随着恶心、呕吐、腹泻等不良反应的加重，王先生觉得度日如年，郁郁寡欢，整日胡思乱想，担心自己随时可能死去，对任何事情都提不起兴趣，日常生活也需要依赖老伴照料。

请回答：

（1）王先生有怎样的心理反应过程？

（2）王先生的主要心理反应是什么？

一、肿瘤

肿瘤是一种严重危害人类健康的常见病和多发病。肿瘤（tumor）是机体在外部和内部致瘤因子的长期作用下，细胞异常增殖与分化所形成的新生物。肿瘤可分为良性肿瘤、恶性肿瘤和介于两者之间的交界性肿瘤。恶性肿瘤，或称癌症，对人类健康的威胁日益严重。恶性肿瘤的病因尚未完全清楚，除物理、化学和生物因素外，肿瘤的发生、发展和转归还与心理社会因素显著相关。因此，肿瘤是多因素协同作用的结果。与恶性肿瘤有关的心理社会因素包括：①长期存在抑郁、悲观、绝望、压抑等负性情绪；②C 型行为类型是肿瘤易感性行为类型，是以被动接受和自我牺牲、尽量回避各种冲突、不表现负性情绪为特征的行为模式，即表现为不擅长表达、压抑、生闷气、愤怒不能发泄；③经历负性生活事件，恶性肿瘤患者发病前遭遇负性生活事件的比例明显高于普通人群；④采用消极应对方式对肿瘤的情绪状态；⑤缺乏社会支持。

二、恶性肿瘤患者的心理特点及其影响因素

随着医学的发展，恶性肿瘤的诊治取得了长足进步，不少患者能够达到临床治愈，生存期延长。但在癌症治疗与康复过程中，放疗、化疗、手术创伤、药物不良反应以及并发症等，均会给患者造成巨大的痛苦，使患者家庭经济负担增加。大多数癌症患者通常都会经历复杂的心路历程。

（一）恶性肿瘤患者的心理特点

1. 恶性肿瘤患者的心理反应分期　一般而言，当患者得知自己被确诊为恶性肿瘤后，其心理反应大致可分为以下 4 期。

（1）休克-恐惧期：当患者得知被诊断为恶性肿瘤时，对癌症的恐惧可导致其出现情绪休克。表现为顿时惊恐，情感麻木，感到心悸、眩晕，表情茫然，目光呆滞，有时可呈木僵状态。许多患者有"不知当时是怎么挺过来的"心理体验。患者无力主动表达内心的恐惧及痛苦，拒绝家人或医护人员的帮助。此期较短暂，一般持续数小时或数日。

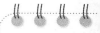

（2）否认 - 怀疑期：当患者情绪平复后，便开始怀疑诊断结果是否正确，既希望确诊，又不愿意听到自己患癌症的事实。产生否认心理是患者在应激状态下的防御性心理反应，能缓冲其心理压力，降低恐惧程度，暂时缓解痛苦的体验，逐渐适应意外的打击。若患者长期否认患癌症的事实，则可能会延误或者丧失最佳的治疗时机。

（3）愤怒 - 沮丧期：当患者确认诊断无误后，便开始无奈地接受现实。心理反应主要是愤怒、情绪激动、易激惹，甚至出现挑衅、冲动行为，还可伴有颤抖、尿频、尿急、心悸、血压升高、呼吸急促等一系列生理反应。当患者病情进一步恶化，出现严重并发症或难以忍受的癌性疼痛时，可能出现沮丧情绪，感到万念俱灰，丧失治疗的信心，有的患者甚至出现自杀意念或自杀行为。有的患者表现为拒绝治疗或病急乱投医，寻求偏方或迷信巫术。

（4）接受 - 适应期：大多数患者经历了愤怒、焦虑、抑郁、绝望、厌世等心理反应后，能够正视现实，进入患者角色，对疾病及死亡的恐惧感减轻，不再考虑自己承担的家庭及社会责任，能以平和的心态专注于自己的疾病。患者能够主动求医，积极配合治疗。有的患者心存幻想，希望有新药或新的手术方式等治疗方案能治愈疾病。幻想可增强患者的抗癌信心，提高其应对能力，减轻恐惧及焦虑，促进遵医行为。若幻想破灭，则患者可能失去信心，产生绝望心理。某些晚期癌症患者身体状况日益恶化，担心"久病床前无孝子""人财两空"，感到忧郁、悲哀，若达到心理承受的极限，则可能产生自杀意念。

2. 恶性肿瘤患者常见的心理反应　罹患恶性肿瘤后，患者可能发生适应障碍、抑郁、焦虑、自杀、创伤后应激障碍等精神、心理和行为问题。另外，疾病和治疗引起的躯体问题（如失眠、疼痛、疲乏、厌食、恶病质、恶心、呕吐和性功能障碍等）也可加重患者的心理反应。恶性肿瘤患者的心理反应主要表现为以下几种。

（1）震惊、否认、怀疑与愤怒：在肿瘤确诊初期，患者常感到震惊，极力否认患病事实，怀疑医生的诊疗水平。最初表现为震惊、沉默、麻木甚至木僵状态。患者会反复到各大医院复查，多方寻医求证，希望能推翻癌症的诊断。当患者极力否认而不能改变诊断结果时，会愤愤不平，认为世界不公，想不通为何不幸的事情偏偏会发生在自己身上，甚至会将这种愤怒的情绪转向他人，如家属和医务人员。

（2）恐惧：患者的恐惧源于将癌症等同于"绝症"的消极认知，源于对手术、放疗、化疗、疼痛的恐惧，对癌症复发以及对死亡等的恐惧。表现为恐慌、哭泣、过度警觉、冲动行为，同时可伴有颤抖、心率加快、血压升高、面色苍白、肌肉紧张、疲乏、失眠等生理改变。患者大多采取攻击或逃避的方式来降低恐惧感。有研究显示，约49%的肿瘤患者有明显的癌症复发恐惧。癌症复发恐惧是指患者害怕、担心、忧虑肿瘤可能会复发、进展及转移的心理状态，表现过度警觉、过分关注身体症状的变化，频繁接受各种检查。中度及重度癌症复发恐惧患者常常难以控制癌症相关的想法及强烈精神困扰。长期过度恐惧可加重患者的焦虑及抑郁等情绪。

（3）焦虑：如果对癌症的恐惧得不到及时缓解，则可发展成为无法克制的焦虑，表现为紧张不安、面部紧绷，注意力不集中，易激惹，过分敏感，对行为失去控制，自责或谴责他人，排尿、排便频繁，对未来有莫名的担心等躯体和心理表现。焦虑程度可随患者对病情威胁的感知情况而变化，同时与个体心理素质、应对方式和社会支持等因素有关。

（4）抑郁：抑郁是肿瘤患者常见的情绪反应。研究显示，70%~80%的恶性肿瘤患者有抑郁症状。随着患者的病情恶化，不断经受癌性疼痛的折磨，以及在手术、化疗、放疗过程中出现不良反应，正常的家庭及社会角色功能受损，均可使患者产生心理痛苦及抑郁情绪。表现为情绪低落、沉默寡言、精力不足、兴趣减退、悲观、失望、厌食、疲乏无力、睡眠障碍、体重减轻等，严重者甚至有自杀倾向等，常伴有睡眠障碍、乏力、疼痛等躯体症状。癌症患者自杀与疾病复发、预后不良、抑郁、疼痛、失控、无助、自感失去生存的意义及价值等因素有关。

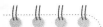

（5）退化与依赖：患者认同恶性肿瘤的诊断后，因过度悲观和恐惧，可导致自信心不足、缺乏主见、行为退化、被动顺从及依赖程度增加等表现。有的患者过分依赖他人，希望得到家人、医护人员无微不至的关怀与照顾，日常生活即使能自理，也要依赖他人去做。家人出于疼惜与关心，常代替患者做很多事情，进而可能助长患者的依赖心理。

（6）孤独和无助：肿瘤患者因长时间遭受病痛折磨、需要长期接受治疗，离开工作及学习岗位，会产生孤独感，甚至被遗弃感。患者因手术造成的体象改变、化疗及放疗的不良反应，常产生病耻感，从而加重其孤独感及社会隔离。当治疗效果不理想，出现严重并发症、肿瘤转移、疼痛难忍时，患者会对治疗失去信心，对未来丧失希望，进而产生强烈的无助感。无助感与患者疾病适应不良、生活质量差及自杀倾向有关。

（7）心理痛苦：心理痛苦（distress）是由多种因素（包括心理、社会、精神和躯体因素）引起的不愉快的体验。这种体验可能会影响患者有效应对躯体症状和癌症治疗的能力。心理痛苦可以从普通的脆弱、悲伤和害怕发展到能够使患者致残或失能的问题，如抑郁、焦虑、恐慌、社交孤立、存在危机和精神危机等。心理痛苦是治疗依从性差的危险因素。

（二）恶性肿瘤患者心理反应的影响因素

肿瘤患者的心理反应受到人口学因素（性别、文化程度、经济状况）、生理因素（疲乏、疼痛等）、疾病和治疗因素（肿瘤分期与类型、症状负担、治疗方案等）以及心理社会因素的影响。

1. 消极认知　这是最主要的影响因素。不少肿瘤患者存在"癌症等于死亡"的观念，难以正确面对放疗、化疗所引起的恶心、呕吐、食欲缺乏、脱发等不良反应，对手术治疗导致的体象改变产生巨大的心理压力。有的患者存在较强的病耻感。这些因素均可强化其对恶性肿瘤的消极认知，加重心理痛苦。

2. 躯体疼痛　多数肿瘤患者会产生疼痛，躯体疼痛可影响患者的心理反应。当疼痛难以忍受时，可加重紧张、恐惧、焦虑、抑郁等负性心理。当疼痛减轻或缓解时，患者的负性情绪也会随之好转。

3. 诊疗措施与检查结果　肿瘤的诊疗过程常给患者带来痛苦，如手术、化疗所导致的食欲缺乏、恶心、呕吐、疼痛、睡眠障碍、脱发等不良反应，可引发患者的焦虑、失望、沮丧、烦躁、恐惧等心理反应。另外，提示病情加重的检查结果也会对患者的情绪产生较大的影响。

4. 人格特征　不同个性的人，对待肿瘤的态度和产生的情绪反应也不相同。例如，个性开朗的患者，情绪饱满、乐观，对疾病和痛苦的耐受性较强，对医院生活适应较快，能较好地配合医护人员。而个性内向、悲观的患者，当得知自己患有肿瘤后，常常情绪消沉、焦虑和抑郁，对痛苦的耐受性差，很难适应医院的生活，对他人的依赖性较强。

5. 社会支持　患者的社会支持包括家庭支持、医护人员的支持、病友的支持以及社会人员的支持等。家人的关爱、陪伴及经济支持，良好的医患关系，医护人员的精心治疗及护理，来自单位领导及工会、同事的慰问及情感支持，均有助于缓解患者的心理压力。病友间相互交流抗癌经验及心路历程，有助于增强患者的抗癌信心，提高适应能力；患者可因病友的病情好转及康复而欣慰，或因病友的病情恶化或死亡而感到悲哀。

6. 经济压力　手术、化疗或放疗等治疗产生的高额费用，会给患者带来巨大的经济压力，导致情绪低落、忧心忡忡，严重者可产生消极心态及行为。

随堂测 8-1

三、恶性肿瘤患者的心理护理

（一）选择适当的病情告知方式

被诊断为癌症对患者而言是一种沉重的心理打击，如何告知患者癌症诊断的实情至关重要。对于是否应告知患者诊断结果的观点各异。目前我国对恶性肿瘤患者的真实病情一般是先

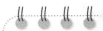

告知患者家属，在征得家属同意的情况下再决定是否告知患者本人以及告知的方式。WHO 主张告知癌症患者真实病情，这样有助于增加医患之间的信任，有利于患者进行心理调整，安排和适应后续治疗及生活。告知患者病情时，应考虑患者的人格特征、应对方式及其对肿瘤的认知，审慎地选择告知的时机和方式。对恶性程度不高、治疗效果好的早期恶性肿瘤患者，可考虑及时告知病情；对于性格内向、情感脆弱、意志薄弱的患者，可采用逐步引导的方法，告知患者发现肿块，但性质还未确定，需进一步检查确诊，使患者做好接受肿瘤诊断的心理准备。

科研小提示

　　研究显示，不同人群对于是否告知癌症患者真实诊断以及告知方式的态度不同，对早期或晚期癌症患者的告知方式的态度也有差异。

（二）帮助患者正确认知和应对疾病

　　护士可以通过面对面、远程咨询及发放健康教育资料等形式，开展恶性肿瘤患者的心理健康教育，帮助患者正确认识疾病。应向患者提供疾病、治疗及康复的相关信息，如告知治疗方案、治疗效果、化疗及放疗的不良反应及处理方法，向患者讲解康复期饮食、锻炼、复诊及自我管理等知识，解释心理社会因素对恶性肿瘤发生、发展及预后的影响，指导患者应对和调整负性心理的方法等。

（三）提供心理支持

　　罹患恶性肿瘤后，患者会承受来自生理、心理、经济和社会文化等方面的压力。因此，医护人员应设身处地了解患者的患病经历、体验和感受，做到感同身受，给予患者积极的心理支持，尊重患者的自主权和隐私权。护士应当以平等和接纳的态度与患者沟通，建立相互信任的关系；通过问候、关注、倾听、安慰和陪伴等，给予患者情感及精神支持、信息支持；耐心倾听和观察患者的感受，鼓励其充分表达自我、宣泄不良情绪。护士应对患者予以共情，以减轻患者的精神及心理负担。对于晚期癌症患者，应尽早介入死亡宣传教育，消除患者对死亡的恐惧、担忧和悲观情绪，满足患者的需求和愿望，使他们在精神上得到宽慰和安抚，从而达到优逝的目的。同时，还应当给予患者家属积极的心理支持。

（四）应对负性心理

　　护士应评估肿瘤患者的负性心理及其程度，并提供有针对性的心理护理。应当尽量满足患者的基本需求，保证充足的睡眠，均衡饮食，适度活动；做好患者的症状管理，如改善疲劳、睡眠障碍、焦虑、抑郁、厌食、疼痛等症状。对于癌症确诊初期的患者，应允许其在一定时期内采取否认、合理化等防御机制，但时间过长或强烈的"否认"可能延误治疗，应加以引导。

　　对于轻度至中度焦虑患者，应提供疾病治疗相关信息，耐心解答患者的提问，排解其烦恼，解除因疾病知识缺乏而产生的紧张、焦虑不安；提供舒适、安全的治疗环境，减少不良刺激；指导患者进行渐进性肌肉放松、深呼吸、听音乐、冥想、正念等方式进行放松训练，以缓解焦虑。

　　对于抑郁患者，应当多关心、多陪伴，理解患者的情绪反应；采用认知行为疗法，促进患者对肿瘤相关问题的理解和认识；对重性抑郁者，应遵医嘱进行抗抑郁治疗。做好患者自杀筛查和评估，对有自杀意念及行为者，应及时告知医护人员及家属，加强监护，并转至心理科及精神科医护人员予以进一步干预，防范自杀悲剧的发生。

　　针对患者的癌症复发恐惧心理，应鼓励其说出自己的恐惧和忧虑，倾听其感受，纠正患者的错误认知；开展团体咨询与治疗，让患者说出内心的恐惧，并介绍战胜恐惧的范例，减轻或

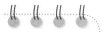

消除其癌症复发恐惧。

针对孤独、无助的患者，应帮助其寻找缓解孤独情绪的心理社会资源，鼓励家人给予患者积极的情感支持，陪伴及关爱患者；鼓励患者消除病耻感，积极参与社会交往；支持患者参与抗癌联盟、癌症患者联谊会，共同分享和交流抗癌经历以及成功抗癌的经验等，使患者获得支持、信心和力量，积极融入社会，减轻社会疏离和孤独感。

（五）提供社会支持

在癌症诊断及治疗的过程中，患者会经历身体、心理、社会、灵性等多维度的痛苦，为患者提供心理社会支持尤为重要。应鼓励家人陪伴、关爱及照护患者，倾听其述说，理解其压力与痛苦，给予情感、物质等支持；鼓励患者参与社会交往，保持社会角色及社会功能。医疗机构和医务人员要关心、爱护肿瘤患者，了解患者的心理需求，做好宣传教育、解释和沟通，提供抗癌社团的信息，引导患者主动寻求社会支持；对出院的癌症患者，通过电话、微信等方式进行随访及延续性照护，督促患者按时复查，并及时解答患者及其家属的疑惑，定期向患者及其家属发送有关癌症患者的照护知识。鼓励有条件的医疗机构开展医务社会工作和志愿者服务工作，帮助有需求的患者获取社会资源。

（六）不同治疗阶段的心理护理

除了采取以上心理护理措施外，护理人员还需针对恶性肿瘤患者在疾病不同治疗阶段的心理行为特征，实施有针对性的心理干预，促进其身心康复。在确诊阶段，应注重与患者建立信任的关系，识别其心理应激反应，理解其否认心理，谨慎告知诊断信息，介绍疾病的治疗方案及前景，增强患者的抗癌信心，提高其治疗依从性。在患者疾病治疗阶段，应做好疾病相关知识的宣传教育，说明化疗、放疗及手术治疗的配合方法，介绍放疗及化疗的不良反应，使患者做好心理准备，以减轻恐惧感。在康复阶段，护士可与患者家人共同制订康复计划，指导家属了解及运用心理护理知识，帮助患者疏导不良情绪；护士可定期与患者保持联系，了解其康复情况，开展基于互联网的心理干预，为肿瘤患者及其家庭照顾者提供远程心理支持，减轻患者的疾病不确定感以及癌症复发恐惧。对于临终患者，护士应帮助其解决疼痛、厌食、躯体移动障碍、睡眠型态紊乱、死亡恐惧等问题；做好死亡教育，根据患者的人格特征、生活经历、文化背景、宗教信仰及其对待死亡的态度实施心理护理，满足患者的愿望，维护其尊严。

知识链接

家庭复原力

家庭的支持和关爱是癌症患者在心理层面的重要保护因素，其保护作用的强弱取决于家庭复原力大小。家庭复原力（family resilience）是在个人复原力的基础上提出的，是指在危机中通过家庭发挥作用，以抵抗和适应环境变化带来的不良影响，甚至从中获得成长的能力。这一概念改变了仅仅关注困境给家庭和个体带来不利影响的传统研究视角，强调处于逆境中的家庭是如何在逆境中迎难而上，面对困难的。研究表明，家庭复原力与个体的主观幸福感及生活满意度呈正相关，与抑郁状态呈负相关。罹患肿瘤对于患者及其家庭而言无疑是遭遇了重大的生活事件，治疗过程中的疼痛、创伤、疾病的不确定性、高额的医疗费用和对死亡的恐惧等，都会使患者及其家人发生强烈应激反应。家庭复原力作为一种保护性的应激应对资源，有助于帮助家庭和个体更好地应对疾病，并适应疾病带来的改变。

（张淑萍　周　英）

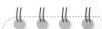

第二节 手术患者的心理特点与心理护理

案例 8-2

王女士，40 岁，教师。数天前，她于洗澡时无意发现左侧乳房有一蚕豆大小的肿块，无痛，质硬、不光滑，随即去医院就诊。经一系列检查后，提示乳腺癌可能性大，医生建议入院进行手术治疗。王女士入院后，不愿与其他人多交流，脑海中不断浮现母亲 20 年前因乳腺癌死亡的情景。看着病房走廊里乳房切除术后身缠纱布的病友来回走动，她十分恐惧，焦躁不安，通过网络不停地查找乳腺癌的相关资料，夜晚辗转难眠。她担心癌症扩散、转移，害怕乳房切除术后体形改变，更恐惧术后放疗、化疗引起的脱发等不良反应，还担心今后自己的生活、工作受到很大的影响。

请回答：

（1）王女士术前有哪些心理问题？

（2）护士应当如何实施心理护理？

一、手术

手术是一种应用广泛的有创性治疗手段。手术过程中的组织损伤、出血及疼痛，手术后器官功能障碍、并发症、体象改变、社会角色功能及生活质量的改变，对患者而言均是强烈的应激源，可导致患者在围手术期出现各种心理反应，在一定程度上对术后康复造成负面影响。因此，护士应充分了解围手术期患者的心理特点，实施心理护理，减轻或消除患者的负性心理，使其顺利渡过手术难关，促进身心康复。

二、手术患者的心理特点及其影响因素

不同疾病、年龄、术式的围手术期患者，其心理特点及心理反应影响因素不同。例如，乳腺癌患者经手术治疗后失去乳房，导致身体残缺，年轻女性患者易出现抑郁、自卑等心理；宫颈癌手术治疗导致子宫全部或部分缺失，有的患者将子宫缺失与女性特征丧失、夫妻关系不良相联系，从而产生焦虑、抑郁心理；器官衰竭患者接受器官移植手术后，出现对异体物质不同程度的排斥、厌恶、自罪等不良心理反应；有的老年手术患者，术后出现谵妄、睡眠障碍等表现。以下主要介绍围手术期患者常见的共性心理特点及其影响因素。

随堂测 8-2

（一）手术患者的心理特点

1. 手术前患者的心理特点　手术前，患者因缺乏手术相关知识，担心术中疼痛及发生意外，常会发生较为明显的心理应激反应，可出现恐惧、焦虑和睡眠障碍等心理问题。患者表现为紧张不安、焦躁、忧心忡忡、失眠、多梦，有的患者可因过度焦虑而出现心悸、胸闷、胸痛、气促、手部发抖、坐立不安、出汗等心身反应。

研究显示，术前焦虑水平与术后疼痛的程度、镇痛药的用量以及住院时间呈正相关。另外，择期手术和急诊手术所引起的心理反应也有差异。严重外伤患者接受急诊手术时，因求生欲较强，恐惧创伤导致死亡，对手术的恐惧退居次要地位，能以积极合作的态度对待手术。部分择期手术患者，随着手术日期的临近，对手术的恐惧与日俱增，甚至超出对疾病本身的担心程度。

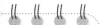

2. 手术中患者的心理特点　主要表现对麻醉、手术的恐惧、紧张、不适，以及对生命安危的担忧。部分患者在手术台上等待手术的过程中，会产生强烈的恐惧感，担心不能顺利完成手术。局部麻醉及椎管内麻醉的患者，其意识处于清醒状态，陌生的环境、体位不适、术中手术器械的操作声、组织器官的牵拉、消毒或电凝产生的气味等因素均可导致患者出现紧张、不安和恐惧心理。患者可表现为紧紧握拳、手心出汗、发抖、心悸、气促，对医护人员的话语过度敏感，担心不能顺利完成手术等。严重的紧张不安、恐惧情绪可导致患者生理状况发生改变，阻碍手术进程，并引发其他症状。

3. 手术后患者的心理特点　得知手术成功后，大多数患者会表现得轻松、平静，对医护人员心存感激，能够自觉配合后续的治疗。部分患者可能由于术前的心理障碍不能缓解、疼痛、自身形象改变、生活不能自理、手术疗效与期望不符等原因而继发严重的心理障碍，如意识障碍、抑郁、焦虑、持续疼痛等。严重的心理障碍可干扰患者术后的治疗与护理，影响预后。

（1）意识障碍：部分患者可在手术后 2~5 天出现意识混乱或谵妄，大多在 1~3 天内消失，仅少数患者继发抑郁。意识障碍的表现轻重不一，轻者表现为定向障碍、应答缓慢、理解困难、近事记忆障碍；重者可出现恐惧、激动不安、错觉、视幻觉、被害妄想，有的患者可出现意外伤人或自伤行为。手术所致创伤、失血、缺氧、电解质紊乱、内分泌功能障碍和继发感染等因素，均可诱发患者术后出现意识障碍。老年人接受髋部骨折复位术、冠状动脉旁路移植术、胃肠手术等，术后谵妄较为常见。

（2）抑郁：部分术后患者出现抑郁，主要是由于丧失感所致，表现为情绪低落、悲观失望、表情漠然、活动减少、睡眠障碍，存在无望感及病耻感。有的患者不能很好地配合后续的治疗及护理工作，有的患者甚至出现自杀意念与极端行为。抑郁主要见于体象改变、躯体完整性受损、性征改变、手术治疗后不能完全康复或难以自我接纳的患者，如接受乳房切除术、卵巢切除术、子宫切除术、睾丸切除术、截肢术、器官移植术、肿瘤切除术的患者。例如，年轻宫颈癌患者，切除子宫后因担心女性特征消失、性功能障碍而出现抑郁心理；截肢患者难以接纳形象改变而出现严重的抑郁心理，产生社交障碍等问题。

（3）焦虑：术后患者可由于疼痛、手术疗效与预期不符、术后康复效果不佳、对工作及生活适应不良、经济负担重等因素而产生焦虑情绪。主要表现为紧张不安、易激惹、烦躁、睡眠不佳，有的患者可感到心悸、胸闷。例如，恶性肿瘤患者手术后，由于担心疾病恶化及复发，产生焦虑、恐惧心理。研究表明，过度的焦虑、抑郁心理可削弱个体的心理承受力、降低机体免疫功能，影响治疗依从性及疾病预后。

（4）持续疼痛：术后患者均可出现不同程度的疼痛。绝大多数患者的疼痛可随着伤口愈合、机体功能的恢复而逐渐消失。疼痛不仅是临床患者常见的躯体症状之一，有时也是术后患者常见的不良心理反应之一。研究者提出，疼痛是生理和心理因素共同作用的结果。部分术后患者可在伤口愈合良好的情况下，疼痛持续存在。其术后持续疼痛的原因可能是手术与疼痛使其在心理或物质方面获益，如获得长时间的休息、家人的关注、哌替啶等成瘾药物的使用，促使疼痛在无意识中保持下去。另外，持续疼痛可能与药物成瘾、神经生理、神经化学因素及心理因素等相关，如焦虑、恐惧、不安、抑郁、疑病症、癔症等心理问题可导致患者神经皮质活动异常，从而影响疼痛感。

（二）手术患者心理反应的影响因素

手术患者的心理状态可受到人口学特征、人格特征、信息获取量、疾病类型、手术疗效、医护人员态度、住院环境、社会支持情况等因素的影响。

1. 手术前患者心理反应的影响因素　①疾病信息：术前患者对手术治疗目的、手术方法的了解程度可影响患者的心理状态，如缺乏疾病知识、信息量不足，对手术、麻醉过程不了解，或既往经历过手术不愉快的心理体验等，可使患者产生对治疗过程及结果的过分恐惧、担忧。②环境：手术患者常需住院治疗，陌生的环境、术前检查、医护人员的态度、邻床病友情况等，均可影响患者的心理反应。例如，医护人员因忙碌而与患者沟通不足，可导致患者对医护人员信任度较低，从而出现焦虑、恐惧情绪。③疾病类型及手术种类：疾病类型和手术种类可影响患者的心理状态，由于疾病或者治疗手段使患者自体形象改变发生，对今后的生活方式及工作产生影响，可无形加重患者的焦虑、抑郁等负性情绪。例如，患者因卵巢、子宫切除术而担心影响性功能及婚姻状况，结肠造口术、截肢术等可影响患者的生活方式及自我形象，乳房切除术、面部整形术可影响体型、容貌，这些情况均可使患者出现焦虑、抑郁心理。④其他：高龄、女性、性格内向敏感、经济状况不佳以及家庭关系不良的患者较容易出现焦虑等不良心理反应。

美国心理学家厄尔文·詹尼斯（Irving L. Janis）于1958年提出经典的术前焦虑与术后生活适应的关系问题，即术前焦虑程度与手术效果呈倒"U"字形的函数关系。术前焦虑水平适中者，术后恢复效果最好；术前焦虑水平较高或较低者，术后心身恢复较缓慢。较高的焦虑水平能够降低患者疼痛阈及对疼痛的耐受性，患者在术中、术后会有更强烈的痛感及心理痛苦，且高水平焦虑可使体内肾上腺皮质激素及儿茶酚胺分泌增多，使伤口愈合延缓，对术中、术后康复均产生不良的影响；低水平焦虑或无焦虑感受的患者，因采取否认或回避等心理机制，对手术的危险性、并发症及术后康复过程缺乏应有的心理准备，所以在面临不尽如人意的现实时，可产生严重的心理落差，影响疾病康复及治愈。焦虑水平适中的患者，在心理上能够相对理性地应对手术及术后各种情况，术后感觉较好，身体恢复顺利。另外，研究表明，术前焦虑还与术后焦虑、疼痛程度和术后恢复状况呈线性关系，即术前焦虑水平高的患者，术后疼痛剧烈、康复缓慢。

2. 手术中患者心理反应的影响因素　处于手术室中，局部麻醉或椎管内麻醉的患者，意识清醒。影响其心理状态的因素包括：手术室氛围、医护人员的态度及言语暗示、灯光、监护仪器、环境温度和湿度、器械碰撞声、手术过程的进展情况、机体疼痛与牵拉感、体位等。

3. 手术后患者心理反应的影响因素　①手术效果：手术能否成功是绝大多数患者术后最为关注的问题。当被告知病灶得以清除、病理检查为良性结果时，患者心理会趋于放松、平静，并愿意配合后续治疗。②手术对生活、机体的影响程度：手术可能会显著影响今后的生活、引起持续疼痛，出现严重并发症、造成体象改变，并影响康复过程等，继而影响患者的心理状态。例如，颌面部创伤术后，面容受到影响的患者可出现自卑、抑郁心理，结肠造口术后患者出现回避、自卑心理。③治疗费用：住院费用昂贵，超出家庭经济承受范围或经济能力难以维持后续治疗时，可增加患者的心理负担。④社会支持：社会支持系统薄弱，家人、医护人员及患者工作单位等不能及时提供强有力的情感支持、心理支持及经济支持，或患者社会支持利用度低，均不利于缓解术后压力，进而影响患者的心理状态。

三、手术患者的心理护理

（一）手术前患者的心理护理

1. 提供疾病及手术相关信息，做好术前心理准备　医生、护士和麻醉师可在术前探视患者，向其说明疾病情况、手术治疗的必要性、术前检查项目、所需费用、麻醉方式、术中配合及术后注意事项；介绍医护人员的业务水平及以往手术成功的经验，做到知情同意，消除患者的疑虑、恐惧及焦虑，增强患者对手术治疗的信心。介绍病房环境、病友、医院及病房管理制度，减轻患者的陌生感。

2. 加强社会、心理支持　护士应了解患者的社会支持情况及家庭经济情况，鼓励家人给予患者精神、情感和经济等方面的支持；医护人员应主动关心患者，采用倾听、解释、保证和指导等支持性心理治疗技术，建立良好的护患关系，给予患者积极的心理支持，使患者获得手术治疗的信心，减轻紧张、焦虑心理。

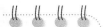

3. 采用行为疗法，减轻术前恐惧及焦虑　①放松训练：采用腹式深呼吸法、渐进性肌肉放松训练法、正念干预、音乐疗法、练太极拳及八段锦，帮助患者减轻焦虑和恐惧心理。②示范法：介绍患者学习手术效果良好的同类患者克服术前焦虑及恐惧的方法，帮助患者树立与疾病抗争的信心，以积极的心态应对术前恐惧及焦虑。③认知行为疗法：患者术前焦虑反应的程度与其对手术的感受和认知有关，可以通过帮助其改变认知偏差来减轻焦虑反应。④催眠暗示法：医护人员可采用积极暗示，增加患者的安全感，降低心理应激程度。

4. 保证术前睡眠充足　术前可通过放松训练等促进患者入睡。对于严重睡眠障碍者，可遵医嘱应用镇静催眠药。

（二）手术中患者的心理护理

1. 护士态度热情、介绍手术室环境　护士应热情接待患者，主动介绍手术室环境、术中配合方法等，积极利用触摸等方式减轻患者的紧张感。应注意保持手术室环境整洁、卫生、无血迹，适度遮挡手术器械，减少对患者的刺激，以避免其产生恐惧心理。巡回护士应帮助患者摆放体位，最大限度地满足其舒适的需求。

2. 医护人员言谈举止得当，关注患者的心理　意识清醒的手术患者，由于体位及术中遮挡等视觉范围受限，声音是其主要信息来源之一。医护人员谈话应轻柔、和谐，不打闹、嬉笑或窃窃私语，以免使患者产生怀疑、无助感。医护人员避免谈及可能使患者恐惧、担心的话题，如"大出血""止血困难""包块太大""广泛转移"等。术中发生紧急情况应沉着、冷静应对，言语表达适当，以免增加患者的紧张、恐惧感。当术中由于牵拉脏器等而引发患者出现不适反应（如恶心、呕吐等）时，应耐心解释，消除患者的顾虑，帮助其放松、缓解不适。对于需要做病理检查并等待检查结果，以决定是否进一步实施手术的患者，医护人员应予以安抚，关注其病情变化及心理反应。对于精神紧张者，可指导其进行深呼吸，以分散注意力。

3. 及时告知手术进程　术中应及时告知患者手术（麻醉）进展情况，鼓励其坚持并配合手术。手术结束后，应对患者坚强的表现、积极配合手术的行为表示肯定。

（三）手术后患者的心理护理

1. 及时告知手术结果　待患者麻醉清醒后，医护人员应及时向其传达有利信息，给予安慰及鼓励。及时告知手术成功的消息，使其放心。若病情允许，可以把切除的病灶给患者看，使其认识到病根已切除。对手术过程不顺利或病灶未能切除者，应注意告知的时机与方式。

2. 减轻疼痛等不适　麻醉作用消失后，患者均可感到不同程度的疼痛。患者的痛感与个人经历、耐受力及手术部位、手术方式等有关。护士应耐心倾听患者的疼痛陈述，结合其表情、姿势等表现评估其疼痛程度。除应遵医嘱及时给予止痛药外，还可教患者进行放松训练，如深呼吸、合适体位摆放、转移注意力等方式，以减轻疼痛。关注患者因不能进食、活动不便等引起的不适，及时给予帮助，鼓励其早日适度活动，逐步恢复自理能力。

3. 提供心理支持，帮助患者克服抑郁、焦虑等负性情绪　应采取沟通、倾听、宣泄、鼓励等方式，有针对性地帮助患者克服负性心理。例如，对于因术后疗效评价不佳而出现负性情绪的患者，应结合其病情特点、手术情况等进行耐心的解释。应关注预后不良、行动不便、体象改变、生理缺陷、仍需后续治疗、传染病、经济情况不佳等特殊人群，细心观察患者心理压力的外在表现，积极挖掘其优势所在，帮助患者减轻负性情绪，乐观面对现实，尽快重返社会。另外，还应注意预防患者因出现极端情绪而导致不良事件发生。例如，子宫、卵巢、乳房切除术后女性患者，截肢患者，以及不同程度的毁容人群等，常伴有严重的自卑、抑郁心理，甚至可出现自杀意念，应及时识别和处理。鼓励患者宣泄不良情绪，加强社会心理支持，帮助其克服消极情绪。

4. 指导患者做好出院心理准备　大多数患者伤口拆线后即可出院，护士应向患者进行出院后饮食、心理调适、身体锻炼、定期复查等方面的健康教育，帮助患者做好出院的生理、心理准备。对于手术导致生理功能受损、体象改变、残疾等患者，应充分关注其心理状态，给予同情和安慰，使他们树立信心，勇敢面对现实，配合后续治疗，尽快恢复生活自理与工作能力。

患者术后的功能结局或生活质量受到多种因素的影响，如患者及其家属对手术所做的准备是否充分、术前恐惧与焦虑是否得到及时处理、手术期间对外科医护人员的信任程度、疼痛是否得到有效控制，以及术后谵妄等问题是否得到及时处理。因此，对手术患者进行心理护理时，应重视对上述问题的识别与干预。

知识链接

乳腺癌患者体象改变与抑郁的关系：自尊的中介作用

研究表明，被客观化的身体意识（体象）和自尊、负性情绪有紧密的联系。乳腺癌患者除了身体外貌满意度发生变化外，还面临着疾病所带来的压力。临床上经常可以观察到某些乳腺癌患者比其他患者显得更加无力和消极、虚弱和悲观。

过高的疾病易感性、功能受限、身体关注度可以直接诱发乳腺癌患者产生抑郁情绪。另外，自尊受损也会间接影响乳腺癌患者的抑郁情绪。

研究者建议，乳腺癌患者的治疗应包括认知行为疗法、运动疗法、心理支持等多方位的体象障碍干预方法，可以从降低个体的疾病易感性、恢复日常功能、提高对身体外貌的满意度以及提高自尊水平入手。

（关持循）

第三节　器官移植患者的心理特点与心理护理

案例 8-3

陈女士，42 岁，10 年前被诊断为慢性肾病，后来逐渐发展为尿毒症，需要做肾移植手术。陈女士经历过痛苦与挣扎，觉得人生由鲜活变得黯淡。在等待肾供体的日子里，她几度因绝望想一死了之。在亲友的开导和孩子的鼓励下，她逐渐变得乐观了。2 年前，终于等来了肾移植手术。手术前，家人一直鼓励陈女士对手术要有信心。陈女士丈夫说："不紧张是不可能的，昨天晚上我担心得都没有休息好，大家连饭都没吃，就盼着今天手术能成功！"陈女士一方面为即将到来的手术感到紧张、焦虑，另一方面又对手术充满了期待，希望术后得到新生。手术后，陈女士肾功能良好，常规使用免疫抑制剂。她为自己重获新生而欣喜，同时为肾供者的离世而自责。她还不时感觉植入的肾是异体，格外关注，甚至心生厌恶。有时，她还担心移植肾功能会出问题，害怕出现并发症。复杂、矛盾的心理导致她既恐惧，又焦虑。

请回答：

（1）陈女士经历了哪些心理变化？

（2）护士应如何进行心理护理？

（3）请分析陈女士有哪些积极的心理支持资源。

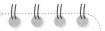

一、器官移植

器官移植，如肾移植、肝移植、角膜移植、肺移植和心脏移植等，是将某一个体（供体）的器官整体或者局部用手术的方式移植到其自体体内或另一个体（受体）的某一部位的治疗过程。其目的是用来自供体的功能正常的器官替代受体损坏的或者功能丧失的器官。器官移植是目前挽救终末期器官衰竭患者生命的唯一有效的治疗方法。近年来，器官移植在生物医学方面的研究发展迅速，手术成功率大幅提高。目前，肾移植患者的存活率已经超过97%。肝移植患者术后1年存活率达到80%~90%。然而，器官供体和受体数量之间的不平衡也在一定程度上限制了器官移植技术的发展，增加了移植患者等待过程中的死亡风险。器官移植手术对于患者来说是严重的应激事件，移植前后患者将经历一系列复杂的心理变化，而且在治疗的不同阶段，患者的心理活动也会随之发生变化。移植患者特有的心理变化和情绪体验也会影响其预后和生活质量。因此，关注器官移植患者的精神、心理和情感状态，并采取心理干预策略，是器官移植患者护理的重要内容。

二、器官移植患者的心理特点及其影响因素

（一）器官移植患者手术前的心理特点及其影响因素

器官移植前，患者既存在焦虑与恐惧的心理，又有期待与希望的心理。由于器官来源不足，许多患者需要等待数周、数月甚至是更长时间，才能获得器官移植手术的机会。在等待手术的过程中，患者求生的意志可能被病情的恶化和漫长的等待所磨灭。等待过程中目睹其他患者死亡、经济负担等因素可使患者出现焦虑、恐惧等负性情绪。患者有时会因为害怕在熟睡中死去而不敢入睡，尤其是当得知其他患者移植手术失败时，会更加恐惧与不安。当得知可以进行器官移植手术时，多数患者对于手术的态度是积极而高兴的，将手术视为一种奇迹，期待成功。此时，多数患者特别关心移植手术前的检查结果，而不太愿意去详细地了解术后移植排斥反应、免疫抑制药物的不良反应以及术后可能出现的并发症。患者在移植手术前由于焦虑，常常伴有自主神经功能亢进的相关症状，如恶心、呼吸急促、胸闷、出冷汗等。

总的来说，在器官移植手术前，大多数患者会出现焦虑、抑郁和恐惧心理，有的患者甚至出现绝望、自杀意念，其发生率相对于术后较高且程度较为严重。影响器官移植患者术前心理状态的主要因素包括患者的身体状况、人格特征、等待供体的时间、社会支持和家庭经济状况等。

（二）器官移植患者手术后的心理特点及其影响因素

器官移植术后，患者入住ICU，50%的患者可出现术后谵妄。保护性隔离期间，病房环境陌生且无亲人陪伴，加之接受各种检查、治疗和护理操作，部分患者可出现恐惧及抑郁等负性心理。患者担心出现各种并发症，甚至是病情恶化以及原发疾病复发。当发生排斥反应或者其他并发症时，患者容易对预后失去信心，治疗依从性降低，有的患者甚至出现自杀意念或行为。

另外，器官移植术后，患者可产生生理和心理上的排斥反应。患者的心理状态受器官在体内功能状况的影响很大，其术后心理反应过程是把新的器官合并为身体一部分的同化过程，可分为三个阶段，即异体物质期、部分心理同化期、完全心理同化期。

1. 异体物质期　多见于术后初期，患者对移植器官有强烈"异物"感，觉得机体的功能与"异物"不协调，自己身体的完整性遭到破坏，为自己的生命安全而恐惧不安，为丧失器官而感到忧郁、悲伤。此外，排斥心理也可能来源于人际关系的矛盾，即供体与受体个人间的矛盾。如供者与受者原有的矛盾可能导致受者从心理上厌恶所移植的器官。部分患者会

觉得自己的生存机会是建立在他人死亡的基础上，从而陷入极度的忧虑和自责。心理冲突所引发的忧虑、恐惧等情绪可能降低患者对免疫抑制药物治疗的依从性，进而导致排斥反应的发生。

2. 部分心理同化期　患者逐渐习惯植入的器官，异体印象逐步消退，对植入器官的关注减少。

3. 完全心理同化期　患者能够自然地将植入的器官视为自己身体的一部分，除非被问及或检查，患者一般不会提到其存在。患者喜欢打听供者的情况，希望详细了解使其重生者的全部历史、特征，甚至是生活琐事，并因此出现相应的心理变化。如男性患者植入女性供者的肾后，心理活动变得女性化，反之亦然。

总的来说，器官移植术后患者可发生焦虑、抑郁、恐惧、绝望、自杀意念和自杀行为等常见的不良心理反应，还可产生生理和心理排斥反应。影响患者心理反应的因素主要包括异体物质的植入、ICU 治疗、长期使用免疫抑制剂、治疗依从性、心理压力、应对方式、社会支持、经济状况、人格特征以及回归社会的情况等。

三、器官移植患者的心理护理

（一）器官移植术前心理护理

护士应热情接待患者，介绍院内环境及作息、探视等制度，耐心解答患者的疑问，建立良好的护患关系；向患者及家属介绍器官移植术的科学性、可靠性及手术的基本过程等信息，帮助患者做好术前心理准备；鼓励患者说出自己的顾虑，并耐心倾听，给予患者积极的心理支持，教会患者放松技巧，如肌肉放松训练、腹式深呼吸、正念冥想等，以减轻或消除患者术前的紧张、焦虑情绪。

（二）器官移植术后心理护理

应仔细观察和评估患者的心理状态，及时处理患者术后疼痛、睡眠不佳、情绪烦躁等问题。对患者进行健康教育，使其了解术后使用免疫抑制剂的必要性及不良反应，情绪变化对机体免疫功能的不良影响，以及常规检查指标的正常值范围。指导患者识别和应对压力的方法，教患者学会自我放松的方法。指导家属给予患者心理及情感支持。出院前，应向患者及其家属说明术后活动的强度、排斥反应的临床表现、预防感染的方法，以及遵医嘱坚持服用免疫抑制剂的重要性，嘱其定期随访。

出院后，医护人员应加强随访，做好延续性护理。指导患者合理安排日常生活及文娱活动，逐步减少对移植器官的过分关注，恢复正常的社交，回归家庭及社会；指导患者适应药物引起的身体形象改变及其他不良反应，做好工作、性生活的调适，建立健康的生活方式。加强患者的社会支持，介绍其参加"肾友会""移植之家"等团体组织活动，以获得病友及医护人员的支持，学习器官移植的健康知识，提高自我心理调试和照护能力，改善生活质量。

随堂测 8-3

（马丽莉）

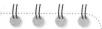

第四节 急危重症患者的心理特点与心理护理

案例 8-4

孙先生，58 岁，因慢性支气管哮喘病退后在家休养。某日，他和老伴在家打扫卫生，清理地毯时，突然不停地打喷嚏、流涕、咳嗽、憋闷，慌忙使用平时哮喘发作采用的喷剂，但是喘憋症状没有缓解，反而更加严重，出现呼吸困难、满头大汗、面部发绀。他老伴急忙拨打了'120'急救电话，她看到孙先生的样子急得号啕大哭。孙先生看到不知所措的老伴，感到胸闷，觉得自己这次肯定挺不过去了，一想到这就更加紧张不安，憋闷得更严重。

孙先生被送至医院时精神恍惚，出现了严重的呼吸衰竭，以"重症哮喘，呼吸衰竭"收入抢救室。医护人员对孙先生进行了紧急救治。经过 5 个多小时的抢救，孙先生终于清醒过来了。睁开眼后，他看到自己身体上的插管，身边各种仪器闪着亮光，医护人员表情严肃，行色匆匆。面对这一切，孙先生想询问护士情况，却发现自己无法出声，口鼻罩着面罩，咽喉部隐隐作痛。抢救室外，孙先生的老伴、儿子、儿媳在焦急地等待，不停地询问出来的护士和医生，孙先生怎么样了。

请回答：

（1）孙先生入院前有哪些不良心理反应？产生不良心理反应的原因有哪些？

（2）在医院抢救室，孙先生有哪些不良心理反应？产生不良心理反应的原因有哪些？护士应如何进行心理护理？

一、急危重症

急危重症是指病情严重、多变且有威胁生命的危急情况存在的临床征象。患者通常起病急、病情危重，面临生命危险，需要紧急抢救。常见的急危重症包括心搏骤停、心力衰竭、呼吸衰竭、大出血、休克、脑疝、急性中毒以及各种严重的躯体损伤等。急危重症患者不仅会面临真实或潜在的死亡风险，还要面对诸多毫无心理准备的救治措施，往往会产生强烈的心理应激，出现复杂的心理反应。随着医疗技术的不断进步，急危重症患者的抢救成功率显著提升，但有研究显示，约有 50% 的患者在监护期间出现不良心理反应。另外，诸多抢救成功的急危重症患者在很长的一段时间内也会存在不良心理反应。这些不良心理反应可以影响患者的生活质量，增加其死亡风险，延缓康复进程，甚至导致患者无法重返工作岗位，给家庭和社会带来沉重的负担。因此，在对急危重症患者采取及时、有效的救治措施的同时，还应为其提供有针对性的心理护理，提高抢救成功率，减少幸存者的并发症和不良心理反应。

二、急危重症患者的心理特点及其影响因素

受疾病的性质、严重程度及治疗措施，患者对疾病的认知，患者的心理素质、人格特点、文化程度、生活经历和经济状况等多种因素影响，急危重症患者心理反应的强弱和持续时间各有不同。

（一）常见的不良心理反应

1. 情绪休克 主要有心因性木僵状态和心因性朦胧状态。受伤或疾病早期，患者对突如

其来的意外伤害完全没有心理准备，通常会产生严重的心理冲突。部分患者可持续数天处于情绪休克期，表现为出人意料的镇静和冷漠，表情淡漠，反应迟钝，与医护人员对话简单，对各种医疗处置反应平淡。

2. 恐惧与焦虑　多发生在患者初入院或进入监护室后 1~2 天，面对疾病带来的痛苦、生活秩序突然改变、紧张的抢救场面、生命受到威胁等，患者大多会出现明显的恐惧与焦虑，表现为烦躁不安、敏感多疑、易激惹、睡眠障碍等，严重者可有惊恐发作或精神病性症状。

3. 否认　患者进入监护室后第 2 天即可出现否认心理，第 3~4 天达到高峰。患者否认自己患病，或认为自己病情较轻，不需要住院或监护治疗。调查显示，约 50% 的急危症患者可出现否认心理。否认是一种心理防御机制，短期的否认可以缓解患者过度的焦虑或恐惧心理，对患者具有保护作用，长期否认则不利于患者适应疾病和康复过程，不利于患者树立战胜疾病的信心。

4. 孤独、抑郁　约 30% 的患者入住 ICU 第 5 天后，出现孤独和抑郁等情绪反应。原因是患者意识到疾病的预后不好、身体状况和社会功能受损已成定局，对治疗前景悲观。与外界隔离，同室病友之间、护患之间缺少交流，家属探视的时间有限，可使患者出现孤独、沮丧、悲观和抑郁心理，表现为对一切事物不感兴趣，自我评价过低、意念消极，有的患者甚至出现自杀意念。有的患者因担心丧失生活自理能力而忧虑；有的患者因创伤导致肢体瘫痪、脏器摘除或头面部毁容而出现抑郁心理；有的患者因治疗需要身上留置多根导管，如吸氧管、静脉通路、气管插管、鼻饲管和导尿管等，使其产生捆绑感及无助感。

5. 愤怒　某些意外受伤的患者不能接受疾病现状，倍感委屈和愤怒，认为上天对自己不公平、自己很倒霉，产生不满和怨恨，表现为烦躁、敌意、吵闹、哭泣、寝食难安、行为失控。有的患者可出现攻击行为，攻击对象可能是身边的亲人、医护人员。有的患者可能出现自伤或自我惩罚行为。

6. 依赖　有的患者经过精心的治疗和护理后转危为安，病情稳定，可以转出监护病房，但患者可能因熟悉和认同监护病房环境对生命安全的保障而产生依赖心理，担心疾病复发时不能得到及时救治，于是不愿离开抢救病房或监护室。长期机械通气的患者，习惯于辅助通气，通常会对机械通气有依赖心理，对脱机有恐惧感，担心脱机后会再次发生呼吸困难或窒息。依赖虽然有助于提高患者的遵医行为，但过度依赖不利于调动患者的主观能动性，影响患者的康复进程。

7. 急性应激障碍　急危重症患者因突发意外伤害和躯体疼痛、损伤等原因，可发生一过性精神障碍，通常在数天或 1 周内缓解，最长不超过 1 个月。临床上主要表现为具有强烈恐惧体验的精神运动性兴奋或者精神运动性抑制，甚至木僵，即急性应激障碍（acute stress disorder，ASD）。急性应激障碍可影响患者的康复和预后，如未能得到及时干预，部分患者可能会发展成创伤后应激障碍（post-traumatic stress disorder，PTSD）。

（二）不良心理反应的影响因素

1. 疾病因素　相当一部分急危重症患者由于疾病本身的影响，可伴有不同程度的心理活动异常或精神异常。如心血管疾病、肝性脑病前期等患者，临床上可出现不同程度的谵妄，以及情绪不稳、莫名的恐惧和焦虑、精神萎靡不振、易疲倦等类似神经症的症状。

2. 认知因素　患者不良心理反应的严重程度与病情的轻重不一定呈正比，而是主要取决于患者对疾病体验和外界刺激的认知程度。当疾病急骤发生，疼痛、呼吸困难等伴随症状明显时，大部分急危重症患者对于突发病情缺乏心理准备，担心抢救不及时而危及生命，因此会产生非常明显的恐惧和焦虑情绪。

3. 治疗因素　短时间内进行多项医疗护理操作及特殊检查，如动静脉插管、X 线检查、B 超检查、血气分析、放置胃管及导尿管等，可引起患者不适及痛苦，使其产生紧张、焦虑、恐惧等负性心理。某些药物可能会影响患者的脑功能，进而引发一系列不良心理反应。如利多卡因静脉滴注速度达到 4 mg/min 时，大部分患者可出现谵妄等精神症状。

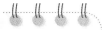

随堂测 8-4

4. 环境因素 患者进入急诊或重症监护室等特殊的环境后，常会有较大的心理压力。病房里的各种噪声、密集的治疗仪器和设备、医护人员忙碌的身影、紧张的抢救氛围、其他患者的痛苦呻吟等，都可造成患者听觉、视觉的超负荷。持续 24 小时的治疗、监护和照明，频繁干扰患者的睡眠，可引起患者生物钟紊乱，睡眠不足，从而导致身心疲倦、失眠、烦躁、焦虑等心理反应。由于与亲友隔离，缺乏必要的信息交流，患者容易产生恐惧、孤独、犹豫和绝望等消极情绪。

5. 原有精神障碍和人格缺陷 曾患过精神障碍及人格缺陷的患者更容易出现严重的心理反应。

知识链接

ICU 综合征

ICU 综合征（intensive care unit syndrome）是指患者被收入 ICU 治疗后出现的谵妄、思维紊乱、情感障碍、行为异常等一组临床综合征，发生率为 20%~80%。

ICU 综合征的发生与诸多因素有关：①环境因素，ICU 紧张的气氛、陌生的环境；昼夜灯光刺激，监护设备发出的报警声；家属不能陪伴，与医护人员交流少，使患者倍感孤独；因其他患者死亡而恐慌。②患者社会人口学因素。③疾病因素，如长时间麻醉导致继发性脑供血不足及脑缺氧，术后出现谵妄等。④药物因素，如麻醉药、镇静药可影响患者脑功能。

心理护理措施：①治疗原发疾病，消除诱发因素。②密切观察患者的病情变化，早期评估精神障碍的诱发因素。③改善 ICU 环境，避免持续光照，维持昼夜节律，减少噪声。④给予患者关爱，加强沟通。⑤其他心理干预措施，如音乐治疗、放松疗法等。

科研小提示

ICU 后综合征与 ICU 治疗经历相关，表现为认知、生理、心理、社会功能相关的单一或多个功能持续恶化的症状，发生率为 5%～73%。研究表明，ICU 日记可以解释患者在 ICU 中的经历，帮助他们填补记忆中的空白，并将妄想性记忆置于情景中，这有利于患者的心理康复。

三、急危重症患者的心理护理

（一）心理评估

护士通过观察、访谈、心理测量等方法评估急危重症患者的心理状态和不良心理反应，了解患者的意识状态、感知能力、情绪情感状态、人格特点、社会支持、应对方式；评估患者有无恐惧、否认、焦虑、抑郁、孤独等心理问题；了解疾病对患者今后学习、工作及生活的影响，为制订有针对性的心理护理措施提供依据。

（二）心理护理措施

1. 减轻或消除患者的负性心理 医护人员应热情接待患者，介绍主管医生及护士的情况，说明入住监护室的必要性，介绍监护室的环境、仪器设备的用途，以消除患者的紧张、恐惧心理，积极配合治疗及护理。在抢救患者时，医护人员要沉着冷静、熟练地进行救治，切不可在患者面前手忙脚乱、惊慌失措，应保持言行举止得当，以取得患者的信任，获得安全感，使情绪稳定。对于持续存在否认心理的患者，护士应耐心解释，说明入住 ICU 的必要性，结合认知疗法，逐步纠正患者的认知偏差，提高其治疗依从性。对于愤怒的患者，医护人员应理解其冲动的言行，鼓励其合理宣泄情绪，缓解心理压力。适当安排家属探视，介绍患者的病情和治疗与护理计划；探视前，应告知家属保持情绪稳定，切勿流露绝望、悲伤的情绪，尽量不谈论治疗费用问题，多传达积极的信息，避免增加患者的心理压力。

2. 加强护患沟通，提供强有力的心理支持　护士应同情、安慰、鼓励患者，认真倾听其诉说，及时提供治疗相关信息，增强其战胜疾病的信心。切勿在患者面前谈论其病情，不能流露病情加重的信号。护士在实施操作的同时应做好解释工作，使患者有心理准备，以消除疑虑和不安；鼓励患者及时表达身体不适及内心的感受。对于因气管插管、气管切开等原因而失去语言表达能力的患者，护士要善于观察其表情和动作，掌握非语言沟通技巧，通过手势、书面语言等及时与患者沟通，准确判断患者的意图，及时给予帮助。对自杀未遂者，不要加以嘲讽或讥笑。对肢体伤残者，要给予关爱和支持，调动其主观能动性，积极配合治疗。

3. 消除依赖心理　对即将离开 ICU 的患者，护士一方面要做好解释工作，告知其已经度过了危险期，需要转至普通病房继续治疗；另一方面要制订继续治疗和预防复发的措施，向患者解释和保证普通病房也有良好的救治条件，以消除患者的顾虑。对产生呼吸机依赖心理的患者，应解释撤机的原因、过程和可能引起的躯体反应，并按计划间断撤离呼吸机，以减轻患者的焦虑和依赖心理。

4. 改善环境　保持室内清洁、舒适、安静，光线柔和，避免直接照射患者眼部；房间应设有窗户和钟表，并置于患者的视野范围内，以保持其时间观念，改善患者时空感觉的缺失；将呼吸机、监护仪等仪器设备发出的声音调至合适的音量，避免在患者床边讨论病情、大声喧哗，做到走路轻、说话轻、操作轻，将噪声降至最低；妥善安排治疗操作时间，尽量保持患者白天清醒、夜晚睡眠，为患者创造一个良好的休养环境；患者之间用屏风或窗帘隔开，处置和抢救时要减少对其他患者的不良刺激。

5. 必要时予以心理干预　对于患者严重而持久的不良心理反应，应报告医生，必要时转至心理科，予以专业的心理治疗。

（马丽莉）

第五节　传染性疾病患者的心理特点与心理护理

案例 8-5

李女士，39 岁，经济条件良好，是家中独女，已婚，育有 2 子。李女士 2020 年 1 月 17 日在武汉出现干咳，无发热，未接受治疗；1 月 21 日乘坐高铁从武汉至某地，23 日出现发热，自测体温 37.3℃，伴干咳，无胸闷、呼吸困难，自服解热镇痛药后未再感发热；1 月 24 日，李女士到医院就诊，胸部 X 线检查提示双下肺感染；1 月 26 日咽拭子新型冠状病毒核酸检测呈阳性。之后，李女士被转到传染病医院。李女士因自己和家人（丈夫、2 子）均感染了新型冠状病毒，时有焦虑、烦躁、担心及恐惧，失落感稍强，被隔离 26 天后出现社交回避行为，担心出院后自己和家人被歧视。

请回答：

（1）李女士可能存在哪些心理问题？应如何进行心理评估？

（2）护士应如何进行心理护理？

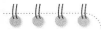

一、传染性疾病

传染性疾病简称传染病，是由各种病原体引起的能在人与人、人与动物或动物与动物之间相互传播的一类疾病。我国对传染性疾病实行分类管理，分为甲类、乙类和丙类三类传染病。甲类传染病又称强制管理传染病，包括鼠疫和霍乱。乙类传染病又称严格管理传染病，包括艾滋病、人感染高致病性禽流感、病毒性肝炎和登革热等。丙类传染病又称监测管理传染病，包括流行性感冒、急性出血性结膜炎、麻风病和手足口病等。

一旦感染传染性疾病，即需及时诊治，并向疾病预防控制机构或医疗机构报告；大部分患者需要隔离治疗。当患者病情严重，且缺乏心理准备时，会产生强烈的心理应激，影响康复。因此，护士应掌握传染性疾病患者的心理特点，实施有效的心理护理，促进其身心康复。

二、传染性疾病患者的心理特点

1. 恐惧　患者首次被确诊患传染性疾病后，尤其是乙型肝炎、丙型肝炎、艾滋病等终身携带病毒的患者，恐惧心理通常特别明显。医护人员身穿防护服，患者无法看清他们的容貌与表情，常会感觉自己时刻被他人监视与围观，进而使内心的恐惧感加重。

2. 自卑、孤独　有的患者对医院、病房的隔离防护措施不理解，甚至很反感，误认为是医护人员怕脏，不愿意接近自己，甚至认为被人瞧不起，进而产生自卑心理。患者一旦进入患者角色，就不能承担原有的家庭及社会责任，自我价值感降低。另外，患者可能感到自己会成为他人讨厌和躲避的对象，也会因此产生自卑心理。患者通常表现为情绪低落，沉默寡言，不愿与人交流。许多传染性疾病患者不敢承认或者说出自己所患疾病，担心受到歧视，如故意把"肝炎"说成是"胆道感染"，把肺结核说成是"肺炎"。

严格的探视、陪护制度使患者不便与家人和朋友见面，得不到家庭的温暖，甚至患者之间也不能相互来往，可使患者感到压抑，产生孤独感，需要得到陪伴和探视的愿望较为强烈。

3. 悲观、失望　某些传染病的病程长且难以根治，需要长期服药治疗，部分患者可能因病暂时丧失劳动能力，无法履行家庭职责。一旦治疗效果不明显，病情就可能反复，容易使患者感到悲观与失望，表现为沉默寡言、情绪低落、拒绝治疗。

三、传染性疾病患者心理反应的影响因素

1. 疾病因素　由于传染性疾病的特殊性，患者一旦确诊需在医院进行隔离治疗，耽误工作及学习，影响日常生活，加重患者的心理负担。若合并其他疾病，既加大治疗难度，也会增加患者的医疗费用及心理负担。

2. 人格特征　那些情绪不稳定、耐受性差、自我调节能力差、依赖性差、倾向采取消极应对方式的患者容易出现心理问题；内向型较外向型患者更容易产生负性心理。

3. 社会因素　家庭和社会支持对患者有重要的作用，如果因为患者得了传染性疾病，家庭成员对其产生嫌弃、冷漠态度、甚至遗弃行为；社会和工作单位对其缺乏必要的关怀，甚至辞退患者，使患者处于无助状态，易于产生负性情绪。

4. 环境因素　多数传染性疾病患者需在医院进行隔离治疗，初次确诊为传染性疾病的患者往往难以适应隔离治疗，产生孤独及被排斥的心理；此外，医院环境、医护人员对患者的态度及行为也会影响其心理状态。

随堂测 8-5

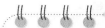

四、传染性疾病患者的心理护理

（一）心理评估

针对传染性疾病患者的心理特点及心理问题，护士可以采用观察法、访谈法和心理测验等方法进行评估，进而实施有针对性的心理护理。

（二）心理护理措施

1. 给予积极的心理支持　医护人员应热情接待患者，了解其内心的感受及需要，运用共情、倾听等心理支持技术表达对患者的理解和尊重，安慰患者、鼓励其树立战胜疾病的信心，积极配合治疗及护理，遵守隔离要求。

2. 帮助患者正确认识传染性疾病，克服不合理信念　应向患者介绍传染病的发生、发展过程，使其认识到隔离防护的重要性，以消除恐惧心理，减轻心理压力。纠正患者对于传染病的不合理信念，帮助患者认识到传染病患者和其他人一样，也具有人格尊严，不必为自己所患疾病而自卑，从而消除患者的病耻感。同时，应疏导患者的愤怒情绪，纠正其"为什么偏偏是我""所有的人都嫌弃我、讨厌我"等不合理信念，帮助患者正确认识疾病，正确看待他人对自己的态度，帮助患者尽早消除自卑心理，适应患者角色。

（三）指导患者应对不良情绪

医护人员应与患者耐心交流，开导患者，强调疾病的可控性和可治性。对于出现孤独、抑郁、无助等负性心理的患者，护士应予以安慰，教会患者通过倾诉内心的烦恼、加强与亲友的沟通等积极方式应对不良情绪。同时，医护人员还要注意保守患者的隐私，不随意向他人透露病情，更不能私下谈论与患者隐私有关的话题，维护患者的尊严。

（四）提供社会支持

在严格执行消毒隔离制度的同时，护士应为患者创造探视的条件，如合理安排治疗与探视计划，防止治疗与探视冲突，保证探视时间；根据医院条件采用电话、视频等方式，增加患者与家属、同事的沟通和交流机会，使患者体会到亲友及同事的体贴和关怀，以减轻或消除其焦虑、孤独等负性情绪。

（付艳芬）

第六节　危机事件后创伤患者的心理特点与心理护理

危机事件具有突发性、意外性和短暂性的特点，遭遇危机事件的个体常常会产生情绪休克、紧张、恐惧、焦虑和抑郁等负性心理，也会出现创伤后成长等正性心理变化。医护人员需要帮助危机事件后创伤患者有效应对心理问题，获得创伤后成长。

案例 8-6

2020 年初，一场突如其来的疫情打破了范女士一家团圆、热闹的氛围。某日清晨，范女士 4 岁的儿子出现发热、呕吐等症状。经医院检查，确诊为新型冠状病毒（以下简称新冠病毒）感染。范女士夫妇得知这一诊断后十分震惊，他们没有去过外地，儿子怎么会感染新冠病毒。医生告知，可能是家族聚餐导致的。他们悔恨不该参加聚餐，责备亲戚将新冠病毒传染给了孩子。由于孩子感染了新冠病毒，所以与其接触过的人都必

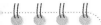
须进行检测及隔离。结果范女士夫妇都被确诊为感染了新冠病毒，被收入隔离病房。他们对孩子的担忧超过了对自己的担忧，在隔离期间，他们无时无刻不陷入恐惧与焦虑中，希望这只是一场梦。大概2周后，由于儿子年纪太小，机体抵抗力不如成年人，病情恶化后不治身亡。这个噩耗使夫妻俩感到悲伤、无助和绝望。庆幸的是，1个月后，夫妻俩痊愈出院了。经过漫长的心理斗争，他们开始接受现实，重新迎接新的生活，但是他们再也无法接受家族聚餐的行为，每次对聚餐的邀请都予以回绝。

请回答：

（1）范女士入院后的心理特点有哪些？

（2）护士应如何对她进行心理护理？

一、危机事件后创伤

危机事件（critical incident）是指任何超过个体或者群体应对能力极限的冲击性事件。危机（crisis）有两种含义：一是指突发事件，如地震、水灾、海啸、交通事故、空难、滑坡、崩塌、泥石流、疾病暴发、恐怖袭击、战争等；二是指当个体处在紧急处境时，原有的心理平衡被打破，正常的生活受到干扰，内心的紧张不断积蓄，继而出现无所适从甚至思维和行为紊乱的一种失衡状态。

二、危机事件后创伤患者的心理特点及其影响因素

（一）危机事件后创伤患者的心理特点

1. 震惊 患者通常会对突发的危机事件感到震惊，并不断地询问自己"怎么可能会发生这种事情"，很难接受这样的事实。

2. 情绪休克 部分遭遇危机事件的患者可能表现为在高强度应激源的作用下，反应阈值提高，反应迟钝，对答简单，对治疗的反应平淡，出人意料地"镇静"，这些表现称为情绪休克。情绪休克是一种心理防御反应，也是一种超限抑制，对个体具有保护作用，可减轻其因焦虑、恐惧所致的过度心理反应。医护人员应理解、重视情绪休克患者表现出的"安静"行为，并及时进行心理干预。

3. 紧张与恐惧 紧张与恐惧是创伤患者在发生情绪休克后最易出现的心理反应。主要表现为惊慌失措、精神崩溃，伴有交感神经极度亢进的躯体症状，如心悸、呼吸困难、面色苍白、全身发抖、手足冰冷或大汗淋漓、行走无力等。产生的原因可能包括：①患者遭受意外创伤，原来的生活突然发生改变，对此缺乏足够的心理准备，难以适应患者角色。②外伤可能导致患者出血、疼痛，或有致残的可能，而患者对自身病情、治疗预后等相关信息不甚了解，对医院的环境又感到陌生，可因此出现紧张与恐惧心理。③发生某些公共危机事件后，由于创伤患者数量众多，医疗资源有限，为了方便救治和观察病情，医院工作人员常将患者安置在同一个病房。陌生、拥挤的环境，不断发出报警声的监护仪器，表情严肃和工作节奏紧张的医护人员，抢救危重伤员的场景等对于伤者来说均是不良刺激源，可导致其出现紧张与恐惧心理。

4. 庆幸与内疚 成功获救的患者，当死亡的威胁解除后，可产生劫后余生感觉，觉得很庆幸。但是，对于目睹亲友死亡，自己却无能为力的伤者来说，则会感到深深的内疚与自责。此类患者常伴有悲观、失望情绪，也可能会产生自杀意念，表现为不愿意主动配合治疗，甚至拒绝、逃避治疗。

5. 愤怒与仇视 危机事件发生后，创伤患者大多数有遭遇横祸的感觉，特别是重度创伤

可能遗留残疾者、亲人离世者。由于处在强烈的应激状态下，认知和判断能力明显降低，患者往往将自己目前的状况归咎于上天不公，从而产生怨恨、抵触情绪，埋怨救援不够及时，无端发怒，易激惹、容易冲动，甚至发展成为对医护人员的不信任和仇视心理，对治疗方法、护理措施不满意等，继而不配合医护人员的治疗操作，严重者可出现伤人、毁物、自伤等异常行为。

6. 焦虑与抑郁　随着死亡威胁的解除，患者可能出现焦虑不安、抑郁心理。其原因包括：①躯体问题，躯体伤残或容貌受损，影响工作、学习、婚姻及家庭稳定。②生活问题，患者由于担心高额的医疗费用或由于发生地震、泥石流、火灾等危机事件后可能失去家园，所以可能会感到无助、绝望，出现焦虑不安、抑郁心理，甚至产生自杀意念。

7. 创伤后成长　创伤后成长（post-traumatic growth，PTG）是指个体在与创伤性事件或情境进行抗争后所体验到的心理方面的正性变化。患者在创伤修复过程中，在医护人员的积极引导下，积极寻求、利用各种社会支持，从创伤中恢复和成长的力量得到了强化，在躯体逐步康复的同时，其心理也可能日渐成长，能够正确认知和有效应对，最终接纳新的自我，对人生的态度由开始的悲观逐渐变得越来越乐观，对未来的生活也充满了希望。创伤后成长可帮助患者顺利回归家庭和社会。

8. 病态性依赖心理　是指患者对家属或他人过分依赖，情感脆弱，甚至带有幼稚行为的一种心理。主要表现为愿意听从指导，接受帮助，不做主观努力；当失去周围人的支持时，患者会表现得忧郁、自怜、疑心重重。这些心理反应可能会导致患者功能恢复及适应过程延长。

9. 创伤后应激障碍（post-traumatic stress disorder，PTSD）　又称延迟性心因性反应，是指由突发性、威胁性或灾难性生活事件导致个体延迟出现和长期持续存在的精神或心理障碍，是一种经历严重身心创伤后所产生的焦虑反应，属于心理失衡状态。其三大核心症状为：创伤性体验的反复重现，持续性回避，持续性焦虑和警觉水平提高。护士应准确识别此类患者，及时转诊，请心理治疗师或精神科医师予以处理。

（二）危机事件后创伤患者心理反应的影响因素

1. 疾病因素　危机事件的性质、躯体功能的损伤程度、危机事件是否致残、患者既往有无突发事件创伤史等，均可影响患者的心理反应。

2. 人格特征　耐受性差、自我适应能力差、依赖性强、应对方式消极的患者容易产生负性心理；性格内向的患者较外向的患者更容易受危机事件创伤的影响，负性心理更严重。

3. 认知因素　对危机后创伤事件和现实处境的认知评价可影响患者的心理反应。

4. 社会因素　社会支持水平、创伤前后是否经历过负性生活事件（如离婚、亲人死亡、家园损坏等），均可影响患者的心理反应。

5. 环境因素　医院的物理环境（医疗设施、条件等）和人文环境（医院文化、政策制度、医护人员的服务态度和医疗水平等）也是影响患者心理变化的重要因素。

三、危机事件后创伤患者的心理护理

（一）心理评估

1. 评估患者的生理健康水平　应评估患者有无躯体异常症状及体征（如出血、发热、疼痛等），有无躯体功能损害（如骨折），有无其他疾病史，并评估患者的心理异常是否由上述生理因素导致。

随堂测 8-6

2. 评估患者的心理健康水平　评估患者对危机事件和创伤性事件的认知评价结果及其应对方式；评估患者有无认知功能损害，如感觉减退或增强、错觉或幻觉、思维迟缓、注意减退或转移、遗忘、环境或自我定向力障碍等症状；评估患者是否出现情感障碍，如易激惹、情感暴发、焦虑、抑郁等症状；评估患者是否出现主动性、进取性降低等意志减退表现。

3. 评估患者的社会资源　评估患者的社会角色功能、生活自理能力、人际交往意向、社

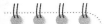

会支持水平与来源，以及社会支持的利用度等。

（二）心理护理措施

1. 重建安全感　危机事件发生后，应尽快将患者转移到安全的场所，消除环境造成的不安全感。住院期间，医院的环境应安静、舒适，以保证患者的睡眠与休息。在护理过程中，护士应保持镇定、语言温和，及时关注患者的伤情，并给予关爱。处理问题应沉稳，技术操作娴熟，使患者对护士产生信赖感，以缓解其精神压力，增强治疗的信心。条件允许时，可安排患者最亲近的人进行照料，避免不必要的分离。

2. 提供心理支持　为创伤患者提供心理支持是最简单、基础的心理护理措施。护士要耐心、热情，使患者在住院期间感受到温暖、尊重和关爱。具体措施包括：构建和谐的护患关系，这是心理支持的必要条件，护士应以言语和行动使患者感受到被理解、被尊重、被关爱，以取得患者的信任，建立良好的护患关系，为后续开展心理护理奠定基础。护士应鼓励患者倾诉内心的压力及烦恼，并耐心倾听，细心解答其疑问，并给予恰当的指导。鼓励和安慰患者，使其勇敢面对遭受创伤的现实，以积极的态度和行动应对伤情。介绍同类患者战胜疾病的范例，激励其坚定信心，主动配合治疗和护理。

3. 情绪疏导　经历危机事件后，大多数患者需要进行必要的情绪宣泄。

（1）针对患者的紧张、恐惧心理：及时配合医生处理创伤，减轻患者的疼痛，缓解或消除躯体创伤对伤者造成的不良刺激；注意语言表达方式和技巧，给予患者支持和安慰；皮肤接触是消除恐惧、给予安全感的最好方式；鼓励患者亲属多陪伴；进行放松训练；进行注意力转移训练，如观看欢乐、无刺激的影视作品，听音乐或地方特色戏曲等。

（2）针对患者的内疚心理：引导患者认识到危机事件并非个人力量所能改变的现实，告知患者告慰死者最佳的方式是尽快恢复健康，珍惜目前拥有的生活，减轻心理负担，勇敢面对现实，积极应对未来生活的挑战。

（3）针对患者的愤怒与仇视心理：医护人员要宽容、理性，积极共情，对患者的遭遇和痛苦表示理解和同情，谅解他们的某些过激语言和行为；指导患者采用通过适当方法（如踩破气球、击打橡皮人或沙袋、痛哭等）发泄其愤怒情绪；采用文字提醒法，在日常活动区域贴"怒伤肝""制怒"等标语，提醒患者控制愤怒；为患者讲解愤怒情绪可损害机体健康等相关知识，分析愤怒、仇视可能带来的后果，消除患者的愤怒和仇视心理。

（4）针对患者的焦虑与抑郁心理：信息支持，如告知伤者某些躯体反应（如疲劳、头痛、记忆力减退、胸闷、月经失调等）可能与焦虑、抑郁等负性情绪有关，打破躯体症状与负性情绪间的恶性循环；科学采用积极自我暗示法；采用音乐疗法、运动疗法、放松训练、正念冥想等，改善患者的心境；转移注意力，通过练习瑜伽、太极拳和八段锦等，改善患者的焦虑、抑郁情绪。

4. 强化社会支持系统　创伤患者的工作、生活和学习均可受到不同程度的影响，进而使患者的自尊、自信心下降。健全的社会支持系统对于维护患者疾病康复的心理状态极为重要。家属对患者的内心活动、性格特点、生活习惯最为了解，家人的陪伴可增加患者的安全感。创伤可能影响患者的工作和个人发展，使其出现焦虑、抑郁、悲观等负性情绪，朋友的关心、单位领导和同事的理解和支持有助于患者安心治疗和身心康复。此外，心理工作人员的早期介入、社会各界的热心援助以及政府部门的关怀等均是有力的社会支持资源，若给予得当，则可缓解患者的心理压力，促进康复。

5. 促进创伤后成长　在全面了解患者病情、人格特点、家庭状况的基础上，灵活采用三件好事法、幸福感疗法、感恩干预、聚焦解决模式等积极心理干预方法，最大限度地挖掘患者内在的积极力量，可以促进创伤后成长和心理康复。

6. PTSD 患者的心理护理　配合心理医生或精神科医生，采用特殊心理治疗方法，以减轻创伤患者 PTSD 症状，减少或消除与创伤性事件有关的心理困扰。目前，比较有效的心理治疗方法包括：①通过尊重、倾听、积极关注，鼓励患者倾诉，帮助患者度过正常的悲伤反应过程，需要允许并鼓励其反复地哭泣、倾诉和回忆，但要尊重其意愿，循序渐进。这种方法没有性别和年龄的限制。②放松训练 - 呼吸放松和冥想，通过放松训练，使患者积极报告自己愤怒减少及控制愤怒的方法与经验，提高自我控制感。③系统脱敏疗法，第一个阶段是放松训练；第二个阶段，请患者按引起焦虑反应的严重程度，从引起最弱的焦虑反应的情境开始，逐一让患者身处（或想象身处）其中，并做放松练习，直至最强程度的情境也不引起焦虑为止。通过想象暴露于创伤性事件中，进行系统脱敏训练，可减轻 PTSD 症状和痛苦体验，包括闯入性回忆、自主神经反应、与创伤相关的回避行为、梦魇和睡眠障碍。④心情日记，心情日记也有利于情感的表达和宣泄，并能寄托哀思，重建希望，尤其适用于不善于言语表达的患者。日记可以采用文字、符号、图形、色彩或者患者认可的其他表达形式。⑤其他形式的心理治疗，包括心理动力学治疗、催眠疗法、团体治疗等。心理动力学治疗的重点在于帮助患者理解与其以前经历、人格有关的创伤性事件的意义，治疗目标是解决创伤性事件所激发的无意识的冲突。研究表明，催眠疗法对治疗创伤后应激障碍有效，可以让患者重新体验创伤性情景，减轻创伤有关的情绪反应和高警觉性症状。另外，对于有同样创伤经历的患者可进行团体治疗。在心理医生的帮助下，鼓励患者面对危机事件，表达、宣泄与创伤性事件相伴的情感反应，与病友一起分享应激事件的经历，讲述自己的故事和感受，在互相支持和理解的团体氛围中，讨论应对的经验，相互鼓励面对现实。

知识链接

创伤后成长

20 世纪下半叶，越来越多的临床医生和研究者开始注意到，创伤性事件也可以促进患者的正性人格改变和成长，即创伤后成长。研究者对许多可能造成个体负性心理反应的事件（如自然灾害、儿童受虐、车祸、强暴、罹患慢性疾病和癌症、骨髓移植等）进行研究。结果发现，创伤后成长涉及个体 5 个方面的成长：人际关系改善、获得新生活的可能性、重新形成生活的哲学观、自我成长（自信、自我效能感增强和获得新的应对方式）及精神方面的发展。例如，遭遇强暴的个体有自我信任和自我价值感增强；乳腺癌患者与其配偶对未来有较好的控制感、社会关系改善、更珍惜生活等。这些方面的成长均可反映个体遭遇创伤性事件后精神心理、人际关系和生活方向的积极改变。

（付艳芬）

第七节　患者自杀的防范

世界卫生组织于 2019 年发布的《世界统计报告》显示，全球约有 80 万人因自杀而死亡，其中有 5%~6.5% 发生在住院期间。住院患者出现自杀行为，不仅会对身体造成伤害，还有可能导致伤残甚至死亡。因此，早期识别自杀患者的心理特点和自杀行为的征兆，并采取有针对性的护理措施，对于患者自杀行为的预防具有非常重要的意义。

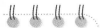

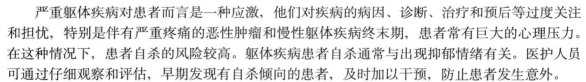

案例 8-7

　　患者贺某，28 岁，因"情绪低落、焦虑不安、失眠 7 年，加重 4 天"到某精神疾病专科医院就诊，被诊断为"心境障碍（抑郁发作）"入院治疗。患者主诉失眠、烦躁、焦虑不安、自我评价低，有自杀意念，非常痛苦。近 4 天来，患者因工作压力较大，考虑的事情较多，渐渐出现不愿出门与他人交流，兴趣减退，甚至觉得生活无意义，有自杀意念，自行要求住院治疗。精神检查：意识清楚，检查合作，生活能够自理；未发现明显的感觉、知觉障碍，定向力完整；自诉头脑中不停地胡思乱想各种负面信息，不能自控；情感低落，情绪不稳，意志、短期记忆明显减退。住院 3 天后，同病室患者发现其将卫生间门长时间反锁，遂向护士报告。护士打开房门后发现，患者在卫生间用长裤打结后悬在挂钩上准备自缢。因及时被发现和制止，患者未发生生命危险。

　　请回答：

　　（1）贺某有哪些自杀行为的征兆？

　　（2）应如何对贺某进行心理护理？

一、自杀

　　自杀（suicide）是指有意识地伤害自己的身体，以达到结束生命的目的。自杀按程度和结果的不同，可分为：①自杀意念，是指有自杀的想法，但无具体自杀的计划和行动，意念较强时可导致自杀行为的发生。②自杀威胁，是指口头上表达自杀的想法，但无具体自杀行动。③自杀姿态，即准自杀，是指个体并无结束自己生命的意愿，但存在自我伤害行为的现象。④自杀未遂，是指有自杀意念和具体的行动，但由于各种原因（如被救、手段不坚决或自动终止等），未造成死亡。⑤自杀死亡，又称成功自杀，是指有自杀意念和具体的行动，并最终造成死亡。

随堂测 8-7

　　严重躯体疾病对患者而言是一种应激，他们对疾病的病因、诊断、治疗和预后等过度关注和担忧，特别是伴有严重疼痛的恶性肿瘤和慢性躯体疾病终末期，患者常有巨大的心理压力。在这种情况下，患者自杀的风险较高。躯体疾病患者自杀通常与出现抑郁情绪有关。医护人员可通过仔细观察和评估，早期发现有自杀倾向的患者，及时加以干预，防止患者发生意外。

二、自杀患者的心理特点及自杀行为征兆

（一）自杀患者的心理特点

　　具有以下心理特点的患者在应激状态下发生自杀的可能性较大：①对社会，特别是对周围的人怀有深刻的敌意，总是消极看待问题。②缺乏判断力，表现为遇事没有主见，犹豫不决，不相信他人，总是相信坏事会发生。③在思想上、情感上把自己与社会隔离开来，与他人交往减少，自我价值感降低。④认知范围狭窄，看问题喜欢以偏概全、钻牛角尖、走极端。⑤行为具有冲动性，情绪不稳，易激惹。此外，缺少社会支持或经历危机事件（如离婚、亲人离世或被亲人遗弃、失业、失学、失去财产、名誉受损等），也可能使患者觉得无能为力，孤立无援，从而选择以死亡的方式获得解脱。

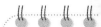

综合医院住院患者发生自杀行为的危险因素分析

有调查显示，综合医院患者的自杀率较高，是普通人群的4~5倍。在自杀死亡的人群中，患有躯体疾病者占1/3以上。其中，癌症患者及治疗效果较差的慢性疾病患者出现自杀行为较为多见。研究显示，我国住院患者自杀行为发生率呈现上升趋势，自杀已经发展成为导致患者死亡的主要非医疗因素。不同性别的患者，自杀方式有显著差异，男性采用跳楼方式的较多，女性采用药物及割腕方式的较多。罹患危重症、婚恋受挫、罹患肿瘤或双相情感障碍是自杀行为的危险因素。

（二）自杀行为的征兆

自杀行为的征兆包括：①有企图自杀的历史。②情绪低落，表现为经常哭泣、紧张、无助、无望。③睡眠差，辗转难眠。④将自己与他人隔离，特别是将自己关在隐蔽的地方或反锁在房间里。⑤冲动、易激惹，行为比较突然，在预料之外。⑥谈论死亡与自杀，表示想死的意念，常常发呆。例如，患者说"这是你最后一次见到我""没有什么值得我活下去了"或"我不想活了"。⑦将自己的事情处理得有条不紊，并开始分发自己的财产。⑧收集和储藏绳索、玻璃片、刀具或其他可用于自杀的物品。

三、自杀患者的心理护理

在临床工作中，可能采取自杀行为的患者包括有自杀意念和自杀未遂的患者。对有自杀行为的患者进行心理护理的主要目的是防止其自杀，使其顺利地渡过心理危机，重新适应社会。

（一）解除心理危机

防止自杀最好的办法不是关注自杀事件本身，而是更多地关注可能导致患者自杀的因素。许多企图自杀的患者都曾事先发出警告或信号，其实是想引起他人的关注。应耐心倾听有自杀意念患者的诉说，延长交谈时间，以开放的心态接受企图自杀者的抱怨、失望、拒绝和期望，帮助其处理矛盾心理，不排斥或不试图否认任何自杀意念的"合理性"。积极、有效的倾听是帮助患者渡过自杀危机的有效方式，护士通过与患者进行沟通，了解其自杀的真正原因，可以有针对性地解除危机。

（二）密切观察患者的情绪及行为表现

护士要仔细观察并捕捉患者情绪、行为方面的反常表现，如患者在自杀前都会有意或无意地出现一些明显的异常行为，如喜欢独处、沉默寡言、生活规律紊乱、情绪低落等。如果护士能发现患者自杀的征兆，并果断采取应对措施，则可防患于未然。

（三）取得患者的信任

自杀未遂者多因某种社会矛盾或心理冲突而采取自杀行动，他（她）们不会轻易地向素不相识的医务人员表达自己内心的矛盾与冲突。只有在患者相信护士确实能帮助其解决心理矛盾时，才有可能建立良好的护患交流。因此，护士应以言语和行动使患者感受到被理解、被尊重、被关爱，以取得患者的信任，建立良好的护患关系。

（四）提高患者的社会适应能力

应帮助患者分析矛盾问题产生的原因，积极引导患者正确对待生活中的挫折，为患者提供多种可供选择的解决办法，由患者根据自己的实际情况做出选择。引导患者乐观、豁达地看待人生，这有利于培养和提高其应对危机的能力，提高自身的心理抗挫折能力。

（五）调动社会支持系统

完善的社会支持系统是防范自杀不容忽视的重要环节。由于患者发生自杀行为可能与社会、家庭、婚姻、工作等因素有关，所以应争取其家庭、社会的理解与支持，发动家庭、社会支持系统共同给予患者帮助和支持，使患者恢复最佳的精神状态，以增强其生活的信心和勇气。如果发现患者有自杀倾向，也可以尝试与其讨论自杀问题，让其说出自杀的原因及自杀计划，既可疏导其情绪，也可提前采取相应的预防措施。

四、患者自杀的预防

患者在住院期间成功实施自杀，不仅会给家人带来痛苦，还可能使医护人员和医院面临法律纠纷。因此，护士应当对有自杀倾向的患者进行严密观察和监护，以防止其自杀行为的成功实施。

（一）严密观察患者

护士应提高识别患者自杀征兆的能力。个体的精神状态常可以通过情绪和行为反映出来。如患者由情绪低落突然变得兴奋，由食欲缺乏变得食欲大增，或者患者将自己的财物进行分发，这些可能就是自杀前的危险信号。患者可能由于某些问题无法解决而造成心理上的巨大压力，一旦自杀意念形成，心理上可能会得到暂时的放松，从而出现情绪和行为异常。

（二）取得患者的信任

护士应诚恳、耐心、认真地聆听患者的倾诉，做到真正关心和尊重患者，给予情感支持，这样才能取得患者的信任。如果患者透露出企图自杀的念头或计划，需进一步制订干预措施。

（三）保证患者安全

对有明显自杀倾向的患者，应确保周围环境安全。如果条件允许，则应尽可能将其病床安置在远离窗户的位置，病房内的窗户外可安装护栏，病房尽量靠近护士站；没收一切有可能用于自伤的危险物品，如刀、剪、玻璃、绳子等；加强药品管理，尤其是对镇静催眠类药物的专人管理，防止患者过量服药自杀；嘱咐家属在探视患者时绝不可以将可疑危险物品偷偷交给患者；患者不可以单独离开病房，外出进行必要的治疗和检查时，应有护士和家人陪同。

（四）及时与主管医生沟通

必要时请精神科或心理科医生会诊。

（五）加强心理护理

企图自杀的患者心理活动较为复杂，护士应加强患者的心理护理，安抚、开导、鼓励、支持患者，满足患者的合理要求。

> **科研小提示**
>
> 有学者对精神科急诊患者自杀的生理、心理、社会等方面危险因素进行了评估。结果显示，自杀患者以中青年为主，尤其以男性、未婚、失业、社会和家庭支持程度较低的精神疾病患者为主。

（张淑萍）

小结

本章介绍了肿瘤患者、手术患者、器官移植患者、急危重症患者、传染性疾病患者、危机事件后创伤患者和自杀患者的心理特点及其影响因素，以及心理评估的方法和心理护理措施，为有效开展心理护理及整体护理提供了科学的方法。

思考题

一、单项选择题

1. 给肿瘤患者一个心理过渡期，让患者逐渐适应罹患肿瘤疾病事实的心理反应分期是
  A. 休克 - 恐惧期   B. 否认 - 怀疑期   C. 愤怒 - 沮丧期
  D. 接受 - 适应期   E. 悲观 - 抑郁期

2. 器官移植受体对异体脏器产生强烈的"异物感"、难以接受的心理反应发生在
  A. 异体物质期   B. 部分心理同化期   C. 完全心理同化期
  D. 康复期   E. 出院后

3. 传染性疾病患者的心理特点**不包括**
  A. 恐惧与抑郁   B. 自卑与孤独   C. 悲观与失望
  D. 情绪休克   E. 忧心忡忡

4. 护士为创伤患者提供的最简单、易行的心理护理措施是
  A. 重建心理安全感   B. 心理支持   C. 心理疏导
  D. 强化社会支持系统   E. 创伤后成长的心理护理

5. 以下**不属于**自杀行为征兆特点的是
  A. 有企图自杀的历史
  B. 情绪低落，表现为经常哭泣
  C. 睡眠差，辗转难眠
  D. 避讳谈论死亡与自杀
  E. 将自己与他人隔离

二、多项选择题

1. 以下属于肿瘤患者的常见心理反应的是
  A. 否认   B. 焦虑和抑郁   C. 退化与依赖
  D. 孤独和无助   E. 愤怒和恐惧

2. 一位子宫切除术后麻醉苏醒的患者，意识到自己已经安全度过手术期，对于该患者可提供的心理护理措施包括
  A. 告知手术成功结果
  B. 详细介绍术中失血过程
  C. 详细解释子宫切除带来的弊端
  D. 帮助患者缓解术后疼痛
  E. 简单介绍同类患者康复良好的案例

3. 针对急危重症患者的否认心理，正确的观点是
  A. 否认是自我保护
  B. 长期否认心理可以不予处理
  C. 长期否认有利于患者适应疾病和康复
  D. 短期的否认可以不予处理

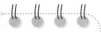

E. 短期的否认可以减轻患者焦虑或恐惧

4. 创伤后应激障碍的三大核心症状为

  A. 创伤性体验的反复重现

  B. 持续性回避

  C. 持续性焦虑和警觉水平增高

  D. 病态性依赖

  E. 抑郁

三、简答题

1. 简述肿瘤患者的心理反应分期及心理护理要点。

2. 简述手术后患者的心理特点及其影响因素。

3. 简述器官移植患者手术前及手术后的心理特点及心理护理要点。

4. 简述急危重症患者常见的不良心理反应及心理护理要点。

5. 简述传染性疾病患者的心理特点及心理护理要点。

6. 简述危机事件后创伤患者常用的心理干预方法。

7. 简述自杀患者的心理特点及心理护理要点。

四、案例分析题

1. 李先生，50 岁，厂长，诊断为肝癌，准备行肝移植手术。在等待手术过程中，他感到开心，因为终于等到了供体肝，但同时他又非常紧张，时常感到心悸。另外，他也非常地恐惧，担心手术失败、术后排斥反应，担心长期治疗费用过于昂贵，给自己的家庭增加经济负担。他辗转难眠，整夜睡眠不佳。

请回答：

（1）李先生有哪些不良心理反应？

（2）护士应如何实施心理护理？

2. 张先生，41 岁，工程师，平时非常喜欢骑摩托车。某日，张先生驾驶摩托车发生了严重的车祸，导致头部重伤，被急救车送到医院进行抢救。在重症监护室里，张先生口唇发绀、面色苍白、烦躁不安、呻吟不止。他一直接受吸氧、心电监护、静脉输液及药物治疗。ICU 陌生的环境、密集的检查和治疗操作使他感到紧张、焦虑和恐惧。各种身体上的插管使他无法动弹，没有家人在身边陪伴使他感到孤独、无助。他仿佛听到旁边有人在哭泣，好像是邻床的患者在抢救。他想这次可能挺不过去了，自己或许马上就要死了。幸运的是，张先生得到了成功救治。在数月的恢复过程中，张先生又再次出现以噩梦、闪回的形式重复在抢救室的那种体验。他总是处于紧张混乱状态，回避社交，被诊断为创伤后应激障碍。

请回答：

（1）张先生有哪些不良心理反应？

（2）张先生不良心理反应的影响因素有哪些？

（3）护士应如何实施心理护理？

3. 患者辛某，由于长期住院治疗，导致工作岗位发生变动，收入明显降低。住院后，辛某多次表示自己平时再努力也没用，活着没有意义，情绪低落，有自杀倾向。

请回答：

护士应如何对患者进行心理护理？

第九章 护士的心理健康与维护

导学目标

通过本章内容的学习，学生应能够：

◆ **基本目标**

1. 解释心理健康、职业倦怠的概念及心理健康的标准。
2. 举例说明护士应具备的职业心理素质。
3. 说明护士的心理健康状况及其影响因素。
4. 阐述维护和促进护士心理健康的策略。

◆ **发展目标**

1. 识别护理工作中的应激源及护士的应激反应，采用综合心理干预方法，消除护士职业倦怠，提升护士心理健康水平。

2. 培养护理学专业学生健全的人格、优秀的职业心理素质，使其以饱满的热情为患者提供优质护理服务。

在健康中国战略背景下，随着人民健康需求的不断增长、护理理念及护理模式的与时俱进，护士的角色和工作内容也在不断拓展。护士不仅要高质量地完成各项护理操作，还需要注重人文关怀，提高患者及家属的满意度和幸福感。这就要求护理人员不仅应掌握深厚的专业知识和精湛的护理技术，还应具备优秀的职业心理素质，从而承担起为人类全生命周期提供全方位健康服务的重任。护士是健康中国的基石，其心理健康水平直接影响护理服务的质量，进而影响患者的健康结局。维护与促进护士的心理健康是提供优质护理服务的前提条件，对护士自身、患者及其家属甚至社会都至关重要。

案例 9-1

张某，某三级甲等医院重症监护室护士。有一次，张某与患者家属在沟通的过程中发生了肢体冲突。此后，她便产生了明显的焦虑情绪，对工作缺乏主动性，并逐渐开始回避集体活动，疏远同事和朋友，家庭内部冲突也增多了。她在工作中对患者越来越没有耐心，频繁出现静脉穿刺失误和一些小差错，幸亏护士长及时发现，才没有酿成大祸。近期，她需要服用药物才能应对日常的生活和工作。

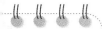

请回答：
（1）该护士存在哪些心理健康问题？
（2）该护士可以采用哪些策略来维护和促进自身的心理健康？

第一节　护士的心理健康

护士是医疗团队的重要成员，承担着保护生命、减轻痛苦、增进健康的职责。近年来，在人民健康需求提升、重大公共卫生事件频发及护士人力资源不足的情况下，护士的职业压力呈现增大的趋势，部分护士身心健康失衡，产生焦虑、抑郁等负性情绪，甚至发生职业倦怠。因此，全社会应关注护士的身心健康问题，采取有效措施提高护士的职业心理素质，维护护士的身心健康，为提供优质的护理服务打下基础。

一、心理健康的概念

1. 健康　世界卫生组织（WHO）提出："健康不仅仅是没有躯体疾病和不适，而且是身体、心理和社会适应的完好状态"。

2. 心理健康　美国精神病学家斯威特（W.Sweeter）最早提出心理健康一词，他认为心理健康是人的内部心理和外部行为的和谐统一，并适应社会准则和职业要求的良好状态。目前关于心理健康尚无统一的定义，一般认为，心理健康（mental health）是指以积极、有效的心理活动，平稳、正常的心理状态，对当前和发展着的社会、自然环境以及自我内环境的变化具有良好的适应功能，并由此不断地发展健全的人格，提高生活质量，保持旺盛的精力和愉快的情绪。

3. 护士心理健康　是指护士在自身及环境条件允许的范围内能够达到的最佳心理状态，表现为具有生命的活力、积极的内心体验、良好的社会适应能力，能够有效地发挥其身心潜力和积极的社会功能。

二、心理健康的标准及护士应具备的职业心理素质

（一）心理健康的标准

1. 马斯洛提出的心理健康标准　马斯洛提出心理健康的10条标准为：①充分的安全感。②能充分地了解自己，并对自己的能力做出适度的评价。③生活目标切合实际。④与现实环境保持接触。⑤能保持人格的完整与和谐。⑥善于从经验中学习。⑦能保持良好的人际关系。⑧适度地表达与控制情绪。⑨在符合集体要求的条件下，能有限度地发挥个性。⑩在不违背社会规范的前提下，能恰当地满足个人的基本需求。

2. 坎布斯提出的心理健康标准　坎布斯认为，个体心理健康应具备4种基本特质：①积极的自我观念，能悦纳自我，接受自我，也能被他人悦纳，能体验到自身存在的价值，能应对生活中的挑战。②恰当地认同他人，能认可他人的存在和重要性。③面对和接受现实，即使现实不符合自己的希望与信念，也能设身处地、实事求是地去面对和接受现实的考验与挑战。④主观经验丰富且可供利用，在自己的主观经验中，储存各种可供利用的信息、知识和技能，并能随时提取和使用；善用自己的长处，同时也能借鉴他人的优点，有效地解决遇到的问题。

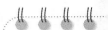

3. WHO 提出的心理健康标准　WHO 提出心理健康者应具备 7 项特征：①智力正常。②善于协调和控制情绪。③具有较强的意志和品质。④人际关系和谐。⑤能动地适应并改善现实环境。⑥保持人格的完整和健康。⑦心理行为符合年龄特征。

（二）心理健康标准中的核心要素

心理健康的标准通常涵盖以下五个方面的内容。

1. 智力正常　智力正常是心理健康的基本条件。智力是指人们在获得知识和运用知识解决实际问题时所必须具备的心理条件或特征。智力包括在经验中学习或理解的能力，获得和保持知识的能力，迅速而又成功地对新情境做出反应的能力，通过推理有效地解决问题的能力等。

2. 情绪良好　一个心理健康的人应当能够体验到自己存在的价值，了解与悦纳自我，善于协调与控制情绪，使自己的情绪保持相对稳定。

3. 意志健全　是指对生活有明确的目的性认识，能够自觉、主动地完成预定活动，能够明辨是非，迅速而合理地做出决定，能够约束自己，不受任务以外的无关因素的干扰，具有自觉性、果断性、坚持性和自制力，这是心理健康的重要指标。

4. 人格完整　人格完整的主要标志是有正确的自我意识和积极进取的信念，人格结构的各个要素（能力、气质、性格和自我意识等）不存在明显的缺陷，有正确的人生观及价值观，并以此为中心统一自己的需要、目标及行为。

5. 人际关系和谐　人际关系是否协调，对个体的心理健康具有很大的影响。心理健康的人，能以积极的态度（如尊重、同情、友善、信任和宽容等）与他人相处，因而在社会生活中具有较强的适应能力和足够的安全感。

心理健康的标准是多层次、多方面的，是一个动态、开放的过程，要科学、正确地判断一个人的心理是否健康，必须从多个角度进行考察，同时还应结合其日常行为方式进行综合评估。

（三）护士应具备的职业心理素质

护士的整体素质包括思想道德素质、文化素质、业务素质、身心素质等，其中，心理素质是护士整体素质中的一个重要组成部分。护士的职业心理素质是指护士从事护理工作时心理能力的综合及稳定的心理特征。表现为个体独特的精神风貌，以及对己、对人和对事的态度、情感及行为模式。优化护士的职业心理素质能够促进护理队伍建设，对医疗卫生事业的发展有益。护士应具备的职业心理素质包括以下七个方面。

1. 职业认知　护士应热爱护理事业，具有无私奉献的精神；树立以患者为中心的理念，关爱患者，有爱心和同理心；在工作中自觉遵守《护士条例》和《护士伦理守则》。

2. 智力素质

（1）敏锐的观察力：护士与患者接触最为密切，应具备敏锐的观察能力，通过对患者生命体征、瞳孔、肤色等各项生理指标及临床症状的观察，及时了解患者的病情变化。护士应通过观察患者的语言、表情及行为，掌握患者的心理需要及心理状况，确定护理诊断，为实施整体护理提供科学的依据。

（2）良好的注意力：护士的注意力需要具备良好的指向性和稳定性，在工作中能够及时排除干扰信息，做到聚精会神、全神贯注、沉着稳定。同时，还要具备注意的分配和广度，力求做到眼观六路、耳听八方，将工作尽收眼底，做到心中有数，有的放矢。

（3）准确的记忆力：护理工作中的所有环节，如病情观察、药物治疗、抢救、手术配合、护理文书处理等，都需要做到准确无误。各个临床科室患者人数众多，护士需要记住与患者诊疗有关的信息，如诊疗方案、护理措施及健康教育等。这些都需要护士具备准确的记忆力，从而避免发生差错或事故。

（4）独立思维的能力：在护理工作中，护士应具备良好的分析、综合、比较、概括、归纳

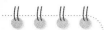

及解决问题的能力。由于患者具有个体差异，其病情处于动态变化的过程中，护士若机械地执行医嘱，缺乏独立思维的能力，则可能在盲目执行中导致差错或事故的发生。护士可运用求异思维的方式对患者实施整体护理，创造性地解决患者的健康问题。

3. 情绪　护理工作复杂多变，特殊的职业环境容易使护士产生情绪问题，但提供优质的护理服务又需要护士始终保持积极、稳定的情绪，这就要求护士具备良好的情绪调适和自控能力。护士不能将个人的情绪低落、烦躁、焦虑等负性心理带到工作中，这不仅会影响患者的情绪状态，而且容易导致护理差错或事故的发生。护士应做到遇事不慌张、悲喜有节、激情含而不露。护士保持稳定而愉快的情绪不仅能对患者产生积极的影响，而且有利于护士自身形成乐观、开朗的性格和愉悦的心境，产生积极的内部动力，避免焦虑、抑郁和愤怒等负性情绪的产生，从而愉快地投入工作。

4. 意志　护理工作与患者的生命和健康息息相关，复杂而艰巨，护士需要具备良好的意志品质，如具有自觉性、果断性、坚持性、自制性，才能很好地履行职业使命。意志的自觉性，是指护士深刻认识到护理工作在健康中国建设中的重要意义，积极投身救死扶伤的人道主义事业；意志的果断性表现为在患者危急时刻，护士能随机应变，迅速做出正确的决策，为拯救生命赢得时间；意志的坚持性表现为护士能努力克服困难，坚持不懈地达成护佑生命的目标；意志的自制性表现为护士善于控制和支配自己行动方面的意志品质，如面对护理对象的各种非理性和冲动行为时，护士能够理解和包容患者，克制自己的不良情绪和行为反应，保持自身良好的身心状态。

5. 人格特征　护士应具备较为适宜的气质和性格类型。良好的个性特征有利于护士角色功能的发挥。一般而言，具有谨慎、平静、随和、热情、活泼、敏捷、开朗等特征的人，比较适合从事护理职业。此外，护士还应具备诚实守信、富有爱心、乐于助人、尊重他人、自立自强、宽容豁达、认真负责、严于律己、自我约束及慎独自律等优秀品格。

6. 人际沟通能力　人际沟通能力是护士岗位的核心胜任力之一。护患之间的良好沟通有助于取得患者的信任、尊重和理解，建立良好的护患关系，提高患者的治疗依从性。护士应掌握沟通技巧，具备较好的人际沟通能力，善于运用礼貌性、安慰性、治疗性语言，结合非言语沟通技巧与患者及其家属进行有效的沟通。护士与医生、其他护士、医技和后勤人员之间的顺畅沟通，有助于建立同事间融洽的关系，工作中配合默契，使医疗和护理计划顺利实施。

7. 适应能力　良好的社会适应能力是心理健康的表现，护士应最大限度地发挥自己的潜能，正确感知自我并不断提高自身的道德水平、文化水平和技术水平，顺应社会发展的趋势，全面增加生理、心理和社会承受力，在临床实践中改善人际交往水平和事件应对能力，善于利用社会支持。

三、护士心理健康的意义

护士的心理健康水平将直接影响其工作状态和护理服务质量，进而影响护士自身的健康及患者的健康结局，这关系着整体医疗卫生事业的发展。

（一）护士心理健康状况影响自身的健康

大量研究表明，个体的心理健康与生理健康之间既相互联系又相互影响。当护士面临的压力源持续存在且无法缓解时，可引起个体长期情绪不稳定，刺激下丘脑，导致激素分泌异常，引起自主神经系统功能紊乱，抑制机体的免疫功能，进而导致亚健康状态或高血压、胃溃疡、糖尿病及冠心病等心身疾病。

（二）护士心理健康状况影响护理质量

护士的心理健康水平可直接影响护理质量。心理健康的护士情绪稳定，自我意识完整，在工作中能够积极地自我感知、自我分析和自我调节，努力克服工作中的困难，慎独自律，遵守护士行为规范和社会道德要求。当护士有焦虑、抑郁、职业倦怠等负性情绪时，可使职业自信降低，导致注意力不集中、急躁、缺乏耐心，可能使护理操作准确率降低、判断失误增加，进而影响护理质量。

（三）护士心理健康状况影响患者的健康结局

护士通过护理实践为患者减轻痛苦。当护士自身出现心理健康问题时，可伴随记忆力减退、工作热情下降、烦躁不安、失眠甚至抑郁等心身障碍，从而影响对患者行为的正确理解，可能容易对患者产生不满情绪，更无法恰当、巧妙地帮助患者处理心理问题，严重时可能对患者的身心造成伤害。因此，为了更好地服务患者，建立良好、和谐的护患关系，护士保持良好的心理健康状态至关重要。

随堂测 9-1

第二节　护士的心理健康状况及其影响因素

临床护理工作具有压力大、职业风险高、护患关系复杂等特点，大多数护士能积极应对工作压力，保持乐观的情绪，人际关系和谐，身心健康，但由于受到多种因素的影响，部分护士的心理健康问题不容乐观，应予以重视。

一、护士的心理健康状况

《中国国民心理健康发展报告（2019—2020）》显示，医护人员的总体心理健康状况低于平均水平，护士群体的总体心理健康状况显著低于全国平均心理健康水平。护理工作的细致性与严谨性要求护士在工作中保持注意力高度集中，长时间处于紧张状态，夜班导致睡眠节律紊乱等因素，使国内外护士群体心境抑郁、紧张、烦躁、易激惹、焦虑、失眠的发生率较高，护士较容易感受到心身疲惫和无助。

护士心理健康水平受个体特质、自我效能感、学习经历、工作经验、所在科室、工作负荷、社会环境、职业培训情况等诸多因素影响。某些特定科室的护士更容易出现心理健康问题，包括急诊科、ICU、手术室、儿科、精神科护士等。例如，在新型冠状病毒感染疫情期间，护士在抗疫过程中，承受着易于被传染的职业风险、高强度的工作压力，容易产生心理健康问题，主要表现为心理困扰检出率高、焦虑、心理弹性较差、心理一致感较低以及创伤后应激障碍等。

二、护士常见的心理问题

有的护士因长期存在职业等方面的压力，加之应对无效，可能产生心身失衡，严重者可引起心身疾病。

（一）认知方面

主要表现为注意力不集中、思维能力紊乱、记忆力减退和判断能力降低等，如护理人员在工作中出现注意力无法集中、临床思维判断能力降低等。

（二）情绪方面

常见的表现有焦虑、沮丧、厌倦、心理疲惫、强迫、过度自我接受或自我拒绝、自尊心过强、过度自卑、怨恨、冲动、压抑等，在反复被动地应对压力事件后，还可能出现冷漠、习得性无助和同情心疲乏。

（三）行为方面

伴随护士职业应激的心理反应，机体在行为上也会发生改变，这是护士为摆脱因工作导致的心身紧张状态而产生的行为反应。具体表现为：①逃避与回避，如工作中刻意减少与患者接

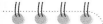

触的次数。②退化与依赖，如在工作中过度依赖同事。③敌对与攻击，如工作中可能与患者及其家属发生冲突。④无助与自怜，如表现为不能主动摆脱负性情绪，缺乏安全感和自尊降低。

三、护士职业倦怠

（一）职业倦怠的概念

职业倦怠（burnout）的概念最早于 1974 年由美国心理学家 Freudenberger 应用于心理健康领域，特指从事助人职业的工作者面对持续的情感付出、遇到各种矛盾冲突而产生身心耗竭的状态，又称身心耗竭综合征、工作倦怠等。它是个体长期处于工作压力下，因心理能量在长期奉献他人的过程中被索取过多，身心消耗过度，精力衰竭而产生的极度身心疲惫和情感枯竭为主的综合征。医护工作者是职业倦怠的高发群体，当助人者将个体的内部资源耗尽而无法补充时，就会引发职业倦怠。护士职业倦怠不仅会导致缺乏工作动力、身心痛苦，而且会影响护理服务质量，影响患者的身心康复。

（二）职业倦怠的维度

职业倦怠的概念包括三个维度：①情绪耗竭（emotional exhaustion），是指个体由于工作的需要而耗尽自身的能量，感到自己的情感处于极度疲劳的状态，这是职业倦怠的核心维度。②人格解体（depersonalization），或称去人格化，是指刻意在自身和工作对象间保持距离，采取冷漠、忽视的态度，对工作敷衍了事。③个人成就感低，是指倾向于消极的自我评价，认为工作繁琐、枯燥无味，不能发挥自身才能，否定自己在工作中的成绩及价值。

（三）职业倦怠的影响因素

职业倦怠的影响因素主要包括个人、组织和社会三个层面。个人层面的因素包括人口学特征、人格特征以及自我效能感等。研究提示，完美主义者具有强迫倾向是个体产生职业倦怠的预测危险因素；具有紧张型人格特质的护理人员易产生职业倦怠；外控性个体常对某一行为或遇到的事件进行外部归因，即把所发生的事归结为外在情境因素，而不是归结为个人内在的因素，被动应对应激事件，因此比内控性个体更容易产生职业倦怠。组织和社会层面的因素主要包括医疗单位和社会对护士的期望、认可度以及支持度等。例如，新型冠状病毒感染暴发后，护理人员不惧危险，主动请缨，驰援抗疫一线，在高强度、高压力、高风险的护理工作中无人退缩，谱写了可歌可泣的英雄事迹，赢得了同行及社会的尊重，受到党和人民的高度赞扬，提升了护士的职业自豪感，有助于降低职业倦怠。此外，良好的人际关系和人性化的工作氛围，可以避免个体在工作中产生角色冲突，缓解工作压力，降低职业倦怠。

（四）职业倦怠对护士身心健康的影响

职业倦怠可对护士的身心健康产生消极的影响，并损害其工作热情、工作效率及社会功能。主要表现在以下三个方面：①心理方面，情绪低落，易怒，对他人的容忍度降低，自我评价降低，丧失工作信心和热情，无法关爱他人，认为自己的工作毫无意义和价值，对前途悲观、失望。②生理方面，处于机体能量耗竭的状态，食欲缺乏，体重减轻，睡眠不佳，疲乏无力，抵抗力降低，内分泌功能紊乱，易患以慢性疾病为主的心身疾病。③行为方面，厌倦工作，对他人冷漠，逃避与同事交往或拒绝与他人合作，不愿在工作之外与朋友一起参加社会活动，人际关系紧张。

四、影响护士心理健康的因素

在实现职业目标的过程中，护士不仅要面对繁重的工作任务、人际矛盾、角色冲突等应激源，还要直面患者的痛苦等负性因素，这可在一定程度上影响护士的心理健康，从而影响护理服务质量。影响护士心理健康的因素主要包括内部因素和外部因素。

（一）内部因素

1. 护士的人格特征　人格作为心理应激中介机制的重要因素，对护理工作中的应激具有一定的调节作用。研究显示，性格外向者善于主动寻求新颖、变化的活动，对单调、重复性工作耐受性低，易产生应激反应。具有 A 型行为类型的个体表现为具有进取心及成就感，易紧张并愿意从事高强度的竞争活动，往往对自己提出不切实际的要求，应激程度较高。具有 B 型行为类型的个体对任何事物皆泰然处之，不易产生人际冲突。具有 C 型行为类型的个体表现为害怕竞争，爱生闷气等。此外，应激反应还与护士的不良人格特征有关。例如，有的护士把专业能力现状归结于不可控的外部因素，对自己进行消极的心理暗示，放弃主观努力，导致工作中信心不足、拘谨呆板及缺乏耐心等，在面临压力时不能采取有效的应对策略，容易发生应激反应。

2. 护士的工作经历　丰富的护理工作经验有助于提高护士对应激事件的心理调适能力。实习护士和新入职护士因工作经验不足，对工作的期望较高，面对困难时容易发生强烈的应激反应，产生负性情绪。相反，工作经验丰富的护士，则能采取积极的应对策略，及时缓解心理应激，减少负性情绪对护理工作的影响。在新冠病毒感染暴发流行期间，有隔离病房工作经验的护士，因定期参加各种预防和处理传染病的演练，工作适应性较强，应对不良情绪的经验丰富，可以更好地解决心理困扰。

3. 护士的应对策略　应对策略主要包括以问题为中心的应对策略和以情绪为中心的应对策略。以问题为中心的应对策略关注的焦点是需要解决的问题及产生压力的事件，个体评估自身应对资源并采取行动。例如，护士主动寻求解决问题的办法，调整生活节奏，改善人际关系等，有助于降低工作应激水平；反之，如果护士采用回避问题、否认问题存在、吸烟、酗酒等方式，则其工作应激水平较高。以情绪为中心的应对策略则是针对不可控性应激源，如护士在面对患者死亡而产生无助、哀伤等负性情绪时，通过改变对于事件的看法或应用情绪调节技巧，减缓自身压力。在护理工作中，护士可选择的应对策略越多，效果越好。为了确保应对有效，护士应做好资源、应对方式及需求的匹配工作，以成功地应对生活中的各类应激源，保障自身的心身健康。

（二）外部因素

1. 工作性质　护士工作倒班制，可能使其生物节律紊乱，睡眠及饮食受到一定的影响。临床护理工作繁忙、紧张、风险高、不确定因素多，要求护士具有高度的责任心；突发事件和紧急情况时有发生，可预测性与可控性程度降低；护理工作中面临人类免疫缺陷病毒及新型冠状病毒感染等、面临锐器伤等职业暴露，可使部分护士感到难以适应，导致其心理压力增大、恐惧、焦虑、抑郁等，进而影响职业认同感。

2. 职业环境　长期处于急诊、门诊、手术室、重症监护病房、儿科病房等工作量大且应激性高的环境中，压力应对无效时，可能会影响护士的身心健康。护理服务的对象是人，需提供人性化服务，尊重患者的权利。如果发生差错或事故，护士就要承担责任，从而加重其心理负担。长期职业应激，可导致护士自主神经系统及内分泌功能失调，身心失衡，可能出现易激惹、焦虑、情绪波动，甚至引发职业倦怠。

3. 人际关系　护士在工作中面临的人际关系有护患关系、护护关系、医护关系及护士与其他科室人员间的关系等。人际关系处理良好，可使护士保持心情舒畅，增加安全感和信任感，有助于身心健康；反之，则会使护士心情烦躁。就护患关系而言，护士要时刻保持冷静、平和的心态，尽量避免与患者及其家属发生冲突；同时，护士还要处理好与其他同事之间的关系，相互配合，不推卸责任、不相互埋怨。复杂的人际关系及人际冲突，可能影响护士的身心健康。

4. 社会支持　社会支持在缓解护士工作应激中的作用不容忽视。社会支持可分为客观支

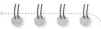

持、主观支持和对支持的利用度三个方面：①客观支持，包括物质上的直接援助和社会网络、团体帮助等，这是满足护士社会、生理和心理需求的重要资源。②主观支持，是指个体在社会活动中被理解、被尊重及被支持的程度，当护士得到社会、朋友及家人的理解和帮助时，可在工作应激中得到精神和情绪上的缓冲。③对支持的利用度，是指个体获得支持时，能够接受支持并合理利用支持的程度。当缺少以上社会支持时，可降低护理人员的职业价值感。护士的社会支持来自父母、配偶或恋人、朋友、同事、领导、党团工会、社会团体等的帮助及支持。良好的社会支持有助于护士宣泄情绪、释放压力、缓解工作应激，维护身心平衡。

随堂测 9-2

5. 组织管理　有的医院因管理制度不完善，护士工作角色和职责不够明确，激励机制不够健全，职业晋升路径不够顺畅，薪酬待遇有待提升、人员缺编，工作负荷较重，尚未充分考虑到护士的各种需求，而医疗改革使得医院对护士管理的标准更高、要求更严，这些因素均可影响护士的心理健康。

第三节　维护和促进护士心理健康的策略

护士的心理健康状况不仅会影响护士的身心健康、患者的治疗和康复效果，还决定着整体护理质量和水平。因此，积极促进和维护护士的心理健康至关重要。对护士心理健康的维护与促进，主要包括从组织层面和个体层面采取相应的策略。

一、维护和促进护士心理健康的组织策略

（一）明确护士职责，合理配置资源

医疗卫生部门应进一步完善护理管理体系，明确护士职责；应根据护士的技术水平、业务能力、工作年限、职称和学历等要素，明确护士等级，建立不同层级护士岗位职责，合理搭配工作程序、流程及工作内容；通过弹性排班制度、休假安排等，保证护士得到适当的休息与调整。合理配备人力、物力、财力资源。保障足够的护士人数、合理的工作负荷，如高峰工作时段、薄弱时间段，要增加护士人力。保证足够的物资供应，合理的晋升机制和薪资水平能够激发护士的主观能动性，提高心理健康水平。

（二）加强社会组织支持，提高护士的社会认可度

应当提高护士群体的社会组织支持，健全各项法律、法规，明确护士的权利和义务，保障护士获得与其护理工作相适应的卫生防护医疗保健服务、参加专业培训及学术研究和交流的权利，以及对医疗卫生机构和卫生主管部门的工作提出意见和建议的权利等护士群体的合法权益。提高全社会对护士群体的尊重、理解和认同，加强对优秀护士先进事迹的报道与宣传等，对提升护士的职业价值感与社会地位，缓解职业压力具有重要的意义。

（三）营造人文环境

良好的工作人文环境是减少护士产生不良心理反应的有效保证。在硬件设施方面，应遵循美观、操作便捷的原则，尽量为护士提供舒适、整洁、温馨的工作环境。在医院管理方面，管理者应建立以人为本、积极健康的医院文化环境，为护士营造愉悦、团结、奋进的工作氛围，培养缜密、热情、顽强的护理工作团队，通过定期组织运动比赛、野外郊游、文艺表演等多种形式，增加护士团队内部的交流与合作，塑造良好的组织文化，增加护士的职业归属感。另外，还应关爱妊娠期、哺乳期护士。

（四）强化职业培训

医疗机构管理者应重视护士的职业技能培训，开展护士形象与行为规范、人际沟通及人文关怀能力、护理安全管理、护士职业应激相关知识、护理职业风险与防护、护理新知识和新技

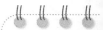

术等系列培训，旨在帮助护士树立终身学习的理念，加强基础理论知识学习，注重护士心理素质的培养，提高护理技能及应变处理能力，树立职业自信与职业使命感，以应对人们不断增长的医疗服务需求和护理技术的革新与发展。

（五）提高护士的心理调适能力

医疗卫生部门应设立相应机构，负责护士群体的心理评估及心理干预，专门负责护士群体心理健康的维护与促进工作。采取有效的心理危机干预策略，定期对护士进行心理辅导，为护士提供专门宣泄情绪和交流情感的场所。例如，开展心理咨询服务，心理咨询师对有需求的护士提供专业心理咨询；建立护士心理档案，定期评估护士的心理状况；对身心状况欠佳或症状明显的护士，尽早进行心理辅导，给予关怀和支持，采用倾听宣泄、分析引导等形式，协助其有效应对；定期举办心理健康教育讲座和团体辅导训练（如音乐疗法、正念疗法、沙盘训练等），帮助护士掌握疏导负性情绪的方法，改变不合理信念，提高心理调适能力，增进心理健康。

（六）维护与促进家庭支持

家庭作为社会的基本单元，对社会的良性运行和协调发展起到基础性保障作用。而护士的值班制度，使其无法正常承担家庭中妻子和母亲的角色，可能会引发家庭矛盾。因此，护理管理者应在排班、轮休和休假安排方面关注到护士所面临的现实困境，实行弹性工作制，以缓解护士家庭方面的压力。另外，还可定期举办护士家属座谈会等活动，征求家属的意见及建议，得到家属的理解和支持，帮助护士有效减轻家庭压力，维护和促进护士的身心健康。

随堂测 9-3

二、维护和促进护士心理健康的个体策略

（一）提高认知水平

认知行为理论强调认知在解决问题过程中的重要性，一旦认知歪曲得到改变或矫正，情感和行为障碍就会相应好转。因此，当护士在护理工作中遇到应激事件而感到紧张、焦虑时，应避免消极认知及其可能引起的不良情绪后果。采用积极、乐观的思维方式，从认知上建立合理的、现实的、积极的信念体系，最终做出理性的选择，从而达到改善情绪和行为的目的。另外，增强职业获益感与职业认同感也能有效地促进护士的心理健康。护士可在职业保障、职业价值、自我成长、团队归属感、亲友认同、良好的护患关系等多方面获取积极的情感体验，提高心理健康水平。

（二）提高对社会支持的利用度

社会支持能够提升护士的职业归属感和幸福感，提高对社会支持的利用度有助于护士合理调节情绪，缓冲压力，保持心理健康水平。例如，在抗击新型冠状病毒感染疫情的过程中，党和国家、各级政府及民众给予护士关怀、尊重、理解和认同，极大地鼓舞了一线护士抗疫的信心和勇气；同事间的相互支持与鼓励坚定了护士抗击疫情的决心；家人和朋友的支持减轻了护士的心理困扰。研究表明，在外界支持同等的条件下，护士对社会支持的利用度越高，越容易调整好心态；相反，对支持利用度低的护士难以感受到来自组织的关怀，主动参加团体活动的意愿较低，容易产生负性情绪，影响职业认同感。因此，护士应该在工作中善于发现资源、挖掘资源，并合理利用资源。

（三）应对策略

1. 情绪管理　积极的情绪可以拓展个体的思维和视野，帮助个体获取和利用各种资源。积极的情绪可以使个体更加坚韧，更有效地感知、控制及调节情绪。积极的情绪管理主要包括以下三个方面：

（1）感知情绪：护士在工作中应时刻注意自己的情绪状态，提高自我感知及自我观察的敏感度。例如，当护士因为患者的无理要求而感到烦躁时，应有意识地反问："我此刻有什么感

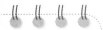
受，为什么会产生这种情绪"。当察觉自己多次感知到类似的负面情绪时，能够体会到经过多次的经验积累，已经能够更好地处理这种情绪。忽略及压抑情绪反而会导致更不好的后果，尝试并学会体察自己的情绪是情绪管理的第一步。

（2）表达情绪：以恰当的方式准确地表达情绪是反映个体的心理需求、维护和谐人际关系的重要因素。适当表达情绪的最好方式是以事实为根据，说出自己的真实感受。例如，当护士受到焦虑患者的言语攻击时，应明确地告诉对方"您的焦急情绪我能理解，但您刚才的言行很伤害他人"，谈话要采用非暴力沟通方式，不抱怨、不指责。因为当护士指责患者时，也会引起对方的负性情绪，无法进行有效的沟通。

（3）纾解情绪：纾解情绪的目的是给自己一个理清想法的机会，让自己达到舒适的心理平衡状态。如果纾解情绪的方式只是暂时逃避痛苦，没有解决根本问题，就不是适宜的方式。因此，护士在工作之余可以选择适合自己且能有效纾解情绪的方式，如听轻音乐、正念冥想、体育运动等，维护心理平衡与健康。

2. 养成健康生活方式　世界卫生组织提出，合理膳食、适量运动、戒烟限酒和心理平衡是健康生活方式的四大基石。健康的生活方式是保持护士身体健康、对抗应激状态、促进心理健康的前提和基础。①合理膳食：每天尽可能摄入更多种类的食物，以谷类为主，粗细搭配，常吃粗粮、杂粮等；多吃蔬菜、水果和薯类，有利于排便通畅，提高免疫力。抽出时间吃健康的早餐，控制糖类的摄入，保持饮食健康。②适量运动：经常运动可以加快机体新陈代谢，减轻压力。因此，护士可以根据自身需求及爱好，通过练瑜伽、练气功、打太极拳、游泳、慢跑等各类运动使机体处于放松状态，达到心理放松的目的。③保证充足的睡眠：护士由于工作需要，很难保证作息规律。因此，保证充足的睡眠时间，提高睡眠质量是维持护士身心健康的重要因素。

（四）人格发展策略

护士的人格处于健康状态才能更好地适应社会环境。人格心理特征包括个体的能力、气质和性格。护士的能力除观察、记忆、思维等从事一切活动共同需要的一般能力外，还包括完成护理工作所需要的专业技术能力。在医疗护理技术不断发展的环境下，需要医疗和教育机构对护士提供持续的教育和培训。护理工作应激性高，经常处于高度紧张的状态，在护理工作中需要做出迅速、灵活的反应时，多血质和胆汁质的个体较为适合，当需要持久、反复、细致的工作时，黏液质和抑郁质的个体更为适合。因此，在护士气质培养的过程中，应根据气质类型因材施教，同时把护士的气质类型应用到护理管理中，让护士在各自更擅长的岗位上为患者提供更优质的护理服务。在培养护士性格的过程中，要培养护士大公无私、认真负责的态度，主动观察、精准记忆的理智特征，朝气蓬勃、积极乐观的情绪特征和勇敢、镇定执着的意志特征。另外，护士自身也可以通过比较法、反思法等实现对自我人格特征的了解和认知，实事求是地面对自己的优、缺点，不断地发展自我、完善自我，促进自我成长。

> **┃┃知识链接**
>
> #### 护士面对突发公共卫生事件时的心理调适
>
> 面对突发公共卫生事件（如重大传染病疫情）时，护士是密切接触者，工作强度大，易产生应激反应，应及时进行有效的心理调适。①树立自信心：及时了解和掌握疾病的理论知识，有利于树立自信心。②建立有效的沟通和交流：采取团队治疗进行心理危机干预。③正念减压：练习静坐观呼吸、瑜伽等集中注意力，减轻或消除负性情绪。④社会支持。⑤放松训练。⑥稳定情绪的技巧：倾听与理解；增强安全感，如提供安全

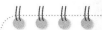

的环境、可靠的信息；适度的情绪释放；对干预对象提出的问题给予关注解释及确认，以减轻其焦虑情绪。

知识拓展

南丁格尔奖获得者成守珍

成守珍，博士，主任护师，中山大学附属第一医院护理部主任。她19岁开始，便一直从事临床护理工作。作为知名重症护理专家，她多次临危受命，参与各种突发事件的应急救治工作。2020年，面对新冠病毒感染疫情，58岁的成守珍三度请缨援鄂，带领131名队员赴武汉一线抗疫61天，其间团队共收治危重症患者246人，患者出院及转出率超过91%，实现了"打胜仗、零感染、零意外"的目标。

成守珍武汉归来后，又作为专家组成员赴塞尔维亚支援抗疫40天，走入22个疫情严重城市和84所定点救治医院等高风险场所，完成了25场救治和防护技术培训。她说："呼吸重症护理是我的专业，当党和国家需要我出征援塞时，我职责所在，责无旁贷。"为了表彰成守珍对抗疫做出的贡献，塞尔维亚国防部长授予她保卫国家荣誉勋章。

成守珍用40余年坚守"生命至上"的初心和使命，用人道挽救生命，用博爱守护健康，用奉献点燃希望，践行南丁格尔精神。由于在急危重症护理及护理教育、公共卫生领域、灾难应急等方面的杰出贡献，2021年她荣获第48届南丁格尔奖。

小 结

本章介绍了护士心理健康状况及影响因素，以及维护和促进护士心理健康的策略，为有效开展护士心理健康的维护与促进提供了科学依据和方法。

思考题

一、单项选择题

1. 护士应力求关注患者的每个细节，做到"眼观六路，耳听八方"，这体现的是护士职业心理素质的

A. 良好的注意力   B. 稳定而积极的情绪

C. 较强的人际沟通能力   D. 精确的记忆力

E. 独立的思维能力

2. 护士小刘因科室护士较少，时常值夜班，并参与高度紧张的抢救工作。长期如此，导致其生活不规律和身心疲惫，产生了职业倦怠。引起此现象的是下列因素中的

A. 人际因素   B. 应对策略   C. 工作环境

D. 护士的人格特征   E. 社会支持程度

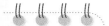
二、简答题

1. 简述心理健康标准中的核心要素。
2. 阐述影响护士心理健康的因素以及维护和促进护士心理健康的组织策略。

三、案例分析题

患儿，女，3 岁，因从床上坠地后哭闹不止而来就诊。医生检查后，给予镇静催眠药即结束治疗。身旁的一位张护士发现，在医生询问病史的过程中，患儿母亲谈及患儿呕吐过一次，查体时发现患儿左臂活动异常，便让其母亲稍坐片刻，对患儿进行密切观察。随后患儿呕吐加重，左臂功能明显障碍，遂立即报告医生。经过进一步检查，确诊为颅内出血，随后将患儿转至脑外科进行了血肿清除术，使患儿转危为安。

请回答：

（1）以上案例体现了护士职业心理素质的哪些方面？

（2）护士应具备的职业心理素质有哪些？

（金鸿雁　周　英）

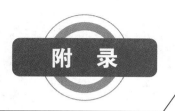

一、艾森克人格问卷（成人版）

指导语：下面列出了一些问题，请根据自己的实际情况在"是"或"否"方框内画"√"。不存在正确或错误的回答，将问题的意思看明白后请尽快回答，不要花很多时间去想。

条目		是	否
1	您是否有许多不同的业余爱好？	☐	☐
2	您是否在做任何事情以前都要停下来仔细思考？	☐	☐
3	您的心境是否常有起伏？	☐	☐
4	您是否曾有过明知是他人的功劳而由您接受奖励的事？	☐	☐
5	您是否健谈？	☐	☐
6	欠债会使您不安吗？	☐	☐
7	您是否曾无缘无故地觉得"真难受"？	☐	☐
8	您是否曾贪图过他人之物？	☐	☐
9	您是否在晚上小心翼翼地关好门窗？	☐	☐
10	您是否比较活跃？	☐	☐
11	您在见到一个小孩或动物受折磨时是否会感到非常难过？	☐	☐
12	您是否常常为自己不该做而做过的事，不该说而说出的话感到紧张？	☐	☐
13	您喜欢跳降落伞吗？	☐	☐
14	通常您能在热闹的联欢会中尽情地参与吗？	☐	☐
15	您是否容易激动？	☐	☐
16	您是否曾经将自己的过错推给他人？	☐	☐
17	您喜欢会见陌生人吗？	☐	☐
18	您是否相信保险制度是一种好办法？	☐	☐
19	您是一个容易伤感情的人吗？	☐	☐
20	您所有的习惯都是好的吗？	☐	☐
21	在社交场合您是否总不愿意展现自己？	☐	☐
22	您会服用有奇异或危险作用的药物吗？	☐	☐
23	您是否常有"厌倦"之感？	☐	☐
24	您是否曾拿过他人的物品（哪怕是一针一线）？	☐	☐
25	您是否经常外出？	☐	☐
26	您是否因为伤害您所爱的人而感到有趣？	☐	☐
27	您是否常会因为有罪恶感而苦恼？	☐	☐

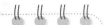

续表

条目		是	否
28	您在谈论中是否有时会不懂装懂?	☐	☐
29	您是否宁愿看书而不愿多见人?	☐	☐
30	您是否想要伤害您的仇人?	☐	☐
31	您觉得自己是一个神经过敏的人吗?	☐	☐
32	对他人有所失礼时,您是否经常表示歉意?	☐	☐
33	您是否有许多朋友?	☐	☐
34	您是否喜爱讲一些有时确能伤害人的笑话?	☐	☐
35	您是一个多忧多虑的人吗?	☐	☐
36	您在童年时期是否按照吩咐要做什么便做什么,毫无怨言?	☐	☐
37	您认为自己是一个乐天派吗?	☐	☐
38	您是否很讲究礼貌和注重仪表整洁?	☐	☐
39	您是否总在担心会发生可怕的事情?	☐	☐
40	您是否曾损坏或遗失过他人的物品?	☐	☐
41	交往新朋友时一般是由您采取主动吗?	☐	☐
42	当他人向您诉苦时,您是否容易理解对方的苦衷?	☐	☐
43	您认为自己很紧张,如同"拉紧的弦"一样吗?	☐	☐
44	在没有废纸篓时,您是否将废纸扔在地板上?	☐	☐
45	当您与他人在一起时,您是否言语很少?	☐	☐
46	您是否认为结婚制度已经过时了,应该废止?	☐	☐
47	您是否有时感到自己可怜?	☐	☐
48	您是否有时有点自夸?	☐	☐
49	您是否很容易将一个沉寂的集会变得活跃起来?	☐	☐
50	您是否讨厌那种小心翼翼开车的人?	☐	☐
51	您为自己的健康担忧吗?	☐	☐
52	您曾讲过什么人的坏话吗?	☐	☐
53	您是否喜欢对朋友讲笑话和有趣的故事?	☐	☐
54	您小时候曾对父母粗暴无礼吗?	☐	☐
55	您是否喜欢与其他人在一起?	☐	☐
56	如果知道自己工作有错误,这会使您感到难过吗?	☐	☐
57	您是否出现失眠?	☐	☐
58	您进餐前必定会洗手吗?	☐	☐
59	您是否常无缘无故地感到无精打采和倦怠?	☐	☐
60	和他人玩游戏时,您有过欺骗行为吗?	☐	☐
61	您是否喜欢从事一些动作迅速的工作?	☐	☐
62	您的母亲是一位善良的女性吗?	☐	☐
63	您是否常常觉得人生非常乏味?	☐	☐
64	您是否曾利用过某人为自己取得好处?	☐	☐

续表

条目		是	否
65	您是否经常参加许多活动，并且超过您的时间所允许？	☐	☐
66	您是否觉得有几个人总是在躲避自己？	☐	☐
67	您是否为您的容貌而感到烦恼？	☐	☐
68	您是否觉得人们为了未来的生活有保障而办理储蓄和保险所花的时间太多？	☐	☐
69	您曾有过不如死去的想法吗？	☐	☐
70	如果有把握永远都不会被他人发现，您会逃税吗？	☐	☐
71	您能让一个聚会顺利进行吗？	☐	☐
72	您能克制自己不对他人无礼吗？	☐	☐
73	遇到一次难堪的经历后，您是否在很长的一段时间内还感到难受？	☐	☐
74	您患有"神经过敏"吗？	☐	☐
75	您曾经故意说一些话来伤害他人的情感吗？	☐	☐
76	您与他人的友谊是否容易破裂，即便不是您的过错？	☐	☐
77	您常感到孤单吗？	☐	☐
78	当他人找出您的差错，发现您工作中的缺点时，您是否容易在精神上受挫？	☐	☐
79	您赴约会或上班曾迟到过吗？	☐	☐
80	您喜欢忙忙碌碌地过日子吗？	☐	☐
81	您是否愿意他人害怕您？	☐	☐
82	您是否觉得有时浑身有劲，而有时又感到很疲乏？	☐	☐
83	您有时会把当天应做的事拖到第二天去做吗？	☐	☐
84	他人认为您是朝气蓬勃的吗？	☐	☐
85	他人是否对您说了许多谎话？	☐	☐
86	您是否容易对某些事物生气？	☐	☐
87	当您犯错误时，您是否经常愿意承认？	☐	☐
88	您会为某一动物落入圈套被捉到而感到很难过吗？	☐	☐

二、90 项症状自评量表（SCL-90）

指导语：以下列出了某些人可能会有的问题，请仔细阅读每一项，然后根据最近 1 周内下述情况影响您的实际感受，在每个问题后标明其程度得分。其中，"没有"选 1，"很轻"选 2，"中等"选 3，"偏重"选 4，"严重"选 5。

条目		没有	很轻	中等	偏重	严重
1	头痛。	1	2	3	4	5
2	神经过敏，心里觉得不踏实。	1	2	3	4	5
3	头脑中有不必要的想法或字句涌现。	1	2	3	4	5
4	头晕或晕倒。	1	2	3	4	5
5	对异性的兴趣减退。	1	2	3	4	5
6	对旁人责备求全。	1	2	3	4	5

条目		没有	很轻	中等	偏重	严重
7	感到他人能控制自己的思想。	1	2	3	4	5
8	责怪他人制造麻烦。	1	2	3	4	5
9	容易遗忘。	1	2	3	4	5
10	担心自己的衣着及仪态。	1	2	3	4	5
11	容易烦恼和激动。	1	2	3	4	5
12	胸痛。	1	2	3	4	5
13	害怕空旷的场所或街道。	1	2	3	4	5
14	感到自己的精力下降，活动减慢。	1	2	3	4	5
15	想结束自己的生命。	1	2	3	4	5
16	能听到旁人听不到的声音。	1	2	3	4	5
17	发抖。	1	2	3	4	5
18	感到大多数人都不值得信任。	1	2	3	4	5
19	食欲不佳。	1	2	3	4	5
20	容易哭泣。	1	2	3	4	5
21	与异性相处时感到害羞、不自在。	1	2	3	4	5
22	感到受骗、中了圈套或有人想抓住自己。	1	2	3	4	5
23	无缘无故地突然感到害怕。	1	2	3	4	5
24	自己不能控制地大发脾气。	1	2	3	4	5
25	害怕单独出门。	1	2	3	4	5
26	经常责怪自己。	1	2	3	4	5
27	腰痛。	1	2	3	4	5
28	感到难以完成任务。	1	2	3	4	5
29	感到孤独。	1	2	3	4	5
30	感到苦闷。	1	2	3	4	5
31	过分担忧。	1	2	3	4	5
32	对事物不感兴趣。	1	2	3	4	5
33	感到害怕。	1	2	3	4	5
34	情感容易受到伤害。	1	2	3	4	5
35	旁人能知道自己的私下想法。	1	2	3	4	5
36	感到他人不理解自己，不同情自己。	1	2	3	4	5
37	感到他人对自己不友好，不喜欢自己。	1	2	3	4	5
38	做事必须做得很慢，以保证正确。	1	2	3	4	5
39	心率很快。	1	2	3	4	5
40	恶心或胃部不适。	1	2	3	4	5
41	感到自己比不上他人。	1	2	3	4	5
42	肌肉酸痛。	1	2	3	4	5
43	感到有人在监视自己、谈论自己。	1	2	3	4	5

续表

条目		没有	很轻	中等	偏重	严重
44	难以入睡。	1	2	3	4	5
45	做事必须反复检查。	1	2	3	4	5
46	难以作出决定。	1	2	3	4	5
47	害怕乘电车、公共汽车、地铁或火车。	1	2	3	4	5
48	呼吸困难。	1	2	3	4	5
49	一阵阵发冷或发热。	1	2	3	4	5
50	因为感到害怕而避开某些事物、场合或活动。	1	2	3	4	5
51	感觉头脑变得空白。	1	2	3	4	5
52	身体发麻或刺痛。	1	2	3	4	5
53	咽喉部有梗塞感。	1	2	3	4	5
54	感到前途没有希望。	1	2	3	4	5
55	不能集中注意。	1	2	3	4	5
56	感到身体的某一部分软弱无力。	1	2	3	4	5
57	感到紧张或容易紧张。	1	2	3	4	5
58	感到手或足底沉重。	1	2	3	4	5
59	想到死亡的事。	1	2	3	4	5
60	进食过多。	1	2	3	4	5
61	当他人看着您或谈论您时感到不自在。	1	2	3	4	5
62	有一些不属于自己的想法。	1	2	3	4	5
63	有想要打人或伤害他人的冲动。	1	2	3	4	5
64	醒得太早。	1	2	3	4	5
65	必须反复洗手、清点数目或触摸某些物品。	1	2	3	4	5
66	睡眠不深。	1	2	3	4	5
67	有想摔坏或破坏物品的冲动。	1	2	3	4	5
68	有一些他人没有的想法或念头。	1	2	3	4	5
69	感到对他人神经过敏。	1	2	3	4	5
70	在商店或电影院等人多的场所感到不自在。	1	2	3	4	5
71	感到任何事情都很困难。	1	2	3	4	5
72	有一阵阵恐惧或惊恐。	1	2	3	4	5
73	感到在公共场合进食很不舒服。	1	2	3	4	5
74	经常与他人争论。	1	2	3	4	5
75	单独一个人时神经很紧张。	1	2	3	4	5
76	他人对自己的成绩没有作出恰当的评价。	1	2	3	4	5
77	即使和他人在一起也感到孤单。	1	2	3	4	5
78	感到坐立不安、心神不定。	1	2	3	4	5
79	感到自己没有什么价值。	1	2	3	4	5
80	感到熟悉的事物变成陌生或不像是真的。	1	2	3	4	5

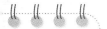

续表

条目		没有	很轻	中等	偏重	严重
81	大声喊叫或摔砸物品。	1	2	3	4	5
82	害怕会在公共场合晕倒。	1	2	3	4	5
83	感到他人想占自己的便宜。	1	2	3	4	5
84	为某些有关性的想法而感到很苦恼。	1	2	3	4	5
85	您认为应该因为自己的过错而受到惩罚。	1	2	3	4	5
86	感到要很快把事情做完。	1	2	3	4	5
87	感到自己的身体有严重问题。	1	2	3	4	5
88	从未感到和其他人很亲近。	1	2	3	4	5
89	感到自己有罪。	1	2	3	4	5
90	感到自己的头脑有问题。	1	2	3	4	5

三、9 项患者健康问卷（PHQ-9）

指导语：在过去的 2 周内，您因为以下的问题而烦恼过吗？请在相应的方框内画"√"，每题限选一个答案。

条目		没有	有几天	一半以上的时间	几乎每天
1	做什么事都感到没有兴趣或乐趣。	□	□	□	□
2	感到心情低落。	□	□	□	□
3	入睡困难、很难熟睡或睡得太多。	□	□	□	□
4	感到疲劳或无精打采。	□	□	□	□
5	食欲减退或进食过多。	□	□	□	□
6	觉得自己很糟糕，或很失败，或让自己和家人失望。	□	□	□	□
7	注意很难集中，如阅读报纸或看电视时不能集中注意力。	□	□	□	□
8	动作或说话速度缓慢到他人可察觉的程度；或正好相反，烦躁或坐立不安，动作不停的情况比平时更严重。	□	□	□	□
9	有不如死掉或用某种方式伤害自己的念头。	□	□	□	□
这些问题在您工作、处理家庭事务，或与他人相处时造成了多大的困难？					

□毫无困难　　　　□有点困难　　　　□非常困难　　　　□极度困难

四、抑郁自评量表（SDS）

指导语：本量表包含 20 个条目，分为 4 级评分。为保证调查结果的准确性，请您仔细阅读以下内容，根据最近 1 周的情况在相应的□内画"√"，每题限选一个答案。

条目		没有或很少时间	少部分时间	相当多时间	绝大部分或全部时间
1	我觉得闷闷不乐，情绪低沉。	☐	☐	☐	☐
2	我觉得一天之中早晨最好。	☐	☐	☐	☐
3	我会一阵阵哭泣或想哭。	☐	☐	☐	☐
4	我夜晚睡眠不好。	☐	☐	☐	☐
5	我的进食量跟平常一样多。	☐	☐	☐	☐
6	我与异性密切接触时和以往一样感到愉快。	☐	☐	☐	☐
7	我发觉我的体重在减轻。	☐	☐	☐	☐
8	我有便秘的苦恼。	☐	☐	☐	☐
9	我的心率比平时快。	☐	☐	☐	☐
10	我无缘无故地感到疲乏。	☐	☐	☐	☐
11	我的头脑跟平时一样清醒。	☐	☐	☐	☐
12	我觉得经常做的事情并没有困难。	☐	☐	☐	☐
13	我觉得不安而且无法平静下来。	☐	☐	☐	☐
14	我对将来抱有希望。	☐	☐	☐	☐
15	我比平时更容易生气、激动。	☐	☐	☐	☐
16	我觉得作出决定是很容易的。	☐	☐	☐	☐
17	我觉得自己是个有用的人，有人需要我。	☐	☐	☐	☐
18	我的生活过得很有意思。	☐	☐	☐	☐
19	我认为如果我死了，其他人会生活得更好。	☐	☐	☐	☐
20	我对平时感兴趣的事仍然感兴趣。	☐	☐	☐	☐

五、焦虑自评量表（SAS）

指导语：本量表包含 20 个条目，分为 4 级评分。为保证调查结果的准确性，请您仔细阅读以下内容，根据最近 1 周的情况在相应的□内画"√"，每题限选一个答案。

条目		没有或很少时间	少部分时间	相当多时间	绝大部分或全部时间
1	我觉得比平时容易紧张或着急。	☐	☐	☐	☐
2	我无缘无故地感到害怕。	☐	☐	☐	☐
3	我很容易烦躁或惊恐。	☐	☐	☐	☐
4	我觉得我可能将要发疯。	☐	☐	☐	☐
5	我觉得一切都很好，也不会发生什么不幸。	☐	☐	☐	☐
6	我手足发抖。	☐	☐	☐	☐
7	我因为头痛、颈痛和背痛而苦恼。	☐	☐	☐	☐
8	我觉得容易衰弱和疲乏。	☐	☐	☐	☐
9	我觉得心平气和，并且容易安静地坐着。	☐	☐	☐	☐
10	我觉得心率很快。	☐	☐	☐	☐
11	我因为一阵阵头晕而苦恼。	☐	☐	☐	☐
12	我有晕倒发作，或觉得要晕倒似的。	☐	☐	☐	☐

续表

条目		没有或很少时间	少部分时间	相当多时间	绝大部分或全部时间
13	我吸气和呼气都感到很容易。	☐	☐	☐	☐
14	我感觉手足麻木和刺痛。	☐	☐	☐	☐
15	我因为胃痛和消化不良而苦恼。	☐	☐	☐	☐
16	我经常要小便。	☐	☐	☐	☐
17	我的手足经常是干燥、温暖的。	☐	☐	☐	☐
18	我脸红、发热。	☐	☐	☐	☐
19	我容易入睡，并且一整夜都睡得很好。	☐	☐	☐	☐
20	我会做噩梦。	☐	☐	☐	☐

六、7 项广泛性焦虑障碍量表（GAD-7）

指导语：在过去 2 周内，您有多少时间被以下问题所困扰？请在相应的☐内画"√"，每题限选一个答案。

条目		完全不会	少数时间	一半以上的时间	几乎每天
1	感觉紧张、焦虑和烦躁。	☐	☐	☐	☐
2	不能停止或控制担忧。	☐	☐	☐	☐
3	对各种各样的事情担忧过多。	☐	☐	☐	☐
4	很难放松下来。	☐	☐	☐	☐
5	由于不安而无法静坐。	☐	☐	☐	☐
6	变得容易烦恼或急躁。	☐	☐	☐	☐
7	害怕将有可怕的事发生。	☐	☐	☐	☐

七、心理痛苦温度计

指导语：痛苦是一种心理、躯体、社会或精神上的不愉快体验，可以影响您的思维、感觉或行为方式。

1. 请圈出最符合您过去 1 周（包含今天）所经历的心理痛苦程度的数字等级（0~10）。

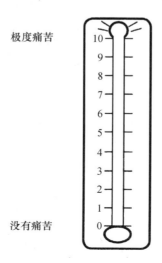

极度痛苦

没有痛苦

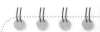

2. 请指出下列哪些选项是使您感到痛苦的原因？如果答案为"是"，请在该项目前的□内画"√"；如果答案为"否"，则不用勾选。

实际问题	身体问题
□　没有时间和精力照顾孩子 / 老人	□　外表 / 形体
□　没有时间和精力做家务	□　洗澡 / 穿衣
□　经济问题	□　呼吸
□　交通出行	□　排尿改变
□　工作 / 上学	□　便秘
□　周围环境	□　腹泻
交往问题	□　进食
□　与孩子 / 老人相处	□　疲乏
□　与伴侣相处	□　水肿
□　与亲友相处	□　发热
□　与医护人员相处	□　头晕
情绪问题	□　消化不良
□　抑郁	□　口腔疼痛
□　恐惧	□　恶心
□　孤独	□　鼻腔干燥 / 充血
□　紧张	□　疼痛
□　悲伤	□　性
□　担忧	□　皮肤干燥
□　对日常生活丧失兴趣	□　手 / 足麻木
□　睡眠	□　身体活动受限
□　记忆力减退 / 注意力不集中	**信仰 / 宗教问题**
	□　信仰 / 宗教问题

八、社会支持评定量表（SSRS）

指导语：以下问题用于反映您在社会中所获得的支持，请按照各个问题的具体要求，根据您的实际情况填写。

1	您有多少关系密切并且能给予您支持和帮助的朋友？（只选一项）
	①一个也没有　　　　②1~2 个　　　　③3~5 个　　　　④6 个或 6 个以上
2	近 1 年来，您：（只选一项）
	①远离家人，且独居一室　②住处经常变动，多数时间和陌生人住在一起 ③和同学、同事或朋友住在一起　④和家人住在一起
3	您与邻居：（只选一项）
	①相互之间从不关心，只是点头之交　②遇到困难可能会稍微关心 ③有的邻居很关心您　④大多数邻居都很关心您

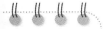

4	您与同事：（只选一项）

①相互之间从不关心，只是点头之交　②遇到困难可能会稍微关心
③有的同事很关心您　④大多数同事都很关心您

5	从家庭成员得到的支持和照顾：（只选一项）

A. 夫妻（恋人）

①无　　　　　　②极少　　　　　　③一般　　　　　　④全力支持

B. 父母

①无　　　　　　②极少　　　　　　③一般　　　　　　④全力支持

C. 儿女

①无　　　　　　②极少　　　　　　③一般　　　　　　④全力支持

D. 兄弟姐妹

①无　　　　　　②极少　　　　　　③一般　　　　　　④全力支持

E. 其他成员

①无　　　　　　②极少　　　　　　③一般　　　　　　④全力支持

6	过去，当您遇到紧急或困难的情况时，曾经得到的经济支持或解决实际问题的帮助的来源有：

①无任何来源。

②有下列来源：（可选多项）

A. 配偶；B. 其他家人；C. 朋友；D. 亲戚；E. 同事；F. 工作单位；G. 党团工会等官方或半官方组织；
H. 宗教、社会团体等非官方组织；
I. 其他（请列出）

7	过去，当您遇到紧急或困难的情况时，曾经得到的安慰和关心的来源有：

①无任何来源。

②有下列来源：（可选多项）

A. 配偶；B. 其他家人；C. 朋友；D. 亲戚；E. 同事；F. 工作单位；G. 党团工会等官方或半官方组织；
H. 宗教、社会团体等非官方组织；
I. 其他（请列出）

8	您遇到烦恼时的倾诉方式：（只选一项）

①从不向任何人诉说　②只向关系极为密切的 1~2 个人诉说
③当朋友主动询问时说出来　④主动诉说自己的烦恼，以获得支持和理解

9	您遇到烦恼时的求助方式：（只选一项）

①只靠自己，不接受他人帮助　②很少请求他人帮助
③有时会请求他人帮助　④有困难时经常向家人、亲人、组织求援

10	对于团体（如党团组织、宗教组织、工会、学生会等）组织活动，您：（只选一项）
	①从不参加　　　②偶尔参加　　　　③经常参加　　　　④主动参加并积极活动

九、创伤后成长评定量表（PTGI）

指导语：本量表包含 21 个条目，对于每一个条目，请标出发生应急事件后，您自己生活中发生了类似改变的程度。请在相应的□内画"✓"，每题限选一个答案。

条目		完全没有	非常少	少	有些	多	非常多
1	我的生命目标有了转变。	☐	☐	☐	☐	☐	☐
2	我能够更加珍惜生命的价值。	☐	☐	☐	☐	☐	☐
3	我培养了新的爱好。	☐	☐	☐	☐	☐	☐
4	我拥有了更多的自信。	☐	☐	☐	☐	☐	☐
5	我对于精神层面的事物有了更深的理解。	☐	☐	☐	☐	☐	☐
6	我知道当自己有困难时，可以更多地依靠他人。	☐	☐	☐	☐	☐	☐
7	我为自己的人生之路确立了新的方向。	☐	☐	☐	☐	☐	☐
8	我觉得与他人更亲近了。	☐	☐	☐	☐	☐	☐
9	我更愿意说出自己的感受了。	☐	☐	☐	☐	☐	☐
10	我知道我现在能够把问题处理得更好。	☐	☐	☐	☐	☐	☐
11	我能够把自己的生活变得更好。	☐	☐	☐	☐	☐	☐
12	我能够更好地接受事物的最终结果。	☐	☐	☐	☐	☐	☐
13	我能更加珍惜每一天。	☐	☐	☐	☐	☐	☐
14	我有了一些新的机遇，这些机遇是以前不可能有的。	☐	☐	☐	☐	☐	☐
15	我对他人有更多的关爱。	☐	☐	☐	☐	☐	☐
16	我尝试与他人发展出更好的关系。	☐	☐	☐	☐	☐	☐
17	我会更努力地去改变那些需要改变的事物。	☐	☐	☐	☐	☐	☐
18	我更加信仰神或佛。	☐	☐	☐	☐	☐	☐
19	我发现自己比过去所认为的要更加坚强。	☐	☐	☐	☐	☐	☐
20	我强烈地意识到，人生是那么美好。	☐	☐	☐	☐	☐	☐
21	我比以前更能接受自己也是需要他人的。	☐	☐	☐	☐	☐	☐

十、心理弹性问卷

指导语：请根据您的实际情况回答下面的问题，并在相应的☐内画"√"，每题限选一个答案。

条目		很不符合	不符合	不清楚	符合	非常符合
1	当事情发生变化时，我能够适应。	☐	☐	☐	☐	☐
2	面对压力时，我身边至少有一个亲近且安全的人可以帮助我。	☐	☐	☐	☐	☐
3	当问题无法彻底解决时，有时命运或上天能够帮助我。	☐	☐	☐	☐	☐
4	无论人生路途中发生任何事情，我都能处理它。	☐	☐	☐	☐	☐
5	过去的成功让我有信心去应对新的挑战和困难。	☐	☐	☐	☐	☐
6	面临难题时，我会试着去看到事物积极的一面。	☐	☐	☐	☐	☐
7	历经磨练会让我更有力量。	☐	☐	☐	☐	☐
8	我很容易从疾病、受伤或苦难中恢复过来。	☐	☐	☐	☐	☐
9	无论好与坏，我都相信事出有因。	☐	☐	☐	☐	☐
10	无论结果如何，我都会尽最大的努力去做。	☐	☐	☐	☐	☐

条目		很不符合	不符合	不清楚	符合	非常符合
11	我相信即使遇到障碍，我也能够实现目标。	☐	☐	☐	☐	☐
12	即使看起来没有希望，我也不会放弃。	☐	☐	☐	☐	☐
13	当压力或危机来临时，我知道从哪里获得帮助。	☐	☐	☐	☐	☐
14	在压力之下，我仍然能够集中精神地思考问题。	☐	☐	☐	☐	☐
15	在解决问题时，我宁愿自己决定，也不愿意让他人替我决定。	☐	☐	☐	☐	☐
16	我不会轻易被失败打倒。	☐	☐	☐	☐	☐
17	在处理生活中的挑战和困难时，我觉得自己是个坚强的人。	☐	☐	☐	☐	☐
18	如果有必要，我会做出一个受欢迎或可能会影响他人的决定。	☐	☐	☐	☐	☐
19	我能够处理一些不愉快或痛苦的感受，如悲伤、害怕和生气。	☐	☐	☐	☐	☐
20	在处理生活中的难题时，有时我不得不按直觉办事，而不考虑为什么。	☐	☐	☐	☐	☐
21	我的人生目标很明确。	☐	☐	☐	☐	☐
22	我觉得可以控制自己的生活。	☐	☐	☐	☐	☐
23	我喜欢挑战。	☐	☐	☐	☐	☐
24	我努力工作，以达到目标。	☐	☐	☐	☐	☐
25	我对自己的成绩感到骄傲。	☐	☐	☐	☐	☐

十一、积极心理资本问卷（PPQ）

指导语：下面的题目主要是考察您日常生活方面的一些情况，答案没有对错之分，无需花费太多时间考虑，凭第一感觉回答即可。请判断每一句陈述与您自身情况的符合程度，并在相应的□内画"√"，每题限选一个答案。

条目		完全不符合	不符合	有点不符合	说不清	有点符合	比较符合	完全符合
1	很多人欣赏我的才干。	☐	☐	☐	☐	☐	☐	☐
2	我不爱生气。	☐	☐	☐	☐	☐	☐	☐
3	我的见解和能力超过一般人。	☐	☐	☐	☐	☐	☐	☐
4	遇到挫折时，我能很快地恢复过来。	☐	☐	☐	☐	☐	☐	☐
5	我对自己的能力很有信心。	☐	☐	☐	☐	☐	☐	☐
6	生活中的不愉快，我很少在意。	☐	☐	☐	☐	☐	☐	☐
7	我总是能出色地完成任务。	☐	☐	☐	☐	☐	☐	☐
8	糟糕的经历会让我郁闷很久。	☐	☐	☐	☐	☐	☐	☐
9	面对困难时，我会很冷静地寻求解决的方法。	☐	☐	☐	☐	☐	☐	☐
10	我觉得自己活得很累。	☐	☐	☐	☐	☐	☐	☐
11	我乐于承担有难度和挑战性的工作。	☐	☐	☐	☐	☐	☐	☐
12	不顺心的时候，我容易垂头丧气。	☐	☐	☐	☐	☐	☐	☐

续表

条目		完全不符合	不符合	有点不符合	说不清	有点符合	比较符合	完全符合
13	身处逆境时，我会积极尝试不同的策略。	□	□	□	□	□	□	□
14	在压力大的情况下，我会吃不好、睡不好。	□	□	□	□	□	□	□
15	我积极地工作，以实现自己的理想。	□	□	□	□	□	□	□
16	情况不确定时，我总是预期会有很好的结果。	□	□	□	□	□	□	□
17	我正在为实现自己的目标而努力。	□	□	□	□	□	□	□
18	我总是看到事物好的一面。	□	□	□	□	□	□	□
19	我充满信心地追求自己的目标。	□	□	□	□	□	□	□
20	我觉得社会上好人还是占绝大多数。	□	□	□	□	□	□	□
21	对自己的学习和生活，我有一定的规划。	□	□	□	□	□	□	□
22	大多数情况下，我都是意气风发的。	□	□	□	□	□	□	□
23	我很清楚自己想要什么样的生活。	□	□	□	□	□	□	□
24	我觉得生活是美好的。	□	□	□	□	□	□	□
25	我也不知道自己的生活目标是什么。	□	□	□	□	□	□	□
26	我觉得前途充满希望。	□	□	□	□	□	□	□

十二、失眠严重程度指数量表（ISI）

指导语：对于下面的问题，请根据您的实际情况在相应选项处画"√"，每题限选一个答案。

1　请描述您最近 2 周失眠问题的严重程度

　　a. 入睡困难

　　①无　　　　②轻度　　　　③中度　　　　④重度　　　　⑤极重度

　　b. 维持睡眠困难

　　①无　　　　②轻度　　　　③中度　　　　④重度　　　　⑤极重度

　　c. 早醒

　　①无　　　　②轻度　　　　③中度　　　　④重度　　　　⑤极重度

2　您对于自己当前睡眠模式的满意度

　　①很满意　　②满意　　　　③一般　　　　④不满意　　　⑤很不满意

3　您认为您的睡眠问题在多大程度上干扰了您的日间功能（如日间处理工作和日常事务的能力、注意力、记忆力和情绪等）？

　　①没有干扰　②轻微　　　　③有些　　　　④较多　　　　⑤很多干扰

4　与其他人相比，您的失眠问题对您的生活质量有多大程度的影响或损害？

　　①没有　　　②一点　　　　③有些　　　　④较多　　　　⑤很多

5　您对自己当前的睡眠问题有多大程度的担忧／沮丧？

　　①没有　　　②一点　　　　③有些　　　　④较多　　　　⑤很多

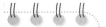

十三、日常生活能力量表（ADL）

指导语：下面有 14 个条目，请仔细阅读每一条，然后根据您最近 1 个月的实际情况，判断与您自身情况的符合程度，并在相应的□内画"√"，每题限选一个答案。

条目		自己完全可以做	有些困难	需要帮助	根本没办法做
1	使用公共车辆	□	□	□	□
2	行走	□	□	□	□
3	做饭菜	□	□	□	□
4	做家务	□	□	□	□
5	服药	□	□	□	□
6	进餐	□	□	□	□
7	穿衣	□	□	□	□
8	梳头、刷牙等	□	□	□	□
9	洗衣	□	□	□	□
10	洗澡	□	□	□	□
11	购物	□	□	□	□
12	定时如厕	□	□	□	□
13	打电话	□	□	□	□
14	处理自己的钱财	□	□	□	□

十四、早期痴呆筛查量表

条目		是，有改变	否，无改变	不知道	备注
1	判断力出现问题（例如，做决定存在困难、财务决定错误、思考障碍等）	□	□	□	测查患者定向/计算/判断力及造成的相应功能下降
2	兴趣减退，爱好改变，活动减少	□	□	□	个人性格改变，丧失主动性
3	不断重复做同一件事（例如，总是问相同的问题，重复讲同一个故事或者同一句话等）	□	□	□	重复语言，言语空洞、乏义
4	学习使用某些简单的日常工具或家用电器、器械（如电脑、遥控器、微波炉等）有困难	□	□	□	学习能力和工具性日常生活能力受损
5	记不清当前月份或年份等	□	□	□	时间定向障碍
6	处理复杂的个人经济事务有困难（例如，忘记如何对账，忘记如何缴纳水费、电费、煤气费等）	□	□	□	处理个人财务困难，工具性日常生活能力受损
7	忘记与他人的约定	□	□	□	记忆障碍造成日常生活能力下降
8	日常记忆和思考能力出现问题	□	□	□	

注：第一栏选项中的"是，有改变"表示在过去的数年里在认知能力（记忆或者思维）方面出现问题。

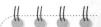

十五、痴呆简易筛查量表（BSSD）

指导语：老年人常有记忆和注意等方面的问题，下面的问题用于检查您的记忆和注意能力，都很简单，请听清楚再回答，现在开始吧！（正确1分，错误0分）

条目		正确	错误
1	现在是哪一年？	☐	☐
2	现在是几月份？	☐	☐
3	现在是几日？	☐	☐
4	现在是星期几？	☐	☐
5	这里是什么市（省）？	☐	☐
6	这里是什么区（县）？	☐	☐
7	这里是什么街道（乡、镇）？	☐	☐
8	这里是什么路（村）？	☐	☐
9	取出五分的硬币，请您说出其名称	☐	☐
10	取出钢笔套，请您说出其名称	☐	☐
11	取出钥匙圈，请您说出其名称	☐	☐
12	移去物品，问"刚才您看过哪些物品"（五分的硬币）	☐	☐
13	移去物品，问"刚才您看过哪些物品"（钢笔套）	☐	☐
14	移去物品，问"刚才您看过哪些物品"（钥匙圈）	☐	☐
15	一元钱用了7分，还剩多少？	☐	☐
16	再加7分，等于多少？	☐	☐
17	再加7分，等于多少？	☐	☐
18	请您用右手拿纸（取）	☐	☐
19	请您将纸对折（折）	☐	☐
20	请您把纸放在桌上（放）	☐	☐
21	请再想一下，刚才您看过什么物品（五分的硬币）。	☐	☐
22	请再想一下，刚才您看过什么物品（钢笔套）。	☐	☐
23	请再想一下，刚才您看过什么物品（钥匙圈）。	☐	☐
24	取出图片（孙中山或其他名人），问"请看这是谁的照片？"	☐	☐
25	取出图片（毛主席或其他名人），问"请看这是谁的照片？"	☐	☐
26	取出图片，让受试者说出图的主题（送伞）	☐	☐
27	取出图片，让受试者说出图的主题（买油）。	☐	☐
28	我国的总理是谁？	☐	☐
29	一年有多少天？	☐	☐
30	新中国是哪一年成立的？	☐	☐

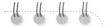

十六、中国护士工作压力源问卷

指导语：以下列出了您可能会出现的问题，请仔细阅读每一条，并根据您自身的情况在相应的□内画"√"，每题限选一个答案。

	条目	从未遇到	有时遇到	经常遇到	几乎每天
1	护理人员的社会地位太低。	□	□	□	□
2	继续深造的机会太少。	□	□	□	□
3	工资及其他的福利待遇低。	□	□	□	□
4	晋升的机会太少。	□	□	□	□
5	经常倒班。	□	□	□	□
6	工作中的独立性低。	□	□	□	□
7	工作分工不明确。	□	□	□	□
8	工作量太大。	□	□	□	□
9	上班的护士数量少。	□	□	□	□
10	没有时间对患者实施心理护理。	□	□	□	□
11	非护理性的工作太多。	□	□	□	□
12	无用的书面工作太多。	□	□	□	□
13	工作环境差。	□	□	□	□
14	工作中所需的仪器设备不足。	□	□	□	□
15	病区拥挤。	□	□	□	□
16	担心工作中出现差错或事故。	□	□	□	□
17	护理工作未被患者及家属认可。	□	□	□	□
18	护理的患者病情过重。	□	□	□	□
19	患者家属不礼貌。	□	□	□	□
20	患者的要求太高或太过分。	□	□	□	□
21	患者不礼貌。	□	□	□	□
22	患者不合作。	□	□	□	□
23	所学的知识不能满足患者及其家属的心理需要。	□	□	□	□
24	缺乏患者健康教育的有关知识。	□	□	□	□
25	担心护理操作会引起患者的疼痛。	□	□	□	□
26	护理的患者突然死亡。	□	□	□	□
27	缺乏其他卫生工作人员的理解及尊重。	□	□	□	□
28	护理管理者的理解与支持不够。	□	□	□	□
29	护理管理者的批评过多。	□	□	□	□
30	医生对护理工作过分挑剔。	□	□	□	□
31	同事之间缺乏理解与支持。	□	□	□	□
32	与护理管理者发生冲突。	□	□	□	□
33	与病区的某些护士工作很难配合。	□	□	□	□
34	与医生发生冲突。	□	□	□	□
35	同事之间缺乏友好合作的气氛。	□	□	□	□

主要参考文献

1. 娄凤兰，徐云，厉萍．护理心理学．2 版．北京：北京大学医学出版社，2015.
2. 杨艳杰，曹枫林．护理心理学．北京：人民卫生出版社，2017.
3. 周英，周郁秋．护理心理学．北京：人民卫生出版社，2014.
4. 周英．护理心理学．北京：中国协和医科大学出版社，2013.
5. 赵小玉，周英．护理心理学（案例版）．北京：科学出版社，2018.
6. 刘晓虹．护理心理学．3 版．上海：上海科学技术出版社，2015.
7. 刘晓红，李小妹．心理护理理论与实践．2 版．北京：人民卫生出版社，2018.
8. 曹新妹，粟幼嵩．护理心理学．武汉：华中科技大学出版社，2020.
9. 刘佩健．护理心理学．北京：科学出版社，2018.
10. 蒋继国．护理心理学．北京：人民卫生出版社，2012.
11. 杨凤池，崔光成．医学心理学．北京：北京大学医学出版社，2013.
12. 姚树桥，杨艳杰．医学心理学．7 版．北京：人民卫生出版社，2018.
13. 李占江．临床心理学．北京：人民卫生出版社，2014.
14. 李心天，岳文浩．医学心理学．北京：人民军医出版社，2009.
15. 叶奕乾．现代人格心理学．3 版．上海：华东师范大学出版社，2021.
16. 张积家．普通心理学．北京：中国人民大学出版社，2015.
17. 黄希庭．人格心理学．杭州：浙江教育出版社，2002.
18. 吕秋云．心身医学．北京：北京大学医学出版社，2010.
19. 郑日昌．心理测量与测验．2 版．北京：中国人民大学出版社，2014.
20. 范尧．音乐治疗——奏响健康的旋律．北京：人民卫生出版社，2019.
21. 钱铭怡．心理咨询与心理治疗．北京：北京大学出版社，2020.

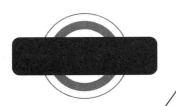

中英文专业词汇索引

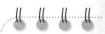